王真　主编

白金生　陈雪菲　翟君兰　副主编

U0218521

护工必读

照护操作指南

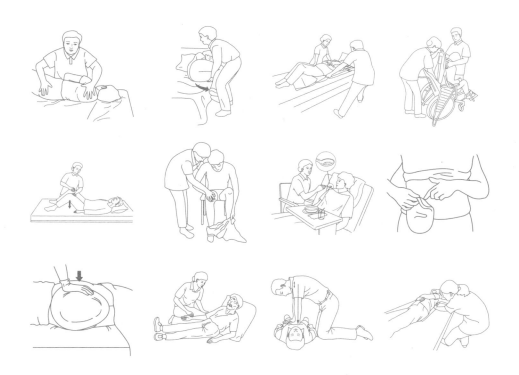

社会科学文献出版社

SOCIAL SCIENCES ACADEMIC PRESS (CHINA)

序

这是一位从北京顺义卫校走到英国伦敦的普通护士写的书，是一本与老年照护有关的专业书籍。其实此类书在市场上并不少见，有时还会多到让人眼花缭乱，不知如何选择。为此书写序，不是为了推销，而是被作者的经历与真诚所打动。从学历上看，作者从中专起步；从工作经历看，她经历了"赤脚医生"那个年代，之后走到了中科院肿瘤医院，又走向了日本、英国等地，不难看出这一路走来她的进取精神与不懈努力。相比起一流学府出来的硕士、博士，她并不具备显赫的背景，但在她身上，我能感受到一种强烈的专业精神和职业尊严。专业精神，体现在她把自己40年的从业经历，系统性地用文字、图片等各种通俗易懂的形式精准地表达出来，这与某些抄抄写写、粗制滥造的"专业书籍"形成鲜明对比。职业尊严，体现在她虽经历丰富，但并没有把自己在某国某机构的经历作为职业财富来标榜和炫耀，而是以一种平和的心态，站在职业的角度，把各国应该为我所学、为我所用的精华提炼和总结出来，向国人真诚推介。

一个好的作品背后，一定可以看得见一个有生命力的灵魂和一个正确价值观驱使下的核心诉求。那么本书的核心诉求是什么呢？第一，以人为本看待老年照护，而非以专业为本，划分各自职责；第二，专业护理与生活照护之间的跨专业思考、跨专业融合、跨专业发展，已是必然趋势，应该顺势而为；第三，无论照护场所如何，是机构、社区还是居家，老年照护的基本原则、基础技能、人才要求、质量管控应该是一致的，而非标准因场所不同、因人不同而有所不同；第四，作为从业者，应该学习建立起一种老年照护的整体观，以适应不同岗位之间的良好配合与高效运作；第五，要用发展的眼光看待老年照护，做到与时俱进，不断提升。

希望也相信本书能为照护从业者提供帮助。

乌丹星

前　言

　　近年来，基层服务行业的职场不断扩大，以适应现代社会经济的发展，我国早在1999年就进入老龄化社会，而老龄化已成为21世纪不可逆转的世界性趋势。伴随着老年人的生活保障逐渐走向社会化，传统家庭养老渐渐成为过去时，因此，基层服务行业这一社会服务团体成为养老服务的主力军。提高服务人员的专职知识水平，构建专职化、规范化的新型服务体系，力求服务素质与服务需求相平衡是本书的编写初衷。

　　本书以传统基础护理为宗，增加部分新的服务操作项目并融入了生活照料内容，使其更接近人们的日常生活。实际上，扩大应用范围是本书的特点，照护人员（护工、护理员、保姆/阿姨等）的职场不仅仅是医院、护理院及养老机构场所，更普遍的是个体家庭。虽然服务工作环境多样化，但有一点是共同的，就是服务人员都需要具备一定的照护知识技能，知晓如何服务于照护对象。

　　责任制或整体照护服务理念应贯穿于照护实践中。居家/入户服务也要遵循照护服务程序，即服务评估、措施计划及正确的途径和准确的操作方法，从科学的角度认识和制定服务原则。一般当人们达成某个心愿后，便会获得自信与成就感，此时若老人、病人过于依赖照护人员，或照护人员实施了过度照护，不仅会剥夺老人、病人的自主生活能力，同时也剥夺了他们的自信心与成就感。照护人员在评估时要做好服务需求分析，不一定要满足照护对象的全部需求，而应当为他们提供通过自主能力实现个人心愿的支持和帮扶。这有助于照护对象获得喜悦感并萌生希望，改变因失去希望和意愿所致卧床不起的恶性循环。

书中多次提到医生、护士，均指社区卫生服务中心（国家一级医疗卫生机构）的医务人员或疗养机构内医护团队。大环境下的"医养结合"，是医疗保健服务和社会基层服务双体系的协调运作。在实施照护过程中，常常会遇到照护对象生病或发生意外的情况，此时依靠单一的社会基层服务是解决不了问题的，那么，谁是照护人员可以联系得到并能够帮助解决问题的医疗专业人员呢？无疑是社区卫生服务中心的医生和护士。实践中，社区基层服务和社区医疗卫生服务两个服务体系的相互协作，是养老服务安全运营管理的保障及必要条件。

本书针对成人照护由13章内容组成，从预防控制感染、人体力学在照护中的应用、基本沟通的方法，到生活照护、生命体征的检测方法、呼吸道感染的预防与照护、临终照护要点等各项照护操作，系统地概括了照护基础知识和技能。安全隐患存在于照护对象和照护人员之中，注重人体安全和保护劳动力是发展基层服务业的先决条件。

为了便于阅读和理解，书中采用图文一体的方式，随文附专业名词解释并在各项技术操作中配有图片、表格进行描述，章尾附有应用表格模板供参考使用。

王真

2023 年 9 月

目录

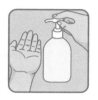

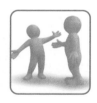

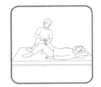

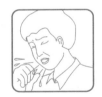

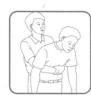

第一章

感染预防与控制

一、预防控制感染

预防与控制感染，是指预防传染病的发生和控制传染病的流行。管理感染源*、切断传播途径、保护易感人群，是预防与控制感染的三个关键环节，也是预防和控制感染及传染病最有效的方法。

> *　感染源即病原体①，是指病原微生物自然生存繁殖及排除（出）的场所或宿主②，也指已感染的人体、动物、病原携带者和环境（医院、居家住宅和公共场所）。
>
> ①　病原体是指可造成人或动植物感染疾病的微生物，包括细菌、病毒、真菌、立克次氏体、寄生虫或其他媒介（微生物重组体，包括杂交体或突变体）。
>
> ②　宿主是指病毒、细菌、螺旋体、真菌、原虫和昆虫等寄生物所寄生的植物、动物或人。寄生物寄居在宿主的体内或体表，从而获得营养，往往损害宿主，使其生病甚至死亡。

（一）基本知识概念

感染是指细菌、病毒、真菌和寄生虫等病原体侵入人体所引起的局部组织和全身性炎症反应。传染病是由病原体引起的，能在人与人之间或人与动物之间传播的疾病。

1. 传染病流行过程的三个基本环节

传染病能够在人群中流行必须具备三个基本环节，即传染源、传播途径和易感人群。缺少其中任何一个环节，传染病就不能流行。

（1）传染源

是指体内有病原体生长、繁殖并且能排出病原体的人或动物，即传染病患者或带菌者和受感染的动物及环境。

（2）传播途径

是病原体离开传染源到达健康人体所经过的途径。传播途径主要有接触传播、空气（飞沫、飞沫核、菌尘）传播*、血液传播、水传播、饮食传播和媒介生物*传播等。

* 飞沫传播：从感染源排出的液滴较大，在空气中悬浮时间不长，只在易感者和传染源近距离接触时才会发生感染。由传染源通过咳嗽、喷嚏、谈话排出的分泌物和飞沫，使易感者吸入受感染。
* 飞沫核传播：从感染源排出的飞沫，在降落前，表层水分完全蒸发，形成含有病原体的飞沫核。飞沫核能长时间浮游，长距离传播，因此，可造成多人感染。
* 菌尘传播：物体表面的传染性物质干燥后形成带菌尘埃，在清扫环境、人员走动、机械震动、整理床铺、传递物品时，通过吸入或菌尘降落于伤口，引起直接感染；或菌尘降落于室内物体表面，引起间接传播。与飞沫传播不同，易感者往往没有与传染源（病人或带菌者）的接触史，预防措施的关键是通风、过滤、除尘以及空气隔离（参阅本书第五章四节）。
* 媒介生物：又称病媒生物，是指能传播人类疾病或危害人类健康的生物，包括节肢动物（昆虫纲和蛛形纲动物）和啮齿动物。常见的媒介生物有蚊、蝇、蟑螂、蠓、螨、蚤、蜱、虻和鼠。媒介生物不仅可以传播几十种人类疾病，还骚扰、吸血、寄生、致敏和污染食品与粮食。

（3）易感人群

是对某种传染病缺乏免疫力而容易感染该病的人群，如未出过麻疹的儿童，就是麻疹易感人群。

2. 传染病的预防措施

只要切断传染病流行过程三个基本环节中的任何一个环节，传染病流行便可终止。

（1）管理传染源

由于不少传染病在开始发病以前就已经具有传染性，当发病初期表现出传染病症状的时候，传染性已达到最强，因此，对患有传染病的病人要尽可能做到早发现、早诊断、早报告、早治疗、早隔离，以防止传染病蔓延。患传染病的动物也是传染源，也要及时地处理。管理传染源是预防传染病的一项重要措施。

（2）切断传播途径

切断传播途径，最好的办法就是要切实搞好个人卫生和环境卫生，对带有病原体的物品进行消毒，并消灭传播疾病的媒介生物等，使病原体失去感染健康人群的机会。

（3）保护易感人群

进行预防接种就能很好地起到保护易感人群的作用。易感人群也应注意不要与患病的人或动物接触，平时应积极参加体育运动，锻炼身体，增强抗病的能力。

预防传染病时，既要针对传染病流行过程的三个环节采取综合措施，又要根据不同病种的特点和具体情况，在三个环节中抓住主要环节，做到综合措施和重点措施相结合。

3. 人类常见传染病的分类及传播途径

人类常见的传染病可分为四类：呼吸道传染病、消化道传染病、血液传染病和体表传染病（见表1-1-1）。

表1-1-1　常见传染病的分类及传播途径

常见传染病的分类及传播途径			
分类	病原体原始寄生部位	传播途径	常见传染病
呼吸道传染病	呼吸道黏膜和肺脏	空气（飞沫为主）、污染物	流感、白喉、百日咳、猩红热、肺结核、流行性腮腺炎、麻疹、流行性脑脊髓膜炎
消化道传染病	消化道及其附属器官	饮水、食物	细菌性痢疾、细菌性食物中毒、病毒性肝炎、伤寒、脊髓灰白质炎、蛔虫病、蛲虫病
血液传染病	血液、淋巴	吸血的节肢动物（即无脊椎动物，如蚊、蝇、蚤、虱）	疟疾、流行性乙型脑炎、黑热病、丝虫病、出血热
体表传染病	皮肤及体表黏膜	接触	狂犬病、炭疽、破伤风、血吸虫病、沙眼、疥疮、癣、急性出血性结膜炎

（二）传染与隔离

1. 传染与隔离的概念、意义和目的

传染是指病原体从有病的生物体传到另一生物体。隔离是在疾病传染期内将传染病人或带菌者安置在指定的传染病院或隔离单位、场所和区域接受治疗

和护理，与非传染病人及其他人分开管理，暂时避免接触。对具有传染性的分泌物、排泄物、用品等集中消毒处理，防止病原体向外扩散。

上文已提到任何一种传染病的流行都具备三个环节，即传染源、传播途径和易感人群。隔离的目的是有效地切断这三个环节之间的联系，消灭传染源，切断传播途径，监护易感人群，保护健康人群，以消除传染病，防止传染病流行。图1-1-1是公共场所及交叉感染*示意图。2003年，我国重症急性呼吸道综合征（非典）和2019年新冠肺炎也是以外源性感染（或称交叉感染）的方式传播流行的。

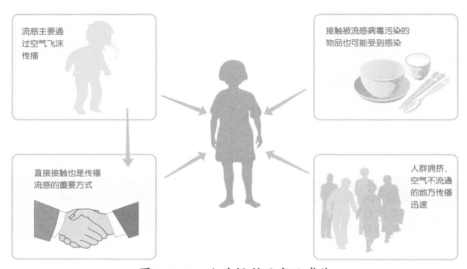

流感主要通过空气飞沫传播

接触被流感病毒污染的物品也可能受到感染

直接接触也是传播流感的重要方式

人群拥挤，空气不流通的地方传播迅速

图1-1-1 公共场所及交叉感染

* 交叉感染又称外源性感染，是指病原体来自患者体外，通过直接感染[1]或间接感染[2]途径，病原体由一个人传播给另一个人而形成的感染。
[1] 直接感染是指在没有任何外界因素参与之下，传染源与易感者直接接触而引起疾病的感染。
[2] 间接感染是指易感者因接触被传染源排泄物或分泌物所污染的日常生活用品如毛巾、餐具、门把手、电话握柄等所造成的感染。

2. 疾病感染传播的链接关系

在控制疾病感染传播的实践中，最简单、直接而有效的方法是中断感染链（见图1–1–2），利用消毒、隔离技术来阻断传播途径，改善宿主状况及消灭感染（传染）源。在我们日常生活中，细菌无处不在，衣服上、被褥上、桌椅上及日用品上都有细菌。而疾病传播的途径也不是单一的。病原体通过手、媒介物直接或间接导致的疾病传播称接触传播；带有病原微生物的微粒子（飞沫、尘埃）通过空气流动导致的疾病传播称空气传播；带有病原微生物的飞沫核，在空气中短距离（1米内）移动到易感人群的口、鼻黏膜或眼结膜等导致的疾病传播称飞沫传播；病原体通过水、食物、蚊虫叮咬侵入易感宿主而导致的疾病传播称水传播、饮食传播及媒介生物传播。

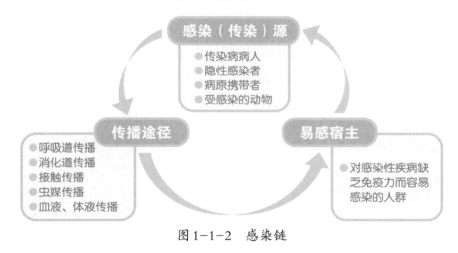

图1–1–2　感染链

病原体通过人体体表侵入人体引起感染导致疾病的传播。外源性污染（指外部污染因素）导致人体感染及发病（见图1–1–3），如外科手术（清洁伤口）或损伤所致的伤口感染多来源于感染者所接触的相关人员和所处的环境；而清洁伤口以外的感染，如胃肠道、呼吸道感染或传染病多来源于外部污染的环境。

3. 隔离技术与种类

传染病隔离按不同的传播途径可以分为严密隔离、呼吸道隔离、消化道隔离、接触隔离、昆虫隔离、血液体液隔离和引流物隔离。除传染病隔离外，专科医院均设有保护性隔离*病室或病区来保护病人、支持治疗。

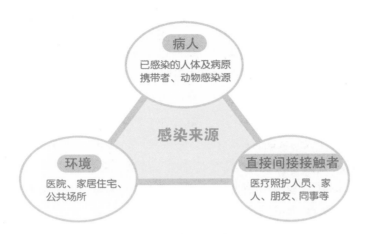

图 1-1-3　感染来源

根据疾病传染性的大小和传播途径的不同，应采取不同的隔离措施。对于传染性极强的烈性传染病，如霍乱、鼠疫、重症急性呼吸道综合征（非典、新冠肺炎）等，应采取严密隔离；对于经空气飞沫传播的传染性疾病，如流行性感冒、流行性脑脊髓膜炎、肺结核等，应采取呼吸道隔离；对于经消化道传播的传染性疾病，如细菌性痢疾、伤寒、甲型病毒肝炎等，应采取消化道隔离或床边隔离*；对于经接触传播的疾病，如皮肤炭疽、破伤风、气性坏疽等，应采取接触隔离；对于昆虫传播的疾病，如疟疾、斑疹伤寒、流行性乙型脑炎、流行性出血热等，应采取昆虫隔离；对于经接触血液或体液而传播的疾病，如艾滋病、乙型肝炎等，应采取血液、体液隔离；对于经接触传染性脓液或分泌物传播的疾病，如轻型脓肿、烧伤感染、结合膜炎、轻型感染性溃疡、皮肤及伤口感染，应采取引流物隔离。根据传染病人的数目和流行区域的大小而圈地隔离范围，可以从床单位、病室、病房、病区、病院到传染病流行时期的疫区*等（见图 1-1-4）。

隔离时间的长短根据该种传染病的最长传染期而定。原则上是以病人已无传染性不能再传染他人为度。除传染病人外，接触传染病人的接触者（家属或朋友、同事）也要进行隔离观察，称为留验*。留验期间如接触者发病则立即隔离治疗，若接触者未发病，观察期满即可解除隔离。观察期通常是按该种传染病的最长潜伏期*计算。

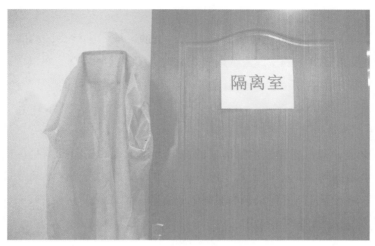

图 1-1-4　隔离室

* 　保护性隔离是指将免疫功能极度低下的易感染者置于基本无致病菌的环境中，使其免受感染，如肿瘤化疗、烧伤、器官移植病区等。
* 床边隔离是指将传染病人隔离在床单位并固定专用治疗器械、食具和便器等，对其排泄物、呕吐物和剩余食品进行消毒处理，而接触者（医务人员、家属等）需穿隔离衣、戴口罩手套、消毒或清洁双手等。
* 疫区是指病毒或病菌所能传播的地区。疫区的范围大小受传播方式和环境条件限制。
* 留验是指将传染病人的接触者收留在指定的处所进行观察，限制其活动范围，实施诊察，直到度过该种传染病的潜伏发病期为止。
* 潜伏期是指当病原微生物进入肌体以后，不断繁殖并产生毒素，经过一段时间之后，才使受体出现疾病症状。在病原微生物侵入机体后至出现症状以前的这段时间称潜伏期。

4.隔离区域的分类及隔离要求

（1）清洁区

清洁区是指未被病源微生物污染的区域。清洁区的隔离要求是病患者及其接触过的物品不得进入清洁区；工作人员接触病患者后，需刷手（指外科刷手，又称外科洗手法）且脱去隔离衣和鞋子后方可进入清洁区。

（2）半污染区

半污染区，即有可能被病源微生物污染的区域。半污染区的隔离要求是病患者或穿着隔离衣的工作人员通过走廊时，不得接触墙壁、家具等；检验标本须放在指定地点用按特殊程序收集；以及用后的标本和容器等须严格消毒、灭菌处理。

（3）污染区

污染区，即被病源微生物污染的区域。污染区的隔离要求是污染区的物品未经消毒处理，不得带到其他地方；工作人员进入污染区必须戴口罩、帽子，穿隔离衣等；离开污染区时脱掉隔离衣等并消毒双手。

5. 与隔离相关的基础知识

清洁、消毒、灭菌是预防和控制感染的一个重要环节。它包括医院病室内外环境的清洁、消毒，诊疗用具、器械、药物的消毒、灭菌；家庭环境的清洁、消毒，以及接触传染病患者的消毒隔离和终末消毒等措施（参阅本章第二节）。消毒与灭菌是两个不同的要领。灭菌可包括消毒，而消毒却不能代替灭菌。消毒多用于卫生防疫方面，灭菌则主要用于医疗护理。

（1）清洁、消毒、灭菌的作用

① 清洁是指用清水、清洁剂及机械洗刷等物理方法清除物体表面的污垢、尘埃和有机物（见图1-1-5a）。

② 消毒是指用物理或化学方法清除或杀灭传播媒介上除芽孢以外的所有病原微生物，使其达到无害化（见图1-1-5b）。

③ 灭菌是指用物理和化学方法清除或杀灭传播媒介上全部微生物，使其达到无菌状态（见图1-1-5c）。经过灭菌的物品称"无菌物品"，要求绝对无菌。用于需进入人体内部，包括血液、组织、体腔的医疗器材，如手术器械、注射用具、一切置入体腔的引流管等。

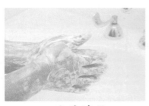 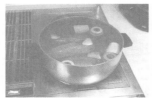 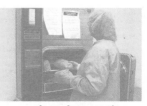

a. 洗手清洁　　　　b. 煮沸消毒　　　　c. 高压高热灭菌

图1-1-5　清洁、消毒、灭菌

（2）医疗废物及处理方法

医疗废物是指医疗卫生机构在医疗、预防、保健以及其他相关活动中产生的具有直接或者间接感染性、毒性及其他危害性的废物（其标示如图1-1-6）。医疗废物分为感染性废物、病理性废物、损伤性废物、药物性废物和化学性废物五类。除医疗机构产生大量医疗废物外，其他疗养机构如护理院、养老院、康复中心等；基层服务场所如家庭住宅、洗浴中心等也会产生医疗废物。

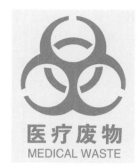

图1-1-6　医疗废物国际性图标符号

医疗废物是指医疗卫生机构所有需要丢弃、不能再利用的废物，包括生物性的和非生物性的，也包括生活垃圾。医疗废物中可能含有大量病原微生物和有害化学物质，甚至会有放射性和损伤性物质，因此医疗废物是引发疾病传播或相关公共卫生问题的重要危险因素。综上所述，**感染性废物*和损伤性废物***的处理方法是每一位照护人员需要了解和学习掌握的，因为这是消灭感染（传染）源、切断传播途径的，关乎个人和他人健康的防范疾病的方法。

① 人体排泄物（尿液、粪便、呕吐物）和人体分泌物（痰液、鼻涕）的处理方法。排泄物、分泌物及其所属的用物均具有污染和传染性，因此，照护人员在服务操作过程中接触这些污染物（排泄物、分泌物）时须佩戴手套、防水围裙等个人防护用品；污染物须用塑料垃圾袋封扎后再丢入垃圾桶，为避免垃圾袋破损和污染物外漏常使用双层垃圾袋封扎。对于传染病病人的排泄物和分泌物须严格按照隔离消毒的要求程序来处理。

② 锐器品的处理方法。常见家庭锐器品包含医疗锐器和生活锐器，医疗锐器如针剂安瓿、注射器针头、采血针、胰岛素注射针头等均应收集到医疗废物锐器盒中，待装置2/3满时关闭开口并贴封条后丢入医疗锐器废物桶或箱（上锁装置的）中。家用小型医疗废物锐器盒（见图1-1-7）是糖尿病人或其他患者长期自我注射胰岛素或药剂的专用锐器收集盒，盒的开口是单向的，也就是说废弃锐器只能进不能出，此安全防护装置方便患者安全携带和居家使用。家用医疗废物锐器盒是由专人登门或本人就近医疗机构（诊所、卫生服务中心）通过以旧换

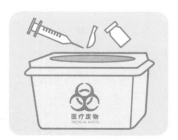

图1-1-7　锐器收集盒

新的方式收集处理。生活锐器如刮胡刀片、修剪指（趾）甲刀、破碎玻璃、瓷器碎片等，应包裹封扎后再分别丢入适宜的生活垃圾箱。

（3）个人防护常识

在繁忙的照护服务过程中，当照护者不小心被锐器刺破手指或扎伤皮肤时应立即进行伤口清洁包扎，以防伤口逆行感染。刺破扎伤皮肤自我救助步骤如下。

① 用肥皂水和流动水清洗污染/刺伤的局部皮肤。

② 如有伤口，应当在伤口旁端（周边皮肤）轻轻按压，尽可能挤出损伤处的血液（见图1-1-8），再用肥皂液和流动水进行局部冲洗。

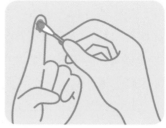

图1-1-8 按压伤口旁端

③ 条件允许的情况下，用生理盐水反复冲洗伤口及被暴露的黏膜。

④ 冲洗后，用消毒液或75%酒精进行局部伤口消毒，使用创可贴或清洁敷料包扎伤口。

以上步骤②最为关键，以避免伤口逆行感染的发生。

这里还需要指出的是在照护服务期间，照护者发生锐器皮肤刺伤或其他事故（属员工伤害），须第一时间口头报告当班主管，24小时内填写完成《问题/事故申报表》（见本章末附表1-1）上报程序（详情参阅本书第三章）。

个人防护用品是用于保护照护者避开接触感染性因素的屏障用品（见图1-1-9）。防护用品种类很多，照护操作常用的有帽子、口罩、围裙、护目镜、防护面罩、手套、隔离衣、防护服、防水衣裤和鞋套等。

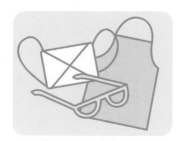

图1-1-9 防护用品

* 感染性废物指携带病原微生物、具有引起感染性疾病传播危险的医疗废物，包括被病人血液、体液、排泄物污染的物品，以及传染病病人产生的垃圾等。
* 损伤性废物指能够刺伤人体的废弃的医疗护理用锐器，包括注射针剂安瓿、针头、手术刀、玻璃试管等。

（三）手卫生

手卫生是洗手、卫生手消毒和外科手消毒的总称。洗手是控制感染的重要措施，是预防疾病最简单、有效、方便、经济的方法。保持手卫生是切断感染传播途径的关键环节，可以达到预防疾病的目的。

1. 洗手与感染控制

手卫生的历史由来已久。早在1847年，匈牙利产科医生塞梅尔维斯（Semmelweis）通过诊区对照实验的研究发现，产褥热发病率高的原因与医生手部的污染有关，也因此制定了洗手措施，要求医生及相关医务工作者在进入病房前使用漂白粉溶液洗手。通过实施洗手措施，产妇因产褥热而死亡的病死率由7%降到了3%（Loudon，2013；Mathur，2011）。1854年护理创始人南丁格尔（Nightingale）通过改善卫生条件，采取对感染患者进行隔离、病房通风和戴手套等措施，使前线伤员死亡率从42.7%下降到了2%（Dossey，1999）。1867年英国外科医生利斯特（Lister）的研究中，用石炭酸溶液消毒医务人员的双手，可以使截肢手术的病死率从45.7%下降到15%（Pitt and Aubin，2012；Troher，2014）。由此可见，洗手可以减少及祛除手部皮肤携带的潜在病原体和菌群*，从而降低感染疾病的概率。

> *　菌群，正常人体的体表及与外界相通的腔道中存在着多种微生物，在正常情况下它们（微生物）与宿主之间以及它们之间相对平衡，通常对人体有益无害，称为正常菌群。

（1）手部皮肤细菌（菌群）分类

手部皮肤所带细菌分为两大类，分别为常居菌和暂居菌。常居菌是指可在皮肤的深层长期生长繁殖，并可重复分离的细菌，其种类随气候、年龄、健康状态、个人卫生和身体部位不同而异。其中有10%~20%长期定植于皮肤的深层，生活在毛囊孔和皮脂腺开口处，是人体体表正常菌群（非致病菌），常见的有葡萄球菌、棒状杆菌、丙酸杆菌和白假丝酵母菌等。常居菌是能够从大部分人体皮肤上分离出来的微生物，是皮肤上持久的固有寄居菌，不易被机械的摩擦清除，普通肥皂搓擦不易将它们去除干净，只有用化学消毒剂才能将其杀死或抑制。暂居菌一般来源于环境，它的组成往往与所从事的工作有关。医院产房及辅助科室工作人员带菌种类较多，可在直接接触病人或被污染的物体表面时获得，并随时通过手传播、污染和感染致病。常见的致病菌有金葡菌、肠球菌、克雷伯菌和呼吸道病毒等。暂居菌寄居在皮肤表层，大部分易于用机械摩擦冲洗、普通的肥皂洗手以及化学消毒方法去除。

常居菌和暂居菌可以相互转换。常居菌可以通过皮肤脱屑或出汗等途径转化为暂居菌，暂居菌可以通过皮肤污染而进入毛囊、汗腺和皮脂腺内，变成常居菌。手部的暂居菌（或致病菌）是导致疾病感染传播的主要原因。通过洗手或清洁消毒手部皮肤使手部皮肤菌群发生改变，可以最大限度地减少常居菌、消除暂居菌，达到控制感染的目的。

（2）洗手的重要性

手是人体的"外交器官"，人们的一切"外事活动"它都一马当先。人的双手接触面很广，生活、学习、工作和劳动等一切活动都离不开手，它是最容易被污染及污染最严重的人体器官之一。科学研究调查结果显示，一双没有洗过的手至少含有8万～80万个细菌。指甲缝里更是细菌藏身的好地方，一个指甲缝里可藏细菌达38亿个之多。急性痢疾病人便后用5~8层卫生纸擦拭，痢疾杆菌同样能渗透到手上。痢疾杆菌在手上可存活3天，流感病毒可在潮湿温暖的手上存活7天（Curtis and Cairncross，2003；Pittet，2005）。因此，手是很污脏的，易污染，易传播细菌和病毒。

洗手，对照护人员来说是非常重要的预防交叉感染的措施之一，是保护他人和自己必不可少的、不可推卸的一份责任和工作。通常情况下，协助卧床老人、病人翻身、洗浴、更换衣服和撤换床单等这些常规照护操作，无一例外是用手来完成的。手部皮肤易沾染上许多病原微生物，正如人们常说的"菌从手来，病从口入"，如果不适时地洗手去除致病菌，双手便会成为致病菌的载体，将病菌带给自己，传播给他人。

照护人员所面对的是不同的照护对象、不同的照护场所，以及繁杂多样的服务项目。照护服务与人们日常生活息息相关，与照护管理生命五要素*分不开，照护人员既要帮助照护对象起床洗漱和如厕，又要为其洗衣做饭、喂食喂水，这期间照护人员的双手都在触摸对方的身体皮肤、污染的衣物和物品用具等。特别是照护人员在接触病人或病原携带者时如不注意洗手和个人防护，不仅自身会被感染，还会传播致他人感染。因此，不难理解手卫生的重要性，以及手卫生是避免细菌污染及交叉感染的一道防线。洗手可除掉粘附在手上的细菌和虫卵，用流动水洗手可洗去手上约20%的细菌；用肥皂洗手，再用流动水冲洗，可洗去手上65%~84%的细菌。很多实验表明，洗手可降低消化道传染疾病47%的感染率（Curtis and Cairncross，2003）。为保护他人、自己和亲人，要从我做起养成洗手的卫生习惯，以避免致病菌病毒的传播、污染、感染和致病。

> * 生命五要素，是指吃、喝、拉、撒、睡。它是人类与生俱来的生理本能，缺一不可，任何一个环节出问题都会致病甚至致命。

（3）何时需要洗手

① 接触照护对象前后，或入户服务前和结束服务后，或进入和离开传染病患者的居室房间、居家住宅时。

② 进行照护操作前后，如更换伤口敷料、触摸照护对象身体，或进行喂药、喂食和喂水等操作时。

③ 接触血液、排泄物和污染的物品后，或收集尿、便、痰等标本操作前后。

④ 污染与清洁照护操作之间，当污染操作转至清洁操作时，如处理排泄物后继而开展进食照护时，两项操作之间必须洗手。

⑤ 制作食品烹饪配餐前，如烹饪食物、配制餐饮前，或准备餐具前。

（4）洗手步骤

普通洗手法分为湿性洗手和干性洗手两种，洗手步骤见图1-1-10（湿性洗手）和图1-1-11（干性洗手）。湿性洗手指双手涂抹肥皂或皂液相互揉搓后用流动水清洗，以去除手部皮肤污垢、碎屑和部分致病菌。干性洗手指双手涂抹速干手消毒剂相互搓揉后干燥，是用消毒剂清洗洁净，以去除或减少手部皮肤致病菌。

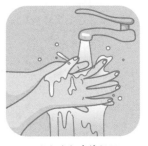

a. 用流动水冲掉污垢

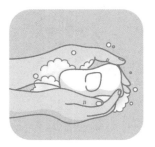

b. 将肥皂或清洁剂置于手心；揉搓起泡沫

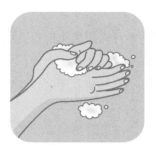

c. 双手揉搓手掌心和大拇指

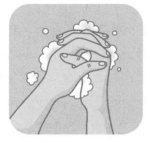

d. 双手十指交叉揉搓手指和指缝

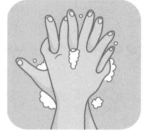

e. 手心对手背十指交叉揉搓；两手互换

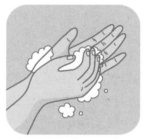

f. 手指尖抓挠手心；两手互换

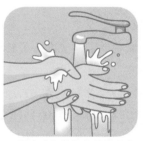

g. 用流动水进行全面的冲洗

h. 用纸巾或清洁的毛巾擦干双手

图1-1-10 湿性洗手步骤

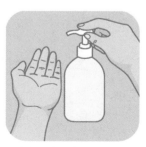

a. 将速干手消毒剂挤压至手心

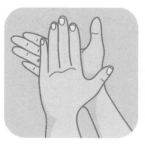

b. 手心对手心搓搓

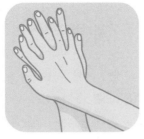

c. 手心搓揉手背；两手交替

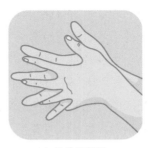

d. 指缝间搓揉

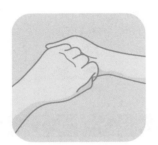

e. 指背向手心搓揉；两手交替

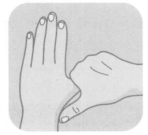

f. 虎口对拇指搓揉；两手交替

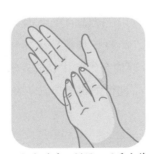

g. 指尖对手心搓揉；两手交替

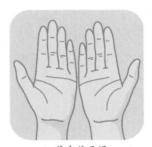

h. 待自然干燥

图1-1-11　干性洗手步骤

注意：如条件允许尽量使用流动水冲洗手；尽量避免几个人同用一盆水洗手，以防止交叉感染，互相传播疾病。洗手总时长应不少于20秒钟。

2. 洗手的误区

关于洗手，这里有两个常见误区。

误区一，有些人认为洗手不方便，戴手套可以代替洗手，这是不正确的。使用手套虽然可以使得手部污染风险降低71%，但手套并不能达到完全的隔离效果。绝大多数的手套上能培养出致病菌，脱掉手套后手部菌落*计数可高达

5×10^4（50000）。而且手套可能出现微小破损或表面受到污染，因此脱弃手套后仍应洗手。戴手套而不洗手的做法存在污染和传播细菌的风险，不但不能保护自己，更是对照护对象的不负责任。

误区二，接触不同照护对象不用更换手套和洗手，这是不正确的。在洗手条件受限的情况下，可使用清洁擦拭液（酒精擦拭液、酒精擦手湿巾）进行手部清洁消毒。如不及时洗手，不及时更换手套或戴同一副手套触摸不同照护对象，会增加交叉污染和传播细菌的机会。

> * 菌落是指由单个微生物细胞在固体培养基上生长繁殖后形成的肉眼可见的微生物聚集体。

二、消毒方法

消毒是指杀灭或消除传播媒介上的病原微生物，使之达到无害化的处理。根据有无已知的传染源可分为预防性消毒和疫源性消毒；根据消毒的时间可分为随时消毒和终末消毒。主要的消毒方法有物理消毒法和化学消毒法。物理消毒法指用物理因素杀灭病原微生物及其他有害微生物的方法，如日光消毒、煮沸消毒等。化学消毒法指用化学药品进行消毒的方法，如擦拭消毒、浸泡消毒等。

（一）日光消毒

日光即自然阳光，日光中的紫外线具有良好的杀菌、消毒作用。紫外线是物理学光学的一种电磁波。自然界的主要紫外线光源是太阳。

1. 原理

日光具有热、干燥和紫外线作用，有一定的杀菌力。

2. 适用范围

用于被褥、床垫、毛毯、衣物、书籍等物品的消毒。

3. 方法

将物品放在日光下曝晒，每隔2小时翻动一次，曝晒6小时能达到消毒的目的。

4.注意事项

① 不可隔着玻璃窗照射，否则会降低消毒效果。

② 曝晒时应将物品放于日光下直射。

③ 定时翻动，使物品各面均能直接受到日光照射而起到消毒作用。

（二）紫外线消毒

紫外线消毒是一种常用的物理消毒方法。

1.消毒杀菌机制

① 波长为200～300纳米的紫外线都有杀菌的能力，以260纳米的杀菌能力最强。作用于微生物的脱氧核糖核酸（DNA）使菌体DNA失去转换能力而死亡。

② 破坏菌体蛋白质中氨基酸，使菌体蛋白光解变性。

③ 降低菌体内氧化酶的活性。

④ 使空气中氧电离产生具有极强杀菌作用的臭氧。由于紫外线穿透力弱，一般物品如玻璃、纸张等可阻挡其穿透。

2.适用范围

室内空气、物品表面、水及其他液体的消毒。

3.方法

（1）室内空气消毒

① 关闭门窗，调节消毒的有效距离不超过2米，打开紫外线灯开关，灯亮5～7分钟后开始计时。

② 照射时间30～60分钟。

③ 消毒时间到后将紫外线灯移动至另一位置，再次调整紫外线灯的方位，以照射到室内各处，使室内每一个空间都能达到消毒的效果。

④ 全室各个方位消毒结束，关闭紫外线灯及插座开关，撤出紫外线灯。

⑤ 开窗通风，整理记录，包括照射变换方位次数和时间。

（2）室内物品消毒

① 将室内物品摊开或挂起，需拉开抽屉、柜门，以减少遮挡，调节有效照射距离20～60厘米，打开紫外线灯开关，灯亮5～7分钟后开始计时。

② 照射时间20～30分钟。

③ 定时翻动物品，使物品表面受到直接照射。

④ 消毒时间到后关闭紫外线灯及插座开关，撤出紫外线灯。

⑤ 整理物品和记录，包括照射翻动物品次数和时间。

4.注意事项

① 紫外线对人体细胞也有破坏作用。操作者应注意保护眼睛、皮肤。开灯时不要直视灯管或佩戴墨镜操作。

② 室内空气消毒为空室消毒，若遇身体状况不允许移动离开等特殊情况，居室内的老人、病人需用纱布、眼罩遮盖双眼，用被单遮盖身体后照射，以避免眼炎、皮炎的发生。

③ 紫外线的穿透度极低，无法消毒到物品的背面或内侧，在物品消毒照射过程中翻动物品是必须执行的程序。

④ 普通物品消毒时间为20~30分钟，灯亮5~7分钟开始计时。依菌种而异调整消毒时间。由于紫外线对孢子及芽孢杀菌效果差，需增加消毒时间至35分钟。

⑤ 紫外线消毒的适宜温度范围为20℃~40℃，相对湿度为40%~60%。不适宜的温度、湿度会影响消毒效果，否则应延长照射时间。

⑥ 使用紫外线杀菌灯的常规制度如下。

● 关灯后应间隔3~4分钟后才能再次开启，一次连续使用4小时为限。

● 保持灯管清洁，轻拿轻放，灯管表面用75%乙醇棉球擦拭，每周擦拭一次。

● 保持记录（使用日期、时间、地点，清洁擦拭日期、时间）和签字。

⑦ 定期进行空气细菌培养，以检查杀菌效果。紫外线消毒效果的监测，包括进行日常监测、紫外线灯管辐射强度监测和生物监测，以保证消毒质量。

（三）煮沸消毒

煮沸消毒，即利用煮沸100℃沸点持续5~15分钟，可杀死一切细菌的繁殖体（见图1-2-1）。

1.特点

① 简单、方便、经济、实用。

② 提高沸点，加入浓度为1%~2%的碳酸氢钠，可提高沸点到105℃，

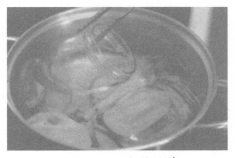

图1-2-1 煮沸消毒

增强杀菌、去污和防锈作用。

2.适用范围

耐湿、耐高热物品，如金属、搪瓷、玻璃和橡胶类等。

3.注意事项

① 消毒前。

● 将物品冲洗干净。

● 不能被水穿透的物品，如盘碗等应垂直放置，以利水的对流。

● 水面应高于物品（物品需全部浸没水中）。

● 消毒器应加盖。

② 消毒中。

● 根据物品性质决定放入时间及消毒时间。

● 自水沸后开始计算时间，中途加入物品需重新计时，同时查看物品是否在水面以下，需要时及时加水至水沸后计时。

● 保持沸点连续煮沸。

③ 玻璃物品应根据物品性质决定放入水内的时间及消毒时间，器皿应用纱布包裹好后，放入冷水或温水中，消毒时间为10～15分钟，水沸开始计时。

④ 橡胶制品用纱布包好，待水沸后放入，消毒时间为5～10分钟。

⑤ 金属及搪瓷类物品，消毒时间为10～15分钟。

⑥ 水的沸点受气压影响，海拔高的地区气压低，水的沸点也低，需适当延长消毒时间。海拔每增高300米，消毒时间延长2分钟。

⑦ 无菌器械消毒后，应及时将物品取出置于无菌容器内，以免再次污染。

⑧ 对棉织品煮沸消毒时，一次放置的物品不宜过多。煮沸时应略加搅拌，以助水的对流。

（四）擦拭消毒

擦拭消毒是用布或其他擦拭物品浸以消毒剂溶液，擦拭物体表面进行消毒的处理方法。

1.适用范围

家具、办公用具、生活用具、玩具、器械、车辆和装备等物体表面。医院和实验室环境表面。

2.操作步骤

① 用干净的擦布或其他物品浸以消毒剂溶液，依次反复擦拭物品表面（见图1-2-2）。

② 按照所用消毒剂溶液的应用标准，准确把控消毒液的浓度要求和作用时间。有些物品达到消毒作

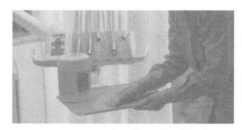

图1-2-2 物体表面擦拭消毒

用时间后，应用清水擦洗，去除残留消毒剂，以减轻可能引起的腐蚀、漂白等损坏作用。

3.注意事项

① 不耐湿物品表面不能应用该方法实施消毒处理。

② 擦拭时应防止遗漏物品表面部位。

③ 污物可导致消毒剂有效浓度下降，因此表面污物较多时，应适时更新消毒液，防止污物中的病原体对消毒剂溶液的污染。

（五）浸泡消毒

浸泡消毒是将待消毒物品全部浸没于消毒剂溶液内进行消毒的处理方法（见图1-2-3）。

1.适用范围

耐湿器械、玻璃器皿、餐饮食具、生活用具及衣物。

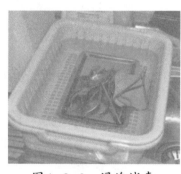

图1-2-3 浸泡消毒

2.操作步骤

① 将待消毒的器皿全部浸泡在消毒液面以下。

② 确保导管类物品管腔内同时充满消毒液。

③ 浸泡消毒或灭菌应达至要求的时间。

④ 取出器皿，用清水或无菌水洗净以去除残留的消毒剂。

3.注意事项

① 对被污染病原微生物的物品，应先使用消毒液浸泡，清水洗净后再进行高温消毒或灭菌处理。

② 对被沾染污垢的物品，应用清水去除污垢后再浸泡消毒或灭菌处理。

③ 使用可连续浸泡消毒的消毒液时，待消毒的物品或器械应先使用清水洗净、沥干后再放入消毒液中浸泡。

（六）终末消毒

终末消毒是指传染源因出院、转移、死亡而离开疫点或终止传染状态后，对疫点进行的一次彻底消毒。疫点是病原体从传染源向周围播散的范围较小的或者单个疫源地，如居室、房屋或住宅。

1.终末消毒目的

是针对病患者在离开（出院/退住、转出、死亡）所处场所（居室）后，对其居室内环境（空气、墙壁、地面）物品及卫生间等区域进行彻底清洁和消毒处理，消灭病患者所播散遗留在居室和各种物品上存活的病原体，以达到控制感染和预防疾病传播的目的。

2.终末消毒类别

照护实践中，终末消毒依据老人、病人所患疾病的种类性质及可能引发传播的程度分为两类。

① 普通终末消毒即非传染性疾病终末消毒，是针对老人、病人离开居室的终末消毒。是照护人员日常接触并实施的终末消毒。

② 传染性疾病终末消毒，是对患有传染性疾病的老人、病人离开居室的终末消毒。其中严重传染性疾病的终末消毒是照护人员不能独立操作完成的，但照护人员须了解并能够做到以下几点。

● 及时报告属地疾病预防控制中心。

● 实施个人防护措施，防止感染和传播疾病。

● 必要时暂时性地封闭居室或房屋。

● 须在疾控专业人员指导下进行严重传染性疾病的终末消毒。

3.联合用消毒法

终末消毒是联合使用消毒法的过程，其常用消毒法如下。

（1）紫外线消毒

是对室内空气、床单位（被服、床垫、枕芯等）、衣物、书籍的消毒。普通终末消毒可采用室内通风≥2小时置换空气，室外曝晒家具、被服、衣物等日光消毒法。

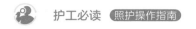

（2）化学消毒剂

① 喷雾法，采用超低容量喷雾（洒）形式进行室内空气消毒。

② 擦拭法，是对家具设施设备、墙壁、地面消毒。

③ 浸泡法，是对便器（尿壶、便盆等）、清洁用具、医疗用具的消毒。

（3）其他消毒法

① 高压蒸气消毒，用于医疗物品器具消毒。

② 煮沸消毒，是对日常用具（餐具、水杯等）消毒。

③ 熏蒸消毒，是对室内空气消毒。熏蒸消毒具有较强的抑制和杀菌作用，是利用化学消毒剂在加热状态下所产生的气体在封闭的居室、病室进行空气消毒。多用于房间、卫生间等的空气消毒，以避免呼吸道疾病的传播（如流感、流行性脑脊髓膜炎等）而降低感染几率。由于熏蒸消毒法的操作程序繁琐及使用酒精炉（或燃气炉）加热等因素，故不提倡应用，也不在本节叙述。

4. 操作准备

（1）评估

① 了解病患者或逝者所患疾病的性质、病原微生物的危害性、对环境污染的程度。

② 室内空间的大小、温度、湿度，需消毒的设备、物品的种类及清洁程度。

③ 所需消毒方法的设备是否完好、齐备，以及需要消毒剂的种类、剂量、用法等。

（2）操作者

衣装整洁，洗手，戴口罩、围裙、手套、防护眼罩，必要时穿隔离衣或防护服、鞋套，戴帽子。

（3）环境

挂出消毒告示或支起消毒警示牌，圈围要消毒的居室或房屋。

（4）用物

移动紫外线杀菌灯、化学消毒剂如二氯化氯、季铵盐类清洗消毒液、擦布（微纤维织布）、盆或桶、污物袋、喷雾器、量杯等。

5. 操作步骤

（1）空气消毒

① 紫外线消毒，根据室内空间体积确定紫外线杀菌灯多点放置的位置。

② 化学消毒剂，采用超低容量喷雾法。操作者须实施个人安全防护。关闭门窗，将室内易腐蚀物品进行遮盖，将选用并配制（浓度、用量）好的消毒剂加入到电动超低容量喷雾器中，接通电源；打开开关。进行喷雾消毒，按照先上后下、先左后右、由里向外、先表面后空间的顺序，循序渐进地均匀喷雾。全室各个方位喷雾结束，关闭喷雾器开关，撤离电源。达到消毒作用时间（依据消毒制剂的作用时间）后，打开门窗通风，记录消毒制剂名称、浓度、用量，以及时间、日期、地点，操作者签字。

（2）家具设备消毒

化学消毒剂，采用擦拭消毒法。操作者须实施个人安全防护。用清洗消毒溶液浸湿擦布，将擦布拧至半干，擦拭床具、桌椅、墙壁，再擦拭橱柜（见图1-2-4）。擦拭需清空后由内向外、从上到下擦净，必要时更换干净擦布。擦拭空调机，需关闭空调机开关或撤离电源后擦拭。擦拭空调机表面；清洗过滤网，如有严重污染，予以更换。

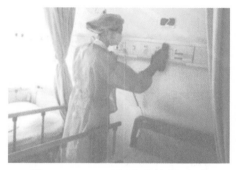

图1-2-4　环境设施擦拭消毒

（3）环境设施消毒

化学消毒剂，采用擦拭消毒法。操作者须实施个人安全防护。地面消毒，应在空气清洁、消毒后进行。当地面有明显污染时，先用吸湿材料去除可见污物。湿式清扫，用清洗消毒液浸湿拖把，擦拭地面各部位，使用后的拖把用清水、消毒剂清洗干净，晾干备用。洗浴设施、马桶表面擦拭消毒，用清洗消毒液浸湿擦布，擦拭洗浴设施按从上到下、先里后外的顺序，擦拭马桶表面按由上到下、从后到前的顺序。卫生间地面消毒应使用专用拖把或擦布（地巾），擦拭消毒剂法同地面消毒。

（4）日常用品消毒

① 煮沸消毒，对餐饮食具等进行消毒。

② 浸泡消毒，对卫生用具等进行消毒。操作者须实施个人安全防护。去除便器表面污渍后放入清洁大桶内，将消毒液倒入大桶内，液面覆盖整个便器。浸泡至消毒作用时间后取出便器，清水冲洗，沥干备用。如条件允许便器可放入自动清洗消毒机中清洗消毒。

（5）生命体征测试用具消毒

体温计，将水银柱甩至35℃以下，浸泡于盛有75%浓度酒精的容器内30分钟后取出，沥干备用。血压计，使用含氯消毒剂或75%浓度酒精擦拭表面，袖带取下放置于含氯消毒液中浸泡10～30分钟后取出，清洗后晾干备用。其他用具，依其物品性质类别可采用消毒剂擦拭、浸泡或高压蒸汽、煮沸消毒法进行消毒。

（6）清洁用品消毒

擦布、地巾重复使用时首选机械清洗，湿热消毒。擦布、地巾应分开洗涤、消毒。自动清洗与消毒，使用后的擦布或地巾等物品放入清洗消毒机内，按照清洗器产品的使用说明进行清洗消毒，一般程序包括水洗、洗涤剂洗、清洗、消毒、烘干、取出备用。手工清洗与消毒，擦布清洗干净，浸泡于250毫克/升有效氯消毒剂（或二氧化氯等有效氯消毒剂）中30分钟，冲净消毒液，晾干备用。地巾清洗干净，在500毫克/升有效氯消毒液中浸泡30分钟，冲净消毒液，晾干备用。

6.注意事项

① 终末消毒时应根据环境污染程度分类和环境卫生等级制定不同区域、类别和规格的实施操作要求。依据老人、病人所患疾病可引发传播的程度选择不同方法。通风清洁空气法，开窗通风≥2小时适用于非传染性疾病终末消毒。

② 严格遵照配制消毒剂/溶液的程序要求，使用正确的消毒剂，准确地配制（比例、浓度、剂量）消毒液，掌握准确的消毒作用时间。

③ 操作过程中做好个人防护，对严重污染的衣物、物品、遗物等进行消毒处理时，需做好对老人、病人家属的解释工作，防止扩大污染面或再次环境污染。

三、食品卫生安全知识

食品安全是个综合概念，它包括食品卫生、食品质量、食品营养等相关方面的内容和植物种植、动物养殖及食品的加工、包装、贮藏、运输、销售、消费等环节。保障食品卫生安全是为防止食品污染和有害因素危害人体健康而采取的综合措施。世界卫生组织对食品卫生的定义是：在食品的培育、生产、制造直至被人摄食为止的各个阶段中，为保证其安全性、有益性和完好性而采取的全部措施。食品卫生是公共卫生的组成部分，也是食品科学的内容之一。食品卫生安全知识与照护服务相关联内容是本节的叙述重点。

（一）食品卫生安全的重要性

民以食为天，食品的数量和质量都关系到人的生存和身体健康。照护服务与人们日常生活需要密切相关，因此也离不开食品，避不开食品卫生安全。我们肉眼是看不到细菌的，但细菌和病毒无处不在，有时看起来表面干净并不意味着真的干净。食物中毒的事件时有发生，而最根本的原因往往是人们缺乏食品卫生安全知识，以及饮食习惯不健康，如食用了腐败变质或被细菌污染的饭菜而引发食物中毒。

照护服务是处于清洁和污染两者之间的活动，它关乎人们的生活起居、饮食营养和卫生健康。因此，照护人员应了解学习食品卫生安全知识，认识其重要性。

1. 潜在的安全隐患

（1）手部不良的习惯动作

我们双手有很多的小动作是不自觉而又经常重复的，如捏抠鼻子、抓弄头发、捋胡子、触摸口部和抓痒等，这些动作若与烹调制作餐饮联系在一起，则有污染食品的风险。照护人员在为照护对象做饭沏茶时，应遵守厨房工作要求，戴围裙，必要时应挽起头发、戴帽子和手套，并克服、杜绝手部不良习惯动作。操作中若发觉不良的习惯动作应立即洗手，以避免污染食品。

（2）用手直接触摸熟食和其他随时可吃的食物

手上有大量的细菌，尽管在接触食物前清洗了手部，但是不可能洗掉全部细菌。熟食和其他随时可吃的食物大多不再加热处理，一旦被细菌污染，细菌会随这些食物进入人体，引起食物中毒。对一定要用手触摸处理的熟食，应洗手并戴手套（食品专用一次性透明手套），如果是打包好的成品或需要再蒸煮加工的半成品，可不用戴手套。戴手套触摸处理熟食时应注意以下几点。

① 当手套破损、被污染，或因任何理由脱掉后，这些手套要一律丢弃，不得转作它用。

② 当同时处理生食和熟食时，在两者之间转换操作要洗手或更换手套。

③ 用过的手套不能再重复使用。

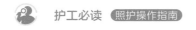
（二）食物中毒

食物中毒指食用了被有毒有害物质污染的食品，或食用了含有毒有害物质的食品后出现的急性、亚急性疾病。

1. 食物中毒分类

（1）细菌性食物中毒

细菌性食物中毒，是指人们食用了被细菌或细菌毒素污染的食品而引起的食物中毒。常见易致中毒的细菌有沙门氏菌、金黄色葡萄球菌肠毒素和副溶血弧菌等。

（2）化学性食物中毒

化学性食物中毒，是指人们食用了被有毒有害化学品污染的食品而引起的食物中毒。常见易致中毒的化学品有瘦肉精、有机磷农药、亚硝酸盐和桐油等。

（3）有毒动植物中毒

有毒动植物中毒，是指人们食用了含有某种有毒成分的动植物而引起的食物中毒。常见的有毒动植物有河豚鱼、高组胺鱼类、未煮熟的四季豆、做法不当的豆浆、发芽马铃薯和毒蘑菇等。

2. 食物中毒发病特征

① 一般发病突然，发病可为一人、两人或多人。中毒患者有共同的就餐史，往往进食了同一种有毒食品而发病。其中毒可发生在个人、家庭、学校或单位。未进食者不发病。

② 潜伏期根据中毒食物种类的不同可从数分钟到数小时。大多数食物中毒的病人在进食后2~24小时发病，通常化学物质中毒的潜伏期较短，细菌性食物中毒的潜伏期较长。

③ 症状主要表现为恶心、呕吐、腹痛和腹泻等急性胃肠道症状，尤其是细菌性食物中毒病人胃肠道感染反应强烈。根据食入有毒物质的多少及中毒者的体质强弱，症状的轻重会有所不同。

④ 人与人之间无传染性。

⑤ 细菌性食物中毒季节性较明显，5~10月气候潮湿，气温较高，适宜细菌生长繁殖（适宜细菌生长繁殖的气温为5℃~57℃），是细菌性食物中毒的高发时期。大部分的化学性食物中毒和有毒动植物食物中毒季节性不明显。

3. 食物中毒的预防

预防食物中毒的关键在于搞好饮食卫生，防止病从口入。

（1）细菌性食物中毒的预防

细菌性食物中毒是最常见的食物中毒。发生细菌性食物中毒的原因主要有以下几点。

① 生熟交叉污染。生鱼生肉或其他食品原料和半成品，往往带有各种各样的致病菌，在烹调制作过程中如果生、熟食品混放或生、熟食品的料理器具混用，就会使熟食受到致病菌污染。熟食在食用前一般不再加热，因此一旦受到致病菌污染，易引发食物中毒。

② 操作者带菌污染。操作者手部皮肤破损、化脓，或患有感冒、腹泻等疾病会携带大量致病菌。如果操作者带病操作接触或烹调制作食品并缺乏卫生安全防护措施，易使食品受到致病菌污染，从而引发食物中毒。

操作者的错误行为也会导致携菌污染。如果操作者在触摸了人体皮肤、处理排泄物及污物后并未脱弃防护用品（围裙和手套等）和洗手，继而接触餐具和食物，会使携带的致病菌污染食物而引发食用者食物中毒。

③ 食物未烧熟煮透。生的食物即使带有致病菌，通过彻底的加热烹调也能杀灭绝大多数细菌，确保食用安全。但如果因烹调制作前的海鲜肉类食品未彻底解冻，一锅烧煮量过大或烧制时间不足等原因使食品未烧熟煮透，导致致病菌未被杀灭，会引发食物中毒。

④ 食物贮存温度和时间控制不当。一般来说，细菌繁殖达到一定数量时会引起食物中毒，而细菌的繁殖需要一定的温度和时间，一般致病菌在25℃~35℃的温度条件下，每过15~30分钟细胞就能分裂一次，即细菌数量翻一倍。如果熟食上原有100个致病菌，存放在适宜的室温条件下，经过4小时，致病菌就会超过100万个，足以引起食物中毒。但是，细菌在低于5℃的环境中基本会停止生长繁殖，而在高于65℃的环境中也基本无法存活。

⑤ 餐具清洗消毒不彻底。盛放熟食的餐具或其他容器清洗消毒不彻底，或者清洗消毒后再次受到尘埃、蚊蝇、蟑螂等的污染，致病菌通过餐具污染到食物，也可引起食物中毒。

⑥ 预防措施。预防细菌性食物中毒应从防止食品受到细菌污染、控制细菌生长繁殖和杀灭致病菌三方面采取措施。

第一，防止食品受到细菌污染。

保持清洁：保持与食品接触的砧板、刀具和灶台等表面清洁；保持厨房地面、墙壁、窗台等食品烹调制作环境的清洁；保持手清洁，在处理食品原料和烹调前后要洗手，必要时烹调期间也要洗手；避免老鼠、蟑螂等有害动物进入厨房、餐室和食品存放柜等，更要避免其接近食物。熟食砧板及接触熟食的厨具和餐具等应及时清洗，还应适时进行消毒。

生熟分开：处理熟食要使用消毒后的刀和砧板；生、熟食品的烹调厨具和容器要严格分开摆放和使用，并与餐具分开存放；制作简单菜肴或接触生鲜食品原料后应充分洗手，之后再切配熟食或拌凉菜。加工后的熟食品应与食品原料或半成品分开存放，半成品应与食品原料分开存放。

使用洁净的水和安全的食品原料：熟食的烹调制作要使用洁净的水，选择在大的食品店或超市采购优质新鲜的食品原料；生食用的水果和蔬菜要清洗干净，不易清洗的部分应丢弃，如蔬菜颈梗断端沾满泥土的部分应丢弃。烹调制作过程中的改刀熟食、生拌菜和沙拉、生食海鲜等都是高安全风险食品，应特别注意食品的保鲜期并使用熟食专用刀具和砧板。

第二，控制细菌生长繁殖。

控制温度：菜肴烹调后至食用前的时间预计超过2小时的，应使其在5℃以下或65℃以上的温度环境存放；肉类、禽类、鱼类和乳制品冷藏温度应低于5℃；冷冻食品不宜在室温条件下进行解冻，安全的做法是在5℃以下温度解冻，或在21℃以下的流动水中解冻。快速冷冻能使食品快速通过有利于微生物繁殖的温度范围。冰箱冷冻环境温度至少应比食品的中心温度*低1℃，有效的快速冷冻方法是将食品分成小块进行冰浴*（预冷）。

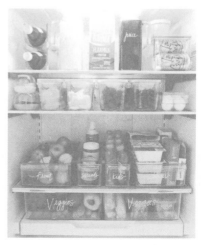

图1-3-1 保鲜冷藏食品

控制时间：不过早烹调制作菜肴，从烹调制作结束至开始食用的最佳间隔时间在2小时以内；熟食不宜隔餐食用，改刀后的熟食应在4小时内食用；生食海鲜从切配拌好至开始食用的最佳间隔时间在1小时内；存放在冰箱里的生鲜食品或半成品不宜放置太久，确保在保质期内食用。为避免食品过期，可以在包装表面贴上失效日期标签且按照失效的先后顺序摆放（见图1-3-1），方便查看取用。

> * 中心温度是指所加工食品的最中间的温度。食品加工过程中一般都用探针扎食，扎到食品中心部位检测温度。
>
> * 冰浴是将要冷冻的食品放入容器内加冰块进行预冷，这有助于迅速降低食品温度和保护食品质量。

第三，杀灭致病菌。

烧熟煮透：烹调食品时，必须使食品中心温度超过70℃；烹调好的菜肴室温存放时间不要超过2小时，再次食用前要彻底加热至食品中心温度70℃以上。已变质的食品*可能含有耐热（加热也不能被破坏的）细菌毒素，不得再加热食用；不要反复解冻冷冻的生熟食品，可导致食品营养流失和细菌增加；冷冻食品原料宜彻底解冻后再加热，避免产生外熟内生的现象。

肉的中心部位不再呈粉红色，或肉汤的汁水烧至变清是辨别肉类烧熟煮透的简易方法。

清洗消毒：生鱼片、蔬菜沙拉、鲜榨果汁和水果拼盘等不经加热处理而直接入口的食品，应在清洗的基础上对食物外表面、切配拌用具等进行消毒；蔬菜瓜果清洗后用淡盐水浸泡3～5分钟后食用；餐具、熟食容器要彻底洗净消毒后使用；接触直接入口食品的餐具、容器前要清洗双手。

餐具、容器、厨具最有效和经济的消毒方法是热力消毒，即通过煮沸或蒸汽加热方法进行消毒。

> * 变质的食品，是指食品发生物理变化使外形变化，以及在以微生物为主的作用下所发生的腐败变质，包括食品成分与感官性质的各种酶性、非酶性变化及夹杂物污染，从而使食品降低或丧失食用价值的一切变化。食用变质的食物可致病，对人体无益。腐烂变质的食物有不良味道（恶臭、哈喇、酸、酒味等）、难看的颜色（黄、褐、黑色等）、弹性降低、黏度增加（摸起来发黏或容物外溢）等现象。

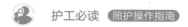

（2）化学性食物中毒的预防

① 瘦肉精中毒。瘦肉精中毒的原因是食用了含有瘦肉精的猪肉或猪内脏等。一般在食用后30分钟至2小时内发病，症状为心跳加快、肌肉震颤、头晕、恶心和脸色潮红等。预防瘦肉精中毒，要避免在街头或无证摊贩经营处购买肉类食品。

② 有机磷农药中毒。有机磷农药中毒的原因是食用了残留有机磷农药的蔬菜和水果。一般在食用后2小时内发病，症状为头痛、头晕、腹痛、恶心、呕吐、流涎、多汗和视力模糊等，严重者瞳孔缩小、呼吸困难、昏迷，甚至呼吸衰竭而死亡。预防有机磷农药中毒，应尽量避免在街头或无证摊贩经营处购买蔬菜和瓜果；蔬果应使用蔬果洗洁精加水溶液浸泡30分钟后再清洗冲净，烹调前再经热水泡1分钟，可有效去除蔬果表面的大部分农药。

③ 亚硝酸盐中毒。亚硝酸盐中毒的原因往往是误将亚硝酸盐当作食盐、味精或白砂糖加入食物中，或食用了刚腌制不久的腌制菜（见图1-3-2）。一般在食用后1~3小时内发病，主要表现为口唇、舌尖和指尖青紫等缺氧症状，自觉症状有头晕、乏力、心律快、呼吸急促，严重者会出现昏迷、大小便失禁，最严重的可因呼吸衰竭而死亡。预防亚硝酸盐中毒应尽量不要自制肴肉、腌腊肉等，因食材用料和食品制作方法难于把控，无安全保障，容易误食中毒。因为亚硝酸盐外表类似食盐，也有咸味，所以不要使用来历不明的盐或味精及无标签的食盐。尽量少食用暴腌菜，不吃不新鲜的蔬菜和剩菜。此外，家中不要存放亚硝酸盐以避免误用。

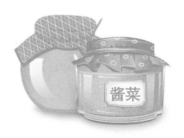

图1-3-2　腌制酱菜

④ 桐油中毒。桐油中毒的原因是误将桐油当作食用油使用。一般在食用后30分钟至4小时内发病，症状为恶心、呕吐、腹泻、精神倦怠、烦躁、头痛和头晕，严重者可意识模糊、呼吸困难或惊厥，进而引起昏迷和休克。桐油具有特殊的气味，应在购买和使用前闻味辨别，此外也不要使用来历不明的食用油，以免误用中毒。

（3）有毒动植物中毒的预防

① 河豚鱼中毒。河豚鱼中毒的原因是误食了加工不当的河豚鱼。一般在食用后数分钟至3小时内发病，症状为腹部不适、口唇和指端麻木、四肢乏力

继而麻痹甚至瘫痪、血压下降、昏迷，最后因呼吸麻痹而死亡。预防河豚鱼中毒，应尽量不食用任何品种的河豚鱼或河豚鱼干制品。

② 高组胺鱼类中毒。高组胺鱼类中毒的原因是食用了不新鲜的高组胺鱼类，如鲐鱼、秋刀鱼和金枪鱼等青皮红肉鱼（见图1-3-3）。一般在食用后数分钟至数小时内发病，症状为面部、胸部及全身皮肤潮红，眼结膜充血，并伴有头疼、头晕和心跳呼吸加快等，皮肤可出现斑疹或荨麻疹。预防高组胺鱼类中毒应采购新鲜的鱼，如

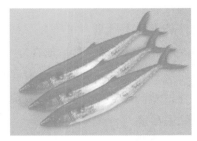

图1-3-3　高组胺鱼类

发现鱼眼变红、色泽黯淡、鱼体无弹性时不要购买。存放这类鱼时要保持低温冷藏，避免长时间室温存放引起大量组胺产生。此外，烹调时放醋，可以使鱼体内组胺含量下降。

③ 豆荚类中毒。豆荚类中毒的原因是四季豆、扁豆、刀豆和豇豆等豆荚类蔬菜在被食用时未烧熟煮透（见图1-3-4），其中的皂素、红细胞凝集素等有毒物质未被彻底破坏。一般在食用后1~5小时内发病，症状为恶心、呕吐、腹痛、腹泻、头晕和出冷汗等。豆荚类蔬菜要彻底煮炒熟透才

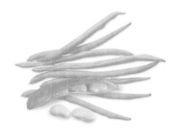

图1-3-4　豆荚类蔬菜

能食用。预防豆荚类中毒，可在烹调时先将豆荚类蔬菜放入开水中烫煮几分钟后再炒熟。

④ 豆浆中毒。豆浆中毒的原因是豆浆未经彻底煮沸，其中的皂素、抗胰蛋白酶等有毒物质未被彻底破坏。一般在食用后30分钟至1小时内，出现胃部不适、恶心、呕吐、腹痛、腹泻、头晕和无力等中毒症状。生豆浆煮到80℃时，会有许多泡沫上浮，这是"假沸"现象。预防豆浆中毒，应将生豆浆烧煮并将上涌泡沫除净，煮沸后再以文火维持沸腾5分钟左右再食用。

⑤ 发芽马铃薯中毒。马铃薯中含有一种对人体有害的被称为"龙葵素"的生物碱。新鲜马铃薯中龙葵素含量极微，但发芽马铃薯的芽眼、芽根及变绿、溃烂部位的龙葵素含量很高（见图1-3-5）。人们吃了大量的发芽马铃薯后会出现龙葵素中毒症状。中毒轻者恶心呕吐、腹痛腹泻，重者可出现脱水、血压下

降、呼吸困难、昏迷和抽搐等现象，严重者还可因心肺麻痹而死亡。因此，在食用马铃薯时应确保马铃薯新鲜未发芽。如马铃薯发芽不严重，可将芽眼彻底挖除干净并削去发绿部分，然后放在冷水里浸泡1小时左右，此时龙葵素便会溶解在水中。此外，炒马铃薯时加点醋，或烧熟煮烂也可除去毒素。

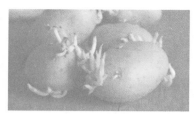

图1-3-5　发芽马铃薯

⑥ 毒蘑菇中毒。毒蘑菇在自然界到处都有，从外观上很难与无毒蘑菇区分开来（见图1-3-6），毒蘑菇一旦被误食就会引起中毒，甚至导致死亡。由于毒蘑菇的种类很多，所含毒素的种类也不一样，因此中毒表现多种多样，主要表现出以下四种类型。

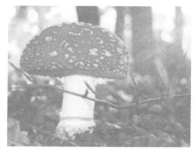

图1-3-6　毒蘑菇

● 胃肠道型，大多在食用10分钟至2小时发病，出现恶心呕吐、腹痛腹泻等症状。单纯由胃肠毒素引起的中毒，通常病程短，预后较好，死亡率较低。

● 神经精神型，多出现精神兴奋或错乱，或精神抑制及发生幻觉等表现。

● 溶血型，除了胃肠道症状外，在中毒24~48小时出现黄疸和血红蛋白尿。

● 肝损害型，由于毒蘑菇的毒性大，会出现肝脏肿大、黄疸和肝功能异常等表现。

预防毒蘑菇中毒应勿采摘、进食野生蘑菇，也不要购买来源不明的蘑菇。

4.食物中毒的应急措施

引起食物中毒有多种原因，其中化学物质和细菌性食物中毒较为常见。化学物质与细菌性食物中毒的表现症状极为不同，因此在处理食物中毒时应视具体情况采用不同的应急措施，以减少对身体的伤害。

（1）化学物质中毒的应急措施

化学物质中毒有突发的特点，因此当中毒事件发生时，应冷静分析原因，在确认了引起中毒食物种类和食用有毒食物之后，迅速采取催吐应急措施。催吐是排除胃内毒物的最佳办法，对于神志清楚的中毒者，立即催吐可避免胃内容物进入小肠，使未吸收的毒物从口中吐出来。误服药物和酒[?]中毒（大量饮酒所致酒精中毒）可采用催吐的办法，使患者吐出药片、药液和酒水。

① 操作步骤。

● 用压舌板、汤勺柄、筷子或手指刺激舌根部，使中毒者呕吐；

● 如食物过于黏稠不易吐出吐净，可嘱中毒者喝清水或淡盐水，再次催吐；

● 如此反复，直至吐出无色透明黏状有酸味的液体为止。

② 禁忌事项。

● 有严重心脏病、动脉瘤、食管静脉曲张溃疡的中毒者不宜催吐；

● 中毒者神志不清或惊厥发作时不宜催吐；

● 孕妇、体质衰弱的老年人慎用催吐；

● 酒精中毒的催吐，应在摄入酒精不久神志尚清楚时催吐，否则不可催吐。

③ 注意事项。

● 反复催吐，如在呕吐物中发现血性液体，则可能出现了消化道或咽部出血，应暂时停止催吐；

● 酒精中毒者如有呕吐，要清洁口腔、保持其呼吸道通畅、采取侧转头平卧或侧卧位，以避免误吸引发窒息；

● 如果中毒者出现烦躁、昏睡、抽搐和呼吸急促等症状，应立即拨打120急救电话并告知中毒原因及病情状态；

● 必要时保留吃剩的食物和餐具等，以便医生或相关部门进行检查鉴定；

● 陪伴中毒者直到医护人员到达，并配合医务人员和其他专业人员工作。

（2）细菌性食物中毒的应急措施

细菌性食物中毒的致病菌种类较多，最常见的是沙门氏菌属，在炎热的夏、秋季节常见。中毒者常在进食后半小时或数小时（大多不超过24小时）内出现恶心、呕吐、腹痛和腹泻等症状。剧烈呕吐腹泻可造成脱水、酸中毒、休克和呼吸衰竭而危及生命。应急措施如下。

① 对于轻度中毒者（指轻微中毒，呕吐排便后中毒症状消失），可以让其卧床休息，多喝淡盐水或淡糖水，补充身体由于呕吐和腹泻而丢失的水和电解质。

② 对于严重中毒者或群体中毒事件，应第一时间联系医生护士或卫生防疫部门；迅速拨打120急救电话，告知中毒人数和病情等；保存好吃剩的食物和餐具等，以便医生或相关部门进行检查鉴定；安慰、陪伴中毒者并配合医务人员和其他专业人员工作。

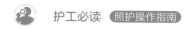

应用表格模板

附表1-1 问题/事故申报表

> 此表格由本公司员工填写完成。申报内容为工作中/岗位职责时间期限内所发生的问题/事故及人员（员工、客户）伤害。问题/事故发生后，第一时间口头报告当班主管，24小时内填写完成申报表及上报程序。

聘用员工姓名：　　　　　　　　问题/事故发生：　　　　　　年　月　日
　　　　　　　　　　　　　　　　　　　　　　　　　　　　时　分

涉事人员姓名：

记载问题/事故
概况：

发生地点/场所：（请用"√"进行选择）

卧室 □	客厅 □	人行便道街巷 □	往返工作途中 □
浴室 □	厨房 □	交通运载工具 □	公路人行横道 □
办公室 □	过道 □	花园/公园/住宅外区域 □	其他 □

补充注明：

问题/事故涉及人员：

证明人姓名：

问题/事故类别：（请用"√"进行选择）

近乎错误过失		滑倒		安全事件	
从床上滑落到地面		身体攻击		药物事件	
口头虐待		化学品滴漏		违章操作	
体液（血液、分泌物）		皮肤创伤		入住医院	
摔倒/跌倒		烧烫伤		其他（请说明）	
撕裂/割破		搬移活动中损伤			
绊倒		偷窃			

问题/事故发生经过：（详细说明原因细节）

申报号：

第二章

人体力学在照护中的应用

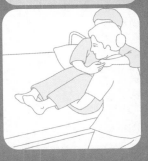

一、人体力学

人体力学*是将物理学中的力学原理（或影响人体和其他物体运动的机械原理）应用于人体的活动。如要搬移地面上装满物品的箱子，即需弯腰、屈膝、伸臂、降低重心，尽可能拉近身体与箱子的距离，伸手抓住箱子的边侧，腹部用力带动全身的力量，把箱子搬起来（见图2-1-1）。人体在完成搬移动作的过程中，不仅使用了肌肉的力量，还得做全身各系统部位（神经、骨骼、关节和肌肉）连贯性相互影响的有效运动。这样一个搬起及移动物品的动作（身体活动），就是我们要理解学习人体力学的内容。

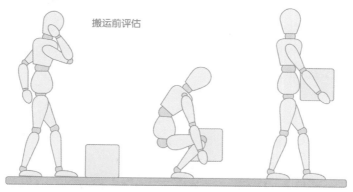

搬运前评估

图2-1-1　人体搬移动作

在照护实践中，通常需要搀扶老人、病人并协助他们移动或为卧床照护对象更换体位。这些照护操作的每步动作、每个环节都内含力学原理。因此，照护人员需要学习掌握正确的移动人体操作的身体动作、姿势和技巧，一方面，可使照护对象感觉舒适、安全，使其得到妥善的照顾，减少并发症；另一方面，照护人员可减少自身体力消耗和身体疲劳，防止肌肉劳损等身体伤害，提高工作效率。

---

*　人体力学是利用力学原理研究维持和掌握身体的平衡，以及从一种姿势变成另一种姿势时身体如何有效协调的一门科学。它基于人体生理解剖学、理论物理学的知识，研究人体运动器官的结构、功能与运动规律，从而指导人体防护与保健。

（一）人体力学与照护操作

1.利用杠杆作用

在实施人体移动操作时，可以尽量缩小照护对象的占床面积（支撑面），即身体接触床面的面积，使其稳定度下降，这样易于照护者协助其移动。

协助卧床照护对象坐起，建议使其上身前倾，双手臂在胸前交叉或搭在照护者肩部，屈膝，减少照护对象与床面的接触，只留臀部一个接触点。照护者一只手环抱照护对象腿部，一只手抱住其肩部，以照护对象臀部为支点旋转至床边使其坐起来。这一系列操作动作是以照护者自身手肘和膝腿为杠杆，以照护对象身体与床接触的某个点作为支点，利用杠杆的作用原理进行的人体移动。

提取重物时，最好把重物分成相等的两部分由两手提拿，分散平衡重力。两臂持物，身体中轴是个支点，两侧手臂就是平衡杠杆，既平稳又省力。

2.扩大支撑面

在实施照护操作中，照护者可根据实际需要采取两脚前后或左右分开和自然屈膝的站立姿势以扩大支撑面，使自身处于平稳操控状态，不会在操作途中因照护对象的突然倾倒等突发事件导致自身重心不稳而倒地。平稳的操作姿势，对照护对象和照护者自身都能起到一定的保护作用。

人体占地面积（支撑面）越大越稳定。如图2-1-2所示，人体站立、拄着拐杖站立或坐在地面上的着地面积大小不同，其稳定程度也不相同。坐在地面上的人体相对于站立和拄杖站立的人体更为稳定。因此，根据具体情况而定或必要时，可多采取坐姿以保持稳定。

在协助照护对象保持侧卧体位时，应使其两臂屈肘，一手放于枕旁，一手放于胸前，两腿前后分开，前腿屈膝在前，后腿稍伸直以扩大支撑面，以稳定其侧卧体位。

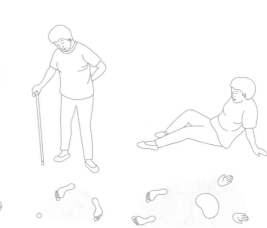

图2-1-2 身体姿势与支撑面

3. 降低重心

在拿取位置低的物品或进行低平面的照护操作时，照护者双下肢应随身体动作的方向前后或左右分开，同时屈膝屈髋，挺直上身的下蹲姿势，可以降低重心，减少弯腰，减轻腰部负荷，防止背部疲劳，使重力线落在扩大或缩小了的支撑面内（见图2-1-3）。这样做不仅保持了身体的平稳，同时也利用重心的向下移动完成拿取物品动作或低平面的照护操作，减少了体力消耗。

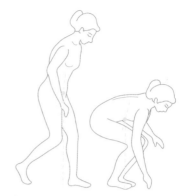

图 2-1-3　降低重心减少弯腰

4. 减少身体重力线的偏移

在提物品，或抱起、抬起照护对象时，应尽量将物体或人体靠近照护者的身体，合并重心，减少身体重力线偏移，这样做可以使重力线落在同一支撑面内（见图2-1-4），增加稳定度并节省体力。

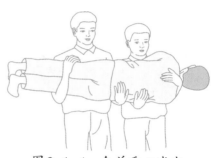

图 2-1-4　合并重心减少
重力线偏移

5. 尽量使用大肌肉或多肌群

使用大肌肉或多肌群可有效分散力量，将压力/重力分散到身体各个部位，减少主要部位的负担，减轻疲劳。

能使用整个手部肌力时，避免只用手指进行操作，如端/托起套餐盘时，应五指分开托住套餐盘并与手臂一起用力。

能使用躯干部和下肢肌肉力量时，尽量避免只使用上肢的力量，如在协助照护对象移动时，靠近对方身体，使重心合一，有利于照护者手臂、腰背和腿等大肌肉群一起用力。

6. 用最小的肌力做功

移动重物或照护对象时应先计划好所要移动的位置和方向，有节律且以直线方向移动，尽可能用推或拉的方式代替提举，这样更为省力。

尽可能排除水平面上的阻力或借助平面倾斜度的移动。如在移动照护对象时，应先放平床面撤除枕头，按照要移动的位置和方向升降床尾或床头，顺势用力。这样做可减小重阻力，易于移动。

尽可能保持水平线上移动，应找寻被移动的人体或物体的重力点并与其重心合一，沿水平面方向的左右或上下移动，降低阻力，减少体力消耗（见图2-1-5）。在实际操作中可以通过升高降低床体和调整身体姿势来达到重心合一的节力效果。

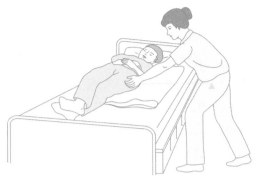

图2-1-5　重心合一水平线上推拉力

（二）人体力学不正确运用会导致的问题

人体力学应用于照护实践的实质意义，主要在于利用人体力学原理促进照护对象及照护者双方的安全舒适。人体杠杆多属于速度杠杆，一般难以省力，所以阻力过大的时候，容易引起运动杠杆各环节，特别是力点和支点（肌腱、肌止点以及关节）的损伤。照护人员应注重在操作中克服不良习惯姿势和动作，站立、下蹲、持物和拾物等动作应采取适宜的姿势，合理地用力（见图2-1-6）。科学合理运用人体力学原理不仅可以减少身体疲劳和损伤，还可以节省体能，提高工作效率，保持身体健康以维持职业生涯的长久。

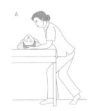 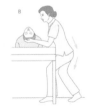 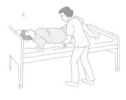 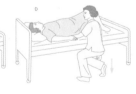

a. 屈膝前倾　　b. 降低重心　　c. 重心合一水平　　d. 下蹲抬托
　　　　　　　　　　　　　　　　　移动
图2-1-6　适宜姿势合理用力

人体力学不正确运用会导致的问题如下。

● 照护工作者腰部受伤，如椎间盘脱出；

● 照护工作者腰背部疼痛，如腰肌劳损；

● 照护工作者疲劳，精神情绪欠佳，影响工作效率和服务质量；

● 照护对象发生意外，因过度牵拉而造成肢体损伤和压疮等（参阅本书第十章）。

（三）徒手移动人体方法

1. 徒手移动人体

（1）目的

① 搬移身体功能障碍自主活动局限的照护对象进行日常生活秩序，运送其出席活动、看病、入院，做各种特殊检查、治疗、手术或转院。

② 搬移运送固定体位意外伤害的伤病者，保持其安全体位，防止再次损伤。

（2）评估

① 照护对象的体重、意识状态、病情及躯体活动能力。

②伤病者损伤的部位。

③照护对象理解合作程度。

（3）准备

①操作者衣装整洁、洗手，必要时穿戴防护衣着。

②用物：平车、担架、轮椅、固定带及保暖物品等，或取用现场可替代物品。

③环境：宽敞空间，地面平坦，避开水渍、凹凸不平的地面及堆放的物品。

（4）操作

①单人移动人体操作步骤（见图2-1-7）。

操作者站在照护对象床旁，屈膝屈髋两脚前后分开，一只手臂自照护对象近侧腋下伸入至肩部，另一只手臂伸入至膝臀部下方，照护对象双臂搂过操作者肩颈部，双手交叉于操作者颈后；操作者抱起照护对象，平稳转身搬运。

②双人移动人体操作步骤。

环抱式：操作者将手臂分别伸至照

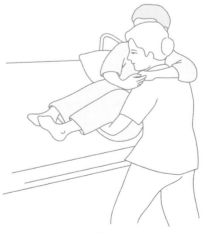

图2-1-7　单人搬运人体

护对象颈肩部、腰部、臀部、膝部下方，同时用力托抱起照护对象，平稳转身搬运（见图2-1-8a）。

轿杠式：二操作者各自双手紧握对方手腕部，形成方形坐垫；使照护对象臀部坐在操作者手垫上，照护对象双手搂过两侧操作者颈后部至肩部（见图2-1-8b）。

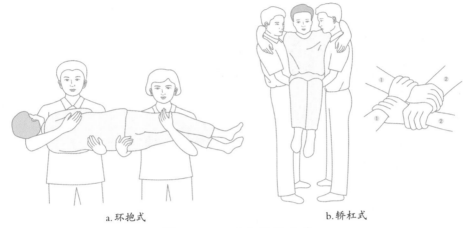

a.环抱式　　　　　　　　b.轿杠式

图2-1-8　双人搬运人体

③ 三人移动人体操作步骤（见图2-1-9）。

操作者分别托抱住照护对象颈肩胸部、背腰臀部、膝部及双脚，同时用力托抱起照护对象，平稳转身搬运。

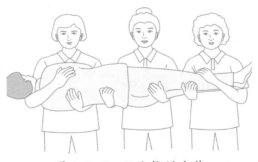

图2-1-9　三人搬运人体

④ 四人移动人体操作步骤。

操作者分别站在照护对象床四周，托住其头、颈肩背、腰臀部及两脚，同时用力抬起照护对象平移至床、平车（见图2-1-10a）。操作者也可分别采用不同身姿从地面抬起照护对象移至担架（见图2-1-10b），或借助床单抬起照护对象搬运至平车、床、轮椅（见图2-1-10c）。

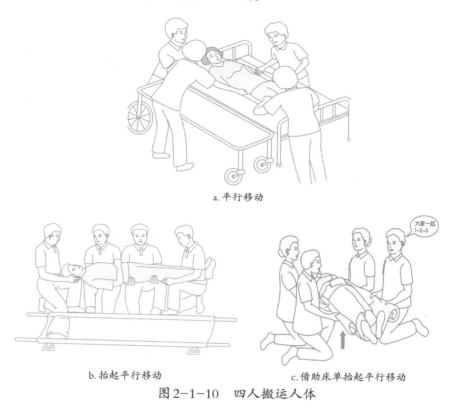

a.平行移动

b.抬起平行移动　　　　　　　c.借助床单抬起平行移动

图2-1-10　四人搬运人体

2.注意事项

① 确认运载工具在制动状态下开始操作。

② 照护对象身体上连接的各个导管应妥当放置并固定，保持管道通畅，避免管道脱落或折堵。

③ 多人操作时，需推选一名操作者为发口令者，确保操作者动作协调一致及照护对象的平稳移动。

④ 平车推行时小轮端在前，转弯灵活；推行速度不可过快；上、下坡时，照护对象头部应位于高处（医护人员要求照护对象头低位促进脑供血除外），以减轻其不适。

⑤ 平车推行时，应注意前方道路及门槛，以免碰撞房门造成平车倾斜。

⑥ 推送照护对象时，操作者应位于照护对象头部，观察照顾照护对象，

保护其安全。

⑦ 骨折伤病者，应用木板垫托骨折部位并固定稳妥，以免再次发生损伤。

⑧ 颅脑损伤、颌面部外伤以及昏迷伤病者，应将头偏向一侧。

二、卧床体位

恰当且舒适的体位*对治疗疾病、身体康复、减少痛苦和预防疾病均具有不可忽视的作用。更换卧床体位是照护服务中一项重要内容。无论何种原因导致的肢体活动受限长期卧床，其并发症（例如肺部感染、静脉血栓和压疮等）都是可怕的。大约20%以上的长期卧床老人、病人会出现肺部感染或坠积性肺炎。如图2-2-1所示床头抬高30°，有利于卧床老人、病人的呼吸，预防和减少口、鼻腔分泌物返流或吸入性肺炎的发生。因此，按需按时更换体位，是维护卧床老人、病人日常生活、机体功能，以及预防疾病防范压疮的重要照护措施。

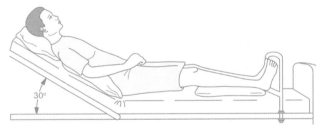

图2-2-1　床头30°平卧体位

> *　体位是身体所处的状态。卧床体位包括床上坐位、半坐卧位、平卧位、半仰卧位和侧卧位等，不同体位有着不同的功能作用，如用餐进食时采取坐位，休息睡眠时采取平卧或侧卧位。

（一）卧床体位更换

人体长时间处于同一种姿势会引起受压部位的血液循环和神经营养障碍，会失去局部皮肤的韧性，最终发生局部皮肤溃烂和坏死，加重肢体功能障碍。保持各种正确的卧位姿势和肢体功能位*，不但能使卧床老人、病人减少疲劳、减轻病痛、感到舒适，而且有利于医护人员进行诊查和收集资料，使他们得到准确的康复指导和疾病治疗。按需按时更换体位可维护卧床老人、病人正常的生活秩序和生理功能，保持各关节的活动能力和范围，防止因体位不当而发生呛咳、误吸或噎食等，防止静态卧床时间过长而加重机体功能障碍，如膝关节僵直屈动困难等。正确地实施更换体位操作，不仅有助于卧床老人、病人机体功能的恢复，也可避免骨折、关节脱臼等意外损伤的发生。

> ＊　功能位是指能使肢体发挥最大功能的位置。当肢体处于某个位置上能够很快地做出不同动作，这个体位即称为功能位。肢体各个关节都有各自的功能位。当关节功能不能完全恢复时，则必须保证其最有效的、最起码的活动范围，即以各个关节的功能为中心而扩大的活动范围。

1. 常见问题与照护干预

（1）照护对象拒绝更换体位

① 问题分析。

● 照护对象没有时间观念或是生物钟颠倒，担心还未到翻身时间，或由于翻身扰乱了睡眠而引起对翻身的厌烦。

● 照护对象没有安全感，担心会在翻身过程中受到惊吓，或曾经受到过惊吓。

● 照护对象没有舒适感，担心会在翻身过程中感到疼痛，或曾经感到过疼痛。

● 照护对象没有意识到更换体位对自身疾病康复的重要性，缺少康复常识及沟通。

② 照护干预。

● 让照护对象逐渐接受照护服务安排的规律性，按需、按时、有计划地安排体位更换。

● 让照护对象逐渐接受照护操作给予的安全和舒适感，保护其个人隐私，动作轻柔稳妥、简便快捷。

● 让照护对象逐渐接受沟通带来的轻松和开心，照护者应做到吐字清晰，语速平缓，音量适中。

● 试图满足照护对象需求，认真倾听其提出的要求或疑问，尽力满足其要求，解答疑问，可用"互换交易"＊形式完成必要的照护操作程序。

③ 操作方法。

● 合理安排时间与变换的卧姿，日间每2小时、夜间每3小时更换一次体位，偏瘫患者患侧卧位每次不超过1小时。

● 操作前，评估风险，做好解释工作，鼓励照护对象配合。

● 操作中，与照护对象边操作边交流，启用照护对象现存的自主能力，使其参与抬高、起身等力所能及的动作，保证整个操作过程准确、安全、轻松、平稳和舒适。

● 操作后，根据摆放的体位和照护对象的反应状况做好记录，评估风险。

④ 注意事项。

● 避免反复上下移动或左右挪动照护对象的身体，否则会致其疼痛或激发反感情绪。

● 避免拖、拉、推等粗暴动作，这些动作会损伤皮肤，引起照护对象疼痛，造成落空感，使照护对象受到惊吓。

● 言语表达要语义清晰，音量适宜，避免音量过低或过高，尊重照护对象想要持续交流的愿望。

> * "互换交易"作为一种照护者与被照护者之间的承诺来满足双方的需求，其交易的筹码多为一些个人爱好和生活兴趣的需要，这种形式多用于入住疗养机构的老人和儿童。

（2）照护对象身高体胖难以移动

① 问题分析。

● 照护对象身体高大，向床头移动困难。

● 照护对象体形肥胖，不易抬起身体。

② 照护干预。

● 借助单人或双人（照护人员）辅助移动。

● 使用滑动助力单或其他辅助工具进行操作。如可借用床单/大单进行操作（参阅本章第四节）。

③ 操作方法。

● 借助单人辅助，使用滑动助力单，协助照护对象向床头移动（见图2-2-2）。

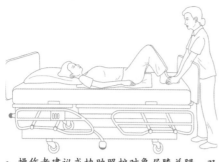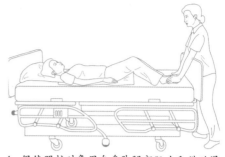

a. 操作者建议或协助照护对象屈膝并腿，双　　b. 促使照护对象用自身脚腿部肌力和借助滑
　脚踏触床面，照护者用手臂部肌力扶压住　　　动助力单摩擦滑动等外力的作用，向床头
　照护对象的双脚稳定其双脚。　　　　　　　　移动身体。

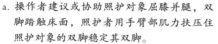

图2-2-2　单人辅助借助滑动助力单移动身体

● 借助海绵块移动身体（见图2-2-3）。

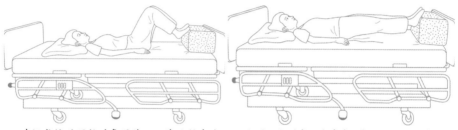

a. 建议或协助照护对象屈膝，双脚踏触在海　　b. 促使照护对象用自身脚腿部肌力蹬踏海绵块，
　绵块近身体侧。　　　　　　　　　　　　　　通过身体与床面摩擦滑动等作用力移动身体。

图2-2-3　借助海绵块移动身体

● 借助三角吊杆、床帮向床头移动身体（见图2-2-4）。

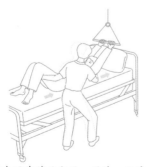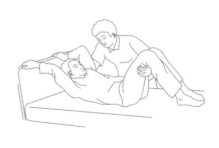

a. 操作者两脚前后分开，屈膝，双手掌心向　　b. 操作者双手掌心向上，手臂绕过照护对象
　上，手臂绕过照护对象的肩背和膝腿部托　　　的肩背和膝腿部托住其身体；照护对象
　扶住其身体；照护对象两手掌抓握住三角　　　两手臂反抓住床帮，双方同时用力向床头
　吊环，双方同时用力向床头移动身体。　　　　移动身体。

图2-2-4　双方协调共同用力移动身体

● 借助滑动助力单更换体位（见图2-2-5）。

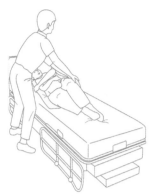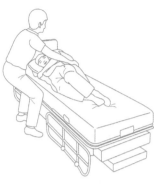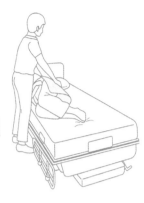

a. 操作者双脚左右分开，上身前倾，抚平照护对象身体下方的滑动助力单（参阅本章第四节）。

b. 操作者屈膝降低身体重心，用腿和手臂部肌力向前上方抓拉滑动助力单上层边缘。

c. 操作者抓拉滑动助力单上层单边以借助力单摩擦滑动的作用力，将照护对象从平卧位更换至侧卧位。

图2-2-5　单人辅助借助滑动助力单更换体位

● 借助双人辅助，使用床单，协助照护对象向床头移动。叠卷和放置床单等的移动准备（见图2-2-6）。

● 移动操作，如图2-2-7所示。

● 采用三步平稳挪动法，向床边挪动身体（见图2-2-8）。

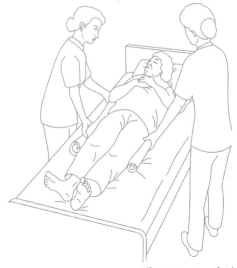

折叠床单为双层或多层，以增加其韧性；

将床单垫于照护对象身体下方，并使其身体处于床单中心部位（肩臀部须处在床单内）；

将枕头立放紧贴床帮，以避免移动时磕碰头部；

协助照护对象手臂交叉放于胸前，合并双腿（或屈膝或平伸）或交叉搭靠或放平双脚；

将床单两侧向上内卷至照护对象身体边缘。

图2-2-6　移动准备

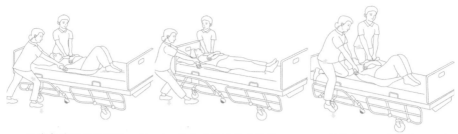

a. 操作者前腿弓后腿张，双手抓握床单边缘，用手臂和脚腿部等身体肌力抓拉床单向床头移动照护对象。

b. 操作者前腿张后腿弓，双手抓握床单边缘，用手臂和脚腿部等身体肌力抓拉床单向床头移动照护对象。

c. 操作者一腿跪于床头边缘一腿立于床旁，双手抓握床单边缘，用手臂、脚腿和髋部等身体肌力抓拉床单向床头移动照护对象。

图2-2-7 双人辅助借助床单移动身体

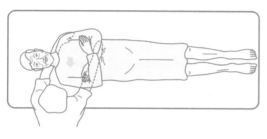

a. 操作者双手掌心向上，手臂绕过照护对象颈肩背部扶托住其颈肩背部，用手臂部肌力将其颈肩背部挪动至床边。

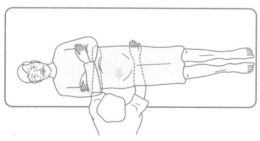

b. 操作者双手掌心向上，手臂绕过照护对象腰臀部扶托住其腰臀部，用手臂部肌力将其腰臀部挪动至床边。

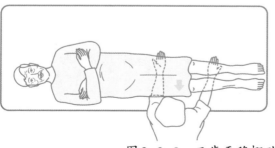

c. 操作者双手掌心向上，手臂绕过照护对象腿膝下部扶托住其腿膝下部，用手臂部肌力将其腿膝下部挪动至床边。

图2-2-8　三步平稳挪动人体

④ 注意事项。

● 操作前，向照护对象做好解释工作，得到配合，避免照护对象因误解失去对更换体位的信心。

● 操作时，叮嘱照护对象听从口令，双方同时用力，避免因用力不协调造成操作失败。

● 操作中，鼓励照护对象做深呼吸，均匀用力，避免因用力过猛造成关节或肌肉损伤。

● 移动成功后，操作者应及时给予照护对象赞扬和鼓励，使其增强自信，配合日后的操作。

● 鼓励照护对象多做床上肢体运动（如上肢伸展动作、下肢抬蹬腿脚动作等），可锻炼肢体力量和灵活性，降低体位更换时的难度和风险。

（3）如何为偏瘫患者更换调整卧床体位

① 问题分析。

● 照护者缺少偏瘫疾病知识及照护技能。

● 照护者与患者缺少沟通，不清楚患者对舒适体位的要求。

● 患者自己不愿意配合或因疾病情况不能配合。

● 照护者较被动，不知如何帮助患者做日常活动，如刷牙、洗脸，或因不了解患者偏瘫的严重程度，不敢给予鼓励。

② 照护干预。

● 要了解良好沟通的必要性，对患者要体贴关心，适时问候询问，耐心倾听。

● 要了解默契配合的重要性，操作者要主动表达自己的想法、看法和照护要求。

● 操作者要了解偏瘫疾病及康复的相关知识，以维护患者自主能动力为原则，实施合理的照护。

③ 操作方法。

● 平卧/仰卧位。头稍转向患侧，但避免颈部过度前屈或侧屈。患侧肩部放松；肘部伸展或屈曲；手指屈曲或手握一纱布卷（因个体而异），掌心向上。患侧臀部大腿下放置软枕或支托垫，使骨盆部呈水平位，防止髋关节屈曲外旋。膝关节稍屈曲，下方垫软枕，脚踝部呈90°，足尖向上（见图2-2-9a），避免足底部长时间触压支托物或床邦，否则会导致压疮。抬高床头≤30°以减少重力压迫和发生压疮的概率（详情参阅本书第十章）。

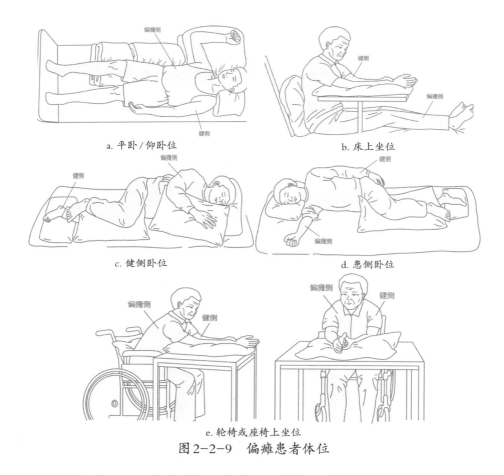

图 2-2-9　偏瘫患者体位

● 床上半卧位与坐位。调节床桌高度以个体适宜为准，后背与床面呈 45°～90°，垫软枕或靠背支托垫使脊柱伸直。肘关节伸展，手掌和腕部（肘腕手侧缘）自然放置在软枕上，手指自然伸展。患侧髋部放松，膝下和足踝部垫枕。健侧肢体自然放置，以舒适为度（见图 2-2-9b）。坐位不宜时间过长，避免肌张力过度造成疲乏。

● 健侧卧位。健侧着床，后背与床面夹角不小于 100°。患侧肩部前倾，腋下和胸前垫软枕，肘部屈曲，手指伸展或手握一纱布卷放在软枕上，掌心向下，腕部放松。患侧屈膝，放在健侧小腿上的软枕上面呈水平位（见图 2-2-9c）。健侧肢体自然放置，足踝部垫软枕或去除软枕（因个体而异），以舒适为度。

● 患侧卧位。患侧着床，头、肩部微后仰或前倾，避免肩关节受压和后缩（见图2-2-9d）。患侧肘关节伸展，前臂旋后，掌心向上，手指屈曲或手握一纱布卷放置于床面或软枕上。健侧颈部、背部、腰臀部、膝部和足跟部分别垫软枕或去除软枕（因个体而异），使其背部与床面呈约30°或≥100°的侧仰或侧俯卧位*。患侧下肢依侧卧位角度调整，髋关节屈曲或伸展，膝关节屈曲。

● 轮椅或座椅上坐位。躯干尽量靠近椅背，臀部尽量落座靠近椅面后方，保持躯干伸直，可在患者腰背后放置枕头以促进躯干的伸展，膝髋屈曲。患侧上肢放置在座椅或轮椅的扶手上，或借助四脚着地平稳的桌子，使患侧手臂或双手交叉（健侧携托患侧）放在身前的桌面上，保持肩胛骨向前伸展（见图2-2-9e）。

④ 注意事项。

● 操作前，做好向患者的解释工作，评估风险，告知患者将要更换的体位、移动方向、移动方法和使用的辅助工具等，避免引起患者的情绪变化。

● 操作中，要叮嘱患者用健侧手握住患侧手拉放在胸前，或双臂做交叉环抱动作，下肢双腿脚交叉搭靠。患侧在上，健侧脚背部托起患侧足跟部做移动动作。叮嘱患者尽量配合照护人员完成抬头、转肩、转腰和提臀等过程。避免患侧肢体垂落床下或被压在身体下面。

● 固定姿势时，询问患者体位舒适情况。

● 操作完毕，做好记录和风险评估，避免因操作不当引起的再次伤害，如健侧卧位时，因患侧手肘摆放位置错误（低于身体中轴线水平），手部血液回流受阻引起手部水肿。

● 与患者保持良好沟通，以便了解其对体位舒适的需求。督促和鼓励患者借用健侧肢体带动患侧肢体做运动，适当保持患侧肢体的功能位。防止肘、腕、指关节屈曲过久而挛缩，防止髋、膝部僵直。

---

* 约30°或≥100°的侧仰或侧俯卧位，指人体侧卧时背部与床面形成的角度，这样的侧卧位可改变身体侧缘（着床面）所承受的体重压力（见图2-2-10）。

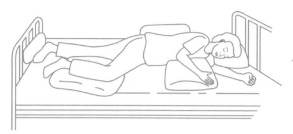

≥100° 侧俯卧位，由于扩大了身体着床面积而减少分散了身体局部所承受的体重压力。因此这种卧位不仅可以起到防范压疮的作用，也可避免肘、腕、指、髋、膝部僵直等并发症的发生。

图2-2-10 ≥100° 侧俯卧位

（4）正确与错误抓触人体手法对比（见图2-2-11）

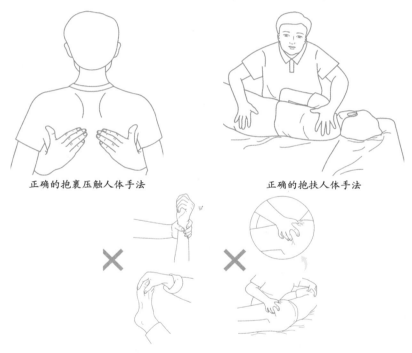

正确的抱裹压触人体手法   正确的抱扶人体手法

错误的握、捏压、抓触人体手法

图2-2-11 正确与错误抓触人体手法对比

（5）常见病情的体位要求

① 照护对象进食、饮水、服药时需采取 ≥30° 床上卧位或坐位。

② 有呕吐、呼吸困难、心肺功能不全等症状的照护对象需采用坐位、半坐卧位或侧卧位。

③ 照护对象消瘦，或患有压疮和慢性消耗性疾病的照护对象需采用被动体位（被动体位是指因肌体状况需要而被迫采取的卧位）。

④ 身体极度衰弱及意识丧失的照护对象需采用强迫体位（保护性约束体位），一般为暂时性或短时间的体位要求。

2. 常见移动更换体位的辅助工具用物

在移动更换体位操作中，往往需要使用辅助工具用物，以达到保持人体床上卧位的安全舒适和准确性、稳定性。一般人体床上侧卧位需要其他的力支撑，如在身体部位放置支靠垫，以扩大支撑面增加稳定度。若卧床照护对象身材高大或体形肥胖需要借助辅助工具进行移动操作，如移动助力机、滑动助力单等，确保移动安全舒适和体位的准确性（见图2-2-12）。

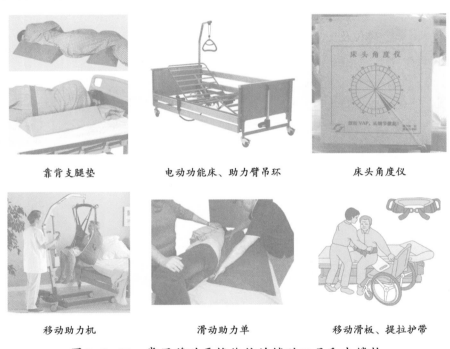

靠背支腿垫　　　　　　电动功能床、助力臂吊环　　　　　床头角度仪

移动助力机　　　　　　滑动助力单　　　　　移动滑板、提拉护带

图2-2-12　常用移动更换体位的辅助工具和支撑物

（二）卧床体位及功能位的设定和调整

卧床体位及功能位的设定和调整，常用于骨科术后长时间卧床体位受限的患者，以促进骨骼伤口的愈合和保持维护患者机体的正常功能。床上人体功能位的设定和调整，是卧床体位更换操作的重要内容，关系到保护长期卧床照护对象身体机能的健康和安全。因此，照护人员要通过对照护对象个体的评估来设定其卧床体姿和卧位。

1.体位更换前的预估和准备

① 更换体位前预估是根据照护对象身高体重、体形胖瘦的程度和所需要更换的卧床体位等进行前期评估，主要估计其身体占床面积和臀部着床位置。一般情况下，身体臀部应落在床中上位置，这样的着床体位安全且便于调整。

② 卧床体位所需用物，一般以个体睡眠习惯或个体病情需要来定，如坐位需要靠背架或靠背垫，条件允许备电动功能床，调高床头；侧卧位需要靠背垫和软枕（垫衬身体关节等部位）；仰卧位需要支膝垫和软枕。特殊病情所需设施工具用物包括功能床、减压床垫、移动助力机等（参阅本章第四、五节）。

2.调整体位及肢体功能位

① 调整体位及功能位，一般是以人体臀部着床位置（臀部起点）背部与床面的角度来估算的。不同卧床体位及功能位有着不同治疗和照护目的和作用。为稳定照护对象床上坐位保持肢体的功能位，常常在其背部垫放靠架和膝下垫软枕或抬高床尾支高膝部，如图2-2-13a所示人体呈约90°床上坐位。膝部调整高度因人而异，高度≤30°，相应抬高床头而调节正常人体床上坐卧功能位。

② 以保护机体功能作用的需要来调整卧床体位，一般情况下，人体45°~90°角度的坐姿称为坐位；30°~45°角度的称为半卧位；≤30°角度的称平卧位；30°或≥100°角度的称侧卧位或称侧仰卧位和侧俯卧位。

③ 在照护服务实践中，经常遇到长期卧床的老人、病人和残疾者需要床上进食（喂餐喂水），≥30°卧位是床上进食或喂餐喂水的体位要求，符合人体正常吞咽生理功能，可保护卧床照护对象床上进食安全，避免发生呛咳、误吸或噎食等意外事件。

④ 脚踝下方垫软枕使脚跟立于床面，脚底部可放置海绵块，使脚和腿形成90°角（见图2-2-13b），保持脚腿部功能位（人体站立时脚腿部功能位置），以达到保护机体功能的作用。

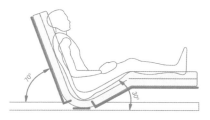
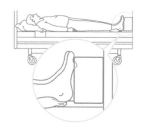

a. 抬高床头70°；床尾30°的床上坐位   b. 双脚90°功能位

图2-2-13 床上人体功能位

三、助行器和轮椅的使用方法

（一）助行器的使用方法

助行器是支撑人体走路和活动的器械。通过器械的支撑，可以让行动不便及有活动障碍的老人、病人和残疾者改善或增强自理能力，维持日常生活秩序以及参与社会交往活动。

1.常见助行器的使用

常用的助行器有拐杖、助行架和助行车，它们的主要功用是保持平衡，如老年人由于非中枢性失调造成的下肢无力、痉挛、肢体曲伸受限、重心不平衡等障碍，助行器可起到帮助维持身体平衡的作用。此外，偏瘫、截瘫患者肌力减弱、双下肢无力，不能支撑体重或因关节疼痛不能负重时，助行器可以起到辅助作用，支撑身体，辅助走路，锻炼肌力。

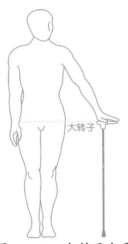

图2-3-1　大转子水平

（1）拐杖

① 适宜长度。拐杖的适宜长度为持拐杖者肘关节屈曲15°~30°，腕关节背屈，小脚趾前外侧15厘米的地方到掌面（大转子*水平）的距离（见图2-3-1）。拐杖着地部位配有橡胶套（套底是个小吸盘可吸附于地面），起到防滑、稳固的作用。

> *　大转子位于大腿股骨的上端，被包含在髋骨窝内。用手指按压身体下腹部侧端所触及骨头的位置即大转子处。

② 步行方法。

● 健侧使用拐杖，这对于下肢有关节病变的老人、病人尤其重要，如左侧膝关节有骨性关节炎的患者，需要右手持拐，这样在步行的过程中，才能真正起到减少膝盖负重的作用。

● 持拐杖步行步骤，如图2-3-2所示是针对偏瘫患者的三点步行法。

步骤一：前移拐杖，身体的重量移向健侧（枴杖和健侧腿支撑身体）。

步骤二：在身体重量移向健侧的同时迈出患侧腿。

步骤三：身体重量移向患侧，同时迈出健侧腿。在身体重量再次移向健侧的同时再做出前移拐杖动作，如此循环往复，逐渐加快速度，连贯步行。

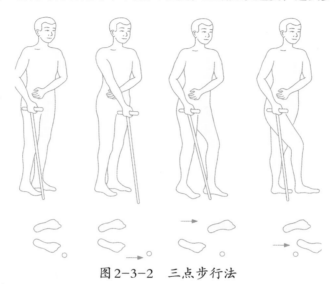

图2-3-2　三点步行法

（2）助行架

① 适宜高度。使用者挺直站立，双手扶住助行架两侧的握杆，上臂肱骨与地面垂直，肘关节屈曲15°～30°（上臂与手腕内侧角度约为150°）时，从地面到手腕下端的垂直高度为适宜助行架使用高度（见图2-3-3）。助行架支撑面积较大，因此较为稳定和安全，适用于上肢功能完善、下肢功能损伤严重、身体平衡度差的病患者。

② 步行方法。

● 双手握杆逐步向前移动，始终保持助行架3个以上的支撑点。

● 持助行架步行步骤（交互式助行）。先向前移动助行架（步距因人

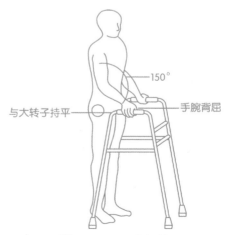

图2-3-3　助行架

而异），此时身体处于前倾状态。迈左脚时，身体重量移到握着助行架的右手上，左侧身体浮起，左手、左脚一起向前移动。接下来，身体重量移动到握着助行架的左手上，右侧身体浮起，右手、右脚一起向前移动。如此循环往复。逐渐加快速度，连贯步行。

（3）三轮或四轮助行车

① 适宜持握度。

使用者挺直站立，手扶助行车握把时，上臂肱骨与地面垂直，肘关节屈曲20°～30°时，从地面到手腕下端的垂直高度为适宜持握助行车车把的高度（见图2-3-4）。

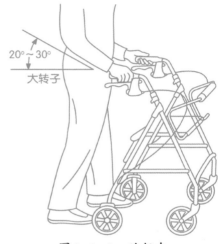

助行车稳定性能较助行架差，因车轮的摩擦阻力小，车身移动灵活，易推行，因此使用时三个或四个轮子始终不要离开地面。助行车装有制动装置（手闸制动或其他辅助制动功能），要求使用者有较强的协调和平衡能力，双手能够操控制动。助行车适

图2-3-4　助行车

用于上肢功能完善，并具备较好的站立和平衡能力的使用者，适于远距离推扶行走和负重推行（一般助行车装置有盛物袋和坐位），可用于中途休息。

② 步行方法。

● 松开手闸或止动闸后，再推扶行走。

● 掌控推行方向、速度，注意沿平坦地面行走。

● 确认止动闸制动后，再坐下休息。为避免助行车滑动应停放在无斜坡路面。

2.助行器使用注意事项

① 拐杖着地部位的橡胶套磨损露出杖头时，应及时更换。

② 照护者在陪同照护对象步行时，应在其左侧的侧后方一起行走。陪同偏瘫患者时，应在其患侧的侧后方一起行走。

③ 肢体不协调或上下肢均受损而不能通过手腕和手负重的老人、病人不宜使用助行器。

④ 偏瘫患者上下楼梯时，可借助楼梯扶手，上台阶时要先迈出健侧脚，

下台阶时则先迈出患侧脚，将身体重量压在健侧腿上会比压在患侧腿上稳定。

（二）轮椅的使用方法

轮椅不仅是老人、病人和残疾者得以自理的一种康复工具，也是重要的照护工具。轮椅可帮助那些因病卧床、肢体伤残和行动不便者维持日常生活、进行正常社会交往活动及锻炼身体，改善他们的生活质量，提高他们对生活的信心。

1. 正确选择和使用轮椅

（1）选择轮椅

选择轮椅的标准要参考使用者的身高、体重及身体状况（见图2-3-5）。选择轮椅的要点如下。

① 座位宽度。可以测量使用者坐下时臀部的宽度，在使用者坐下后臀部两边应各有2.5厘米左右的空隙。座位太窄，使用者上下轮椅困难，臀部及大腿会受到压迫。座位太宽，使用者不易坐稳，操纵轮椅不方便，双下肢易疲劳。

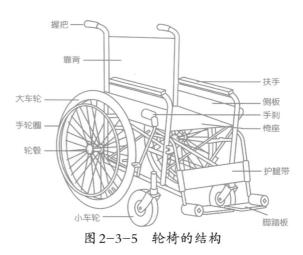

图 2-3-5　轮椅的结构

② 座位长度。可以测量使用者坐下时臀部至膝窝的水平距离，将测量结果减去6.5厘米即为座位适宜长度。座位太短，使用者重心将主要落在坐骨上，易造成局部受压过大。座位太长，会压迫膝窝部，影响使用者局部血液循环，并刺激该部位皮肤。

③ 座位高度。可以测量坐下时使用者足跟或鞋跟至膝窝的距离，将测量结果再加上4厘米即为座位适宜高度。座位太高，轮椅不能顺利进入桌边下缘。座位太低，使用者骶椎坐骨承受压力过大。

④ 坐垫。为坐得舒服和预防压疮，轮椅的椅座上应放坐垫。常见的坐垫有厚度5~10厘米的泡沫橡胶垫或凝胶垫，另外还可以选择功能垫，如乳胶垫和气垫。

⑤ 靠背高度。轮椅靠背越高越稳定，靠背越低上身及上肢的活动范围越大，靠背高有支撑头颈部位的作用，多用于病情需要。因此要选择高低适宜的轮椅靠背。选择低靠背时，可以测量座面至使用者腋窝的距离（手臂向前平伸腋下上端即腋窝），将测量结果减去10厘米即为适宜靠背高度。选择高靠背时，可以测量座面至肩部或枕后部的实际高度，该结果即为适宜靠背高度。

⑥ 扶手高度。适当的扶手高度，可使上肢舒适，并有助于使用者保持正确的身体姿势和平衡。使用者坐下时，上臂垂直，前臂平放，测量椅座面至前臂下缘的高度，再加上2.5厘米即为轮椅扶手适宜高度。扶手太高，使用者上臂被迫上抬，易感疲劳。扶手太低，使用者需要上身前倾才能维持平衡，不仅容易疲劳，也影响呼吸。

⑦ 轮胎种类。轮椅的轮胎分为实心轮胎和充气轮胎。实心轮胎多用于室内（如铺有地毯或木地板的地面），易于推动，保养简单，不易破损，但在凹凸不平的路面上推动时有较大的震动。充气轮胎多用于室外，推动时震动小，使用者感受舒适，在凹凸不平的路面上容易推动，但需定期充气，轮胎容易破损，在地毯上推动时较为吃力。

（2）轮椅打开与折叠收起步骤

① 打开轮椅，双手握住轮椅的两侧扶手向外拉开，再用手掌把坐垫往下按打开轮椅。

② 收起轮椅，制动轮椅（固定双轮），收起脚踏板。向上提起坐椅中央部位，将两侧扶手收拢，折叠轮椅。

③ 使用前打开轮椅需确认脚踏板立起收好，腾出脚部空间，为使用者能安全移动到轮椅上做好准备。

（3）注意事项

① 端正坐姿，使用者应坐于轮椅正中部位，背向后靠并抬头，髋关节尽量保持在90°左右。不能保持平衡者，应加系保护带稳定体位，以保证其出行安全。

② 轮椅转移操作时，应将止动闸制动后方可移动使用者，以避免轮椅滑动导致意外。

③ 预防压疮，长时间坐轮椅者，应每隔30~60分钟进行臀部减压一次，即协助其站立15~20秒钟。能自理者可用双手支撑轮椅的扶手，使臀部悬空

并保持15秒或左右臀部交替抬起减压。根据使用者状况可适当选用功能坐垫，如乳胶垫或气坐垫等，预防压疮（详情参阅本书第十章）。此外，应注意使用者骨隆突部位的压力，观察该部位皮肤颜色变化，如发现皮肤红肿、水泡和破损应及时减压并联系社区医生护士。

④ 轮椅需要定期安检，一般3~6个月安检一次，以保证轮椅所有部件都可安全正常运行。主要安检事项包括制动装置、轮子转动、折叠和展开、轮椅支架、扶手及椅座等性能的安全标准状态。

2. 轮椅转移操作技术

轮椅转移主要是协助丧失部分或全部自主功能的、有活动障碍的老人、病人和残疾者从床上坐起、从床移到轮椅上、从轮椅移到床上或从轮椅移到其他座位上的过程。

（1）操作准备

● 操作者衣装整洁、洗手。

● 用物：合适的轮椅、坐垫、固定带等。

● 环境：空间宽敞，地面平坦，干燥无水渍，无堆放物品，必要时拉帘或屏风遮挡。

● 向照护对象解释移动的目的及操作步骤，取得其合作。

（2）从床上移到轮椅、从轮椅移到床上

① 床上坐起操作。

● 推轮椅到床头或床尾1/3处，轮椅前边缘与床沿≤90°角，收起轮椅脚踏板，确认轮椅车轮和床轮制动状态，移开床头柜暂放在无妨碍处。

● 协助照护对象翻转至仰卧位，使其下半身靠近床边缘。对于偏瘫患者，应翻转至健侧侧卧位，使其下半身靠近床边缘。

● 照护对象手臂交叉于胸前或搭放在操作者的双肩。

● 操作者面对照护对象，双脚前后或左右分开，屈膝屈髋。

● 操作者一手臂伸绕过其肩颈部托扶起肩颈，一手臂伸经其膝部抬托起双膝，以其臀部为支点，向床沿旋转约90°，促使其起身坐在床沿（见图2-3-6）（可升高床头协助其坐起）。

● 照护对象手掌撑住床铺，双腿自然下垂，双脚放平踩在地面上，上身挺直，臀和大腿上端着床，坐稳。

● 维持坐姿，协助其穿好鞋子和外套等。

② 从床移到轮椅操作。

● 操作者面对照护对象，双脚左右分开，双腿分别靠近照护对象双腿外侧，或一腿立于其两腿之间和一腿立于其对应腿外侧，屈膝屈髋。

● 照护对象双手（偏瘫患者健侧手臂）搭放在操作者的两肩上。

● 操作者两手臂伸绕过照护对象腋下，扶抱住其腰背或肩背部。

● 照护对象上身前倾，操作者一边拉抱其身体靠近自己身体方向，一边扶抱起其上身，促使其臀部离开床面，起身站立（见图2-3-7）。

● 操作者扶抱贴紧照护对象，带动其做转身屈膝、下蹲的落坐动作，缓慢将其放坐到轮椅上（见图2-3-8）。

● 照护对象手扶轮椅扶手，身体坐于椅座中央，背部向后靠，放好脚踏板，双脚踩在踏板上，根据季节用被单或毛毯裹盖双腿。

③ 从轮椅移到床上操作。

● 将乘坐轮椅的照护对象推至床尾，制动轮椅（固定双轮），取下脚踏板，将照护对象双脚放平踩在地面上，拿去盖毯，脱去外套。调整床体高度，确认床轮制动。

● 操作者面对照护对象，双脚左右分开，双腿立于照护对象腿外侧，或一腿立于其两腿之间一腿立于其对应腿外侧，屈膝屈髋。

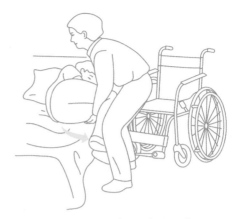

图2-3-6　床上移动坐起

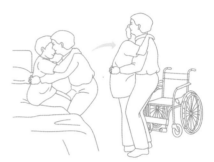

图2-3-7　坐位到站立

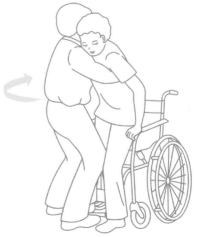

图2-3-8　旋转至轮椅

● 照护对象双手（偏瘫患者健侧手臂）搭放在操作者的两肩上。

● 操作者两手臂伸绕过其腋下，扶抱住其腰背或肩背部，使其上身前倾靠近操作者，操作者扶抱其上身，促使其臀部离开轮椅座面，起身站立。

● 操作者搂抱贴近照护对象，带动其转身、屈膝、下蹲，缓慢将其放坐到床边（尽量往后坐）。待照护对象坐稳后，帮助其脱下鞋子。

● 操作者一手臂托扶住照护对象颈肩，一手臂抬托起其双膝，以其臀部为支点，旋转约90°，使其仰卧于床中央。

● 协助照护对象取舒适卧位，根据季节选用休息睡眠被服。

● 收起轮椅放回原处。洗手、记录。

（3）操作要点

① 确认床和轮椅的制动状态后方可开始操作。

② 确认轮椅与床沿的角度≤90°或根据照护对象的个体状况作相应调整，保证移动操作有足够的距离和空间。

③ 对于偏瘫患者，轮椅要放置在患者的健侧，利于健侧肢体配合身体移动。

④ 照护对象上半身应靠近床边缘和操作者，臀部作为支点在旋转坐起时应保持在原位，否则坐起后会体位不稳，容易滑落坠床。因此在照护对象坐起后操作者不要马上松手，要确认照护对象的状态，待其坐稳后再松手。

⑤ 操作者的手从照护对象的颈后绕到肩部后，屈膝降低重心，上身前倾尽量靠近照护对象的身体，促使二者身体重心合并，但要避免身体过度前倾重心偏离而倾倒。

⑥ 对于偏瘫患者，建议其用健侧手握住患侧手拉放在胸前，或绕过操作者腋下搭扶住操作者的双肩。鼓励患者用健侧肢体功能配合移动，如健侧的手掌可放于床面做支撑或以肘部作支点，配合操作者抬扶下肢，以协助完成起身落坐的动作。

⑦ 扶抱照护对象起立时，操作者的面部应朝向移动侧，腰部要低于对方腰部位（带动起对方或对方随操作者而动），像是把对方拉过来（使其身体前倾，重力线落在支撑面内）一样扶抱起立，这样操作容易站立起来。

⑧ 扶抱偏瘫患者旋转移动至轮椅时，要以患者健侧的腿为支点，保持患者有足够的站立高度，避免拉拖患侧腿。移动重症偏瘫患者时，操作者与患者的身体尽量贴紧，支点为一，容易支撑和活动。

（4）注意事项

① 使用轮椅前需检查轮椅各部件性能和表体清洁状态，只有其各部件性能完好、表体清洁才能使用。

② 轮椅脚踏板底面至少距离地面5厘米的高度，才能推动外出。

③ 照护对象的脚平踏在脚踏板面上，大腿呈水平位，为适宜轮椅坐位。

④ 配备适宜的轮椅靠背坐垫，以减少身体各部位受压受挤受磨损而致皮肤损伤等状况的发生。

⑤ 在轮椅转移操作前，确认轮椅制动后才可开始操作。

⑥ 推动乘坐轮椅照护对象的过程中，行下坡路时，应倒退行走，并缓慢退行，以确保自身及照护对象安全。

⑦ 对长期坐轮椅的照护对象，要制订其个人切实可行的防范压疮照护计划，以预防压疮的发生（参阅本书第十章）。

⑧ 对身体不能保持平衡的照护对象，乘坐轮椅时要加系保护带，防止坠落发生意外。

四、滑动助力单的安全操作

滑动助力单是一种简便实用的照护辅助工具，主要用于肢体功能障碍且长期卧床的老人、病人和残疾者床上移动更换体位。它的工作原理是利用摩擦滑动来减轻移动的阻力，避免产生剪切力，从而保护肢体因牵拉受损，降低了由于移动而产生的疼痛感。同时，也为照护人员实施人体移动操作提供便捷、省力和安全保障。

（一）滑动助力单简述

滑动助力单是由一种特殊的表面顺滑且牢固的面料（100%尼龙和硅胶涂层）制成的，有大小、长短和宽窄区别（见图2-4-1）。常见的滑动助力单是两层单面式构件，耐水洗，抗菌。滑动助力单有多种设计和样式，英国普遍使用的滑动助力单

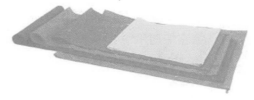

图2-4-1　不同尺寸滑动助力单

是圈形双层面一件式的（见图2-4-2），美国、澳大利亚则多使用单层面二件式的（分开的两块单子）滑动助力单，尽管滑动助力单的类别和款式多种多样，但其作用的原理都是增加摩擦滑动以降低阻力。

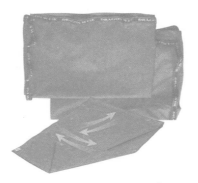

图2-4-2　圈形双层面一件式助力单

1. 操作要求

① 如图2-4-3a所示，滑动助力单可进行上下和左右平面上的移动。一般情况下，照护对象的双脚要求搁置在助力单外部，但在某种特殊情况下，如移动手术后的病人时，要求其整个身体、头颈和双脚都要在助力单内部。

② 当照护对象可以配合移动操作，体重在限定标准内*，且只需进行左右移动时，可以单人操作（见图2-4-3b）。

③ 当照护对象不能配合移动操作，或体重超过限定标准，且只进行左右移动时，需要双人操作。当进行人体上下和左右移动时，需双人配合操作（见图2-4-3c）。在某种情况下，如照护对象自身条件允许，可以自行用腿脚部肌力蹬踩向床头移动身体，但需照护人员在床旁指导训练和维护移动。

> *　体重在限定标准内操作是照护职业领域有关服务安全的一项规定，体重限定标准即人体移动操作的重量标准。照护服务公司遵守规定在标准框架下提供服务，如肥胖症患者或超越体重限定标准的照护对象，其身体移动必须使用适宜的人体移动辅助器具，以确保实施照护服务的安全有效。这是针对照护者和照护对象双方安全保障的一项防护措施。

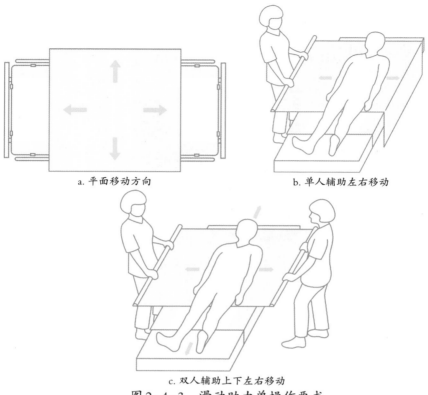

a. 平面移动方向   b. 单人辅助左右移动

c. 双人辅助上下左右移动

图2-4-3　滑动助力单操作要求

2. 使用类别与人体位置

　　滑动助力单中间部位是承载人体的部位，两侧边缘部位为操作者手抓持部位（见图2-4-4a）。短件式滑动助力单，是进行人体肩、臀部位移动所使用的（见图2-4-4b）。适用范围是意识清醒，能够配合更换体位的照护对象，如照护对象无力抬动肩臀或转动上身，但其他身体部位活动自如。这类助力单也适合某些术后恢复期患者自行使用移动身体，如腰椎术后患者借助助力单移动身体，以保持上身直挺利于骨骼伤口愈合。中件式滑动助力单，是进行人体肩、臀和头颈部位移动所使用的（见图2-4-4c）。它适用范围宽，用途广，操作安全性能高，是目前照护人员普遍使用的款型。长件式滑动助力单，是进行人体整体移动所使用的（见图2-4-4d）。适用范围多为手术后需要保持人体仰卧状态的患者，跌倒后需要保持平稳体位，或病症状态的特殊需要，如骨折、脊椎和颅脑损伤的伤病者。

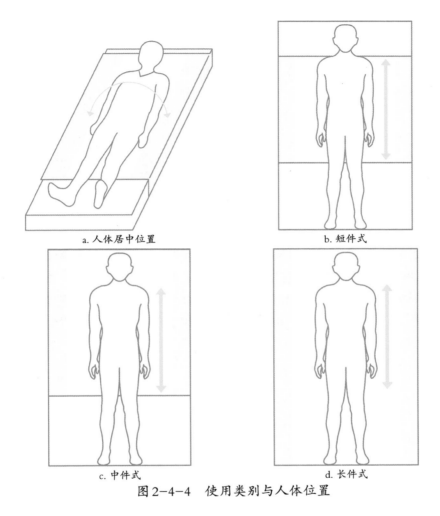

a. 人体居中位置   b. 短件式

c. 中件式   d. 长件式

图2-4-4　使用类别与人体位置

（二）滑动助力单操作

1. 操作准备

① 评估选择滑动助力单。根据照护对象的体重、体形、即将变换的体位和需要移动或保护的身体部位，选择适合的滑动助力单。根据照护对象的身体状况及对移动活动的理解配合程度安排照护人员并征得其同意及配合。对于照护对象懂得作用原理并能够自主控制能动力的，可由一名照护者辅助移动操作，但要在照护服务计划书中注明（参阅本书第四章）。对于失能失智的照护对象，需在操作前征得其家属或监护人的同意，要在照护服务计划书中注明并记载其

家属或监护人的同意意见。

② 助力单安全检查，确保标签清晰、面料完整无损，如发现助力单面料破损、开线、浸湿、粘染污物，应停止使用并及时更换。

③ 祛除床面上零碎物品，处理浸湿及污物。将床头柜上的私人物品挪至抽屉内，以防操作时打落。

④ 调整床位高度，制动床轮。

⑤ 协助照护对象翻转至仰卧位，呼吸困难的照护对象可采取 ≤ 30°的仰卧位，嘱其手臂交叉放于胸前，双腿自然伸直，双脚并拢或交叉搭放。向床头移动时，应先将枕头立靠于床帮，避免上移过程中磕碰其头部。

一般情况下，操作者应裸手进行操作，因裸手抓握牢靠。特殊情况下，操作者可佩戴手套，如照护对象处于感染隔离状态，或操作过程中会触摸到照护对象的体液和排泄物等，但要注意操作安全，谨防手套脱落而致失手失控误伤照护对象。在操作过程中，操作者应随时把握用力、掌控距离和缓慢移动。禁止用猛力、蛮力操作，因猛力、蛮力易导致操作失控而伤害照护对象和发生意外。

2. 操作步骤

（1）放置助力单（见图2-4-5）

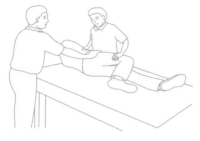

a. 侧卧体位放置助力单

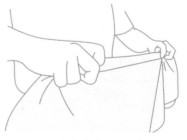

b. 纵向中线对折助力单

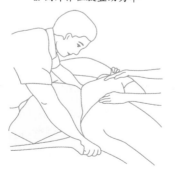

c. 沿人体中轴放置

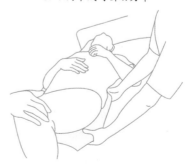

d. 抽出叠卷的半边助力单

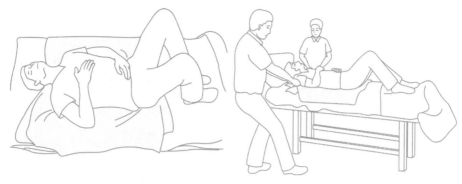

e. 肩臀处于助力单中间位置   f. 抓握住上层助力单拉拖移动

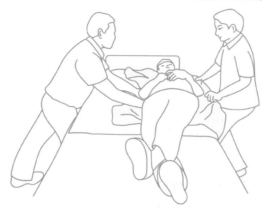

g. 操作者推拉左右移动人体

图 2-4-5 放置助力单

① 协助照护对象从仰卧位翻转至侧卧位，放置助力单（见图 2-4-5a）。

② 沿中线对折助力单，助力单上缘中点对应头后部正中位放置（见图 2-4-5b）。

③ 沿人体中轴（脊椎）往下放置助力单，将下半边助力单逆时针叠卷至照护对象身下（见图 2-4-5c）。

④ 翻转恢复人体仰卧位，抽出叠卷的半边助力单展平。体形肥胖照护对象需再次翻转至侧卧位，抽出助力单展平（见图 2-4-5d）。

⑤ 照护对象的肩臀部位处于助力单中间位置（见图 2-4-5e）。

⑥ 操作者站立于床头抓握住助力单的上层（照护对象肩背边缘）拉拖人体向床头移动（见图 2-4-5f）。

⑦ 操作者抓握住照护对象肩臀旁边上层的助力单，推拉人体至床右侧或

左侧（见图2-4-5g）。

（2）肩臀抓力点

人体平卧时肩部为次重量点，臀部是主重量点，上肩部可拖动颈和头部，臀部带动下肢。因此抓力这两个点，使面积压力变为点压力促使摩擦滑动降低阻力，易于操作节省体力（见图2-4-6）。

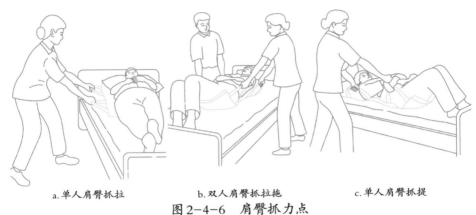

a.单人肩臀抓拉　　　　b.双人肩臀抓拉拖　　　　c.单人肩臀抓提

图2-4-6　肩臀抓力点

（3）合力均匀准确

借助滑动助力单移动更换体位是在床（一个平面）上的操作，只局限在上、下、左、右30厘米以内的移动范围。因此双人操作时操作者应做到操作动作协调及合力均匀准确（见图2-4-7）。

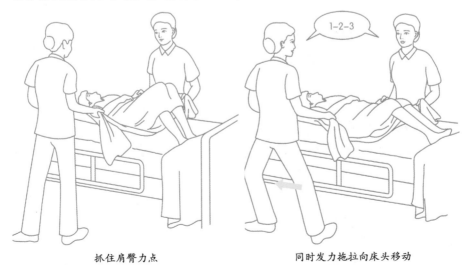

抓住肩臀力点　　　　　同时发力拖拉向床头移动

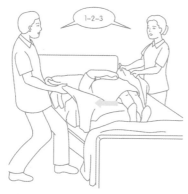

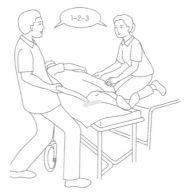

同时发力拉拖推扶左右移动   同时发力拉拖推扶向平车移动

图 2-4-7　合力均匀准确

3. 翻身和坐起操作要点

（1）翻身（见图 2-4-8）

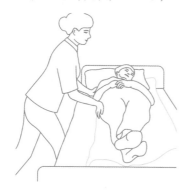

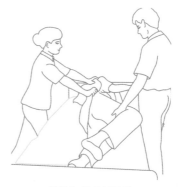

推移人体至床边   提拉翻转至侧卧位

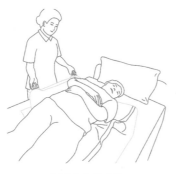

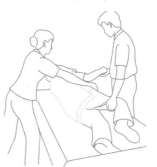

推移人体至床边   提推翻转至侧卧位

图 2-4-8　翻身操作要点

（2）坐起（见图2-4-9）

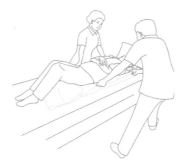

向床头移动人体，以臀部落在床面上
1/3~1/2间部位为准

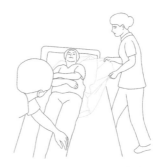

保持床上体位，抓住助力单底层向后向
上方抽取出助力单

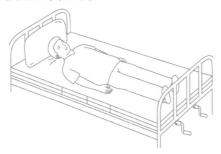

平卧位至坐起，臀部应处在床面上1/3~
1/2间位置

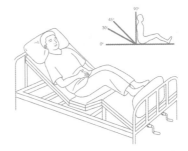

床上坐位，抬高床头45~70°；支高膝
部≤30°

图2-4-9　坐起操作要点

4. 抽取助力单操作要点

抽取助力单要从助力单底层开始，从一侧边缘抽出。为避免人体随抽取的动作而滑动，需用手轻轻扶挡住照护对象臀部，同时抽出助力单（见图2-4-10）。

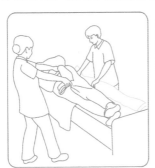

助力单的二层单子

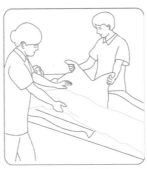

从底层助力单开始抽取

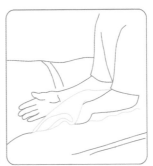

手扶挡臀部抽取助力单

图2-4-10　抽取助力单操作要点

5.注意事项

① 不要将滑动助力单遗留在照护对象身体下面，否则会导致其坠床或发生其他安全事故。

② 滑动助力单只能用于床上或床与平车等水平面上的移动。不能用于其他操作如搬运人体等。

③ 滑动助力单可以使用洗衣机柔和洗涤档洗涤，水温不高于30℃，晾挂风干。注意不要强力甩干或拧干助力单，不要使用烘干机烘干。

④ 滑动助力单应放置在易于取放的安全位置，避免幼儿玩耍。

五、移动助力机的安全操作

（一）移动助力机简述

移动助力机是一种照护辅助工具，它可以承载人体进行升降和搬运，达到更换体位变换位置的目的。使用移动助力机可以减少人体因搬运牵拉受损，也可以减少照护人员操作的难度和体力消耗。移动助力机的应用范围非常广，它不仅可以用于综合或专科医院、护理院和养老院等机构，还可用于个体家庭。按照驱动方法划分，移动助力机可分为电动和机械手动式两种类型，它们的样式和结构相似，使用方法也基本相同。

1.移动助力机结构

（1）移动助力机的基本结构（见图2-5-1）

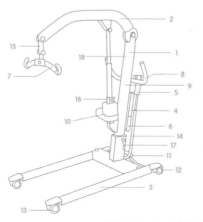

1. 起升杆　　　2. 起升臂　　　3. 底座腿
4. 电池盒　　　5. 遥控器
6. 控制机盒（内含紧急骤停功能装置），内置充电和应急降落按钮
7. 吊带环勾架及安全闩锁
8. 推扶手把　　9. 安检标签
10. 机械/电力驱动机
11. 底座腿展宽调节控制（机械动力）
12. 底后轮、脚刹车
13. 底前轮　　　14. 遥控器连线
15. 臂连接环杆
16. 应急降落（机械动力）装置
17. 推扶手把锁扣
18. 吊袋尺码颜色标

图2-5-1　移动助力机的基本结构

（2）电动与机械手动式助力机比较（见图2-5-2）

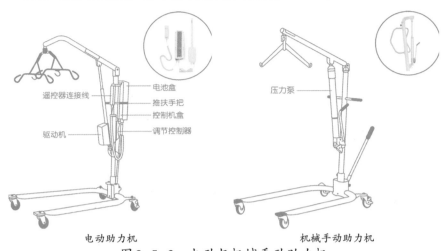

电动助力机　　　　　　　　　机械手动助力机

图2-5-2　电动与机械手动助力机

电动助力机是由电池盒驱动的。通过操作连接在驱动机上的遥控机盒，可以控制电动助力机完成提升和降低等动作。电动助力机的充电电池可随主机充电，也可卸下单独充电，一般的电动助力机配备两组充电电池，一组使用，另一组可充电备用。

机械手动助力机是由压力泵控制的。机械手动/液压助力机在当今市场上仍可见，但已经不再是主流产品。机械手动助力机利用液压阀降低动臂，然后用手动操纵杆升高动臂。当手动升起吊架杆时，液压阀关闭，固定悬吊状态。释放运动是缓慢可操控的，具备避免悬吊人体快速下降滑落的安全功效。

2. 移动助力机类型

几种家庭用移动助力机类型见图2-5-3。

（二）移动助力机吊袋

移动助力机吊袋按功能和用途可划分为多种款式，吊袋面料多为合成纤维涤纶面料，可以洗涤，消毒，反复使用，性能安全。

1. 吊袋结构与用途

吊袋基本结构见图2-5-4a。移动助力机的吊袋款式多样，尺码不一，用途各异（见图2-5-4b）。吊袋用颜色区分尺码大小，其中吊带环有3~4档以颜色区分的挂环，可根据使用者个体状况选择不同档次搭配挂环，用以调整松紧度和悬吊人体姿势的舒适安全。吊袋背面附有手拉带，便于操作者调整悬吊移动中的照护对象落坐或着床的身体部位及坐卧体姿。常用吊袋款式与用途见图2-5-5。

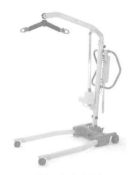 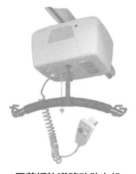 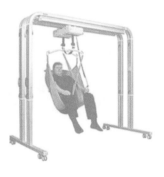

普通移动助力机

① 普通移动助力机备有滚动轮。
② 操作程序简单。

天花板轨道移动助力机

① 移动轨道固定在天花板上，可随个体需求设计轨道线路。
② 通常比地面移动助力机承重力大，但移动范围局限于轨道线路。
③ 一些装置系统采用组合接线盒来扩展运行和活动空间。

支架轨道移动助力机

① 适用范围单一，但方便搬迁住宅或更换卧室。
② 适用于面积小，或不适合安装天花板轨道的居室。
③ 适用于旅行携带和方便支架使用。

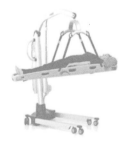 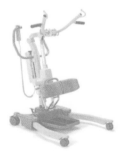 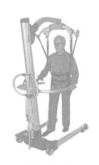

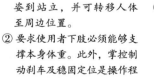
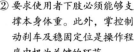

担架式移动助力机

① 平面抬起及平行移动，用于限定平卧位的病人、受伤和残疾者。
② 部分移动助力机可更换不同的吊架杆，以允许吊载担架式吊架。

站立助力机

① 帮助人体站起移动。从坐姿到站立，并可转移人体至周边位置。
② 要求使用者下肢必须能够支撑本身体重。此外，掌控动刹车及稳固定位是操作程序中极为关键的环节。

步行助力机

① 步行康复训练。
② 配备了特殊的行走安全装置，能够支撑站立训练动作。

图2-5-3 移动助力机类型

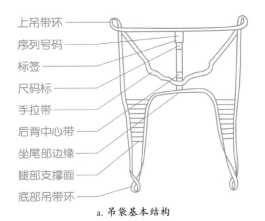

上吊带环
序列号码
标签
尺码标
手拉带
后背中心带
坐尾部边缘
腿部支撑面
底部吊带环

a. 吊袋基本结构

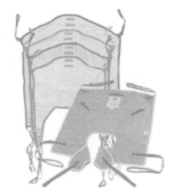

b. 吊袋款式

图2-5-4　吊袋结构款式

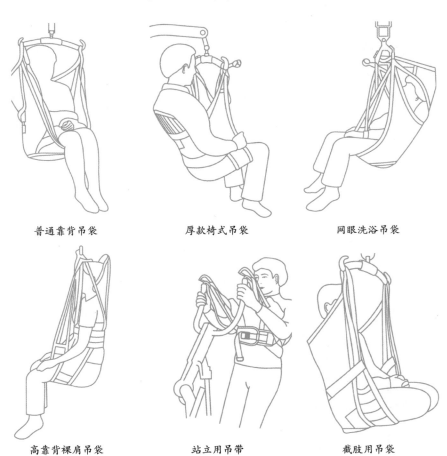

普通靠背吊袋　　　　厚款椅式吊袋　　　　网眼洗浴吊袋

高靠背裸肩吊袋　　　　站立用吊带　　　　截肢用吊袋

图2-5-5　常用吊袋款式与用途

2. 吊袋的选择和应用

吊袋要根据个体状况来选择，合体且舒适是最重要的条件。吊袋过大会导致人体在移动过程中滑落，吊袋过小会促使人体蜷缩受到挤压感觉不适并失去腰部支撑作用，以及随着悬吊的升高，起升臂和吊带勾架杆过于紧贴对被悬吊者的头面部会造成磕碰损伤。

不同款式的吊袋有不同的功用，分别适用于老人、病人和残疾者，以及满足不同人体形态和病症（全瘫、偏瘫、截肢、骨骼肌肉缺乏支撑力等）的需要。例如高靠背吊袋有支撑头颈部位的作用，适用于头颈部受伤的病人；截肢用吊袋缩小了吊袋底部的空隙，相对加大了髋部及腿根部的支撑面并且增加了面料厚度和牢固性。选择适宜的吊袋不仅能增加照护对象在移动过程中身体的舒适感，还能维持其个人生活秩序，帮助其顺利完成如起床、如厕和洗浴等日常活动。

一般情况下，通过测量个体来选择合适的吊袋（见图2-5-6）。测量个体选择吊袋的操作可避免因吊袋不合适而致人体滑落、挤压、损伤等意外事件的发生。几种测量方法如下。

① 以坐卧体位为参照测量（见图2-5-7）。

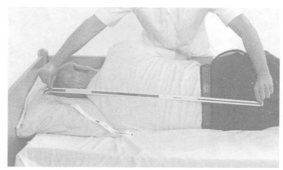

图 2-5-6 吊袋选择的测量方法

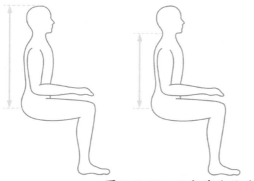

● 测量头顶部水平线到尾骨低点（臀沟起始点）的长度，测量结果是高靠背吊袋的适宜高度。
● 测量肩部水平线到尾骨低点的长度，测量结果是普通靠背吊袋的适宜高度。
● 两种参照测量的结果基本相同无差异。高靠背吊袋适用于半卧位悬吊。

图 2-5-7 以坐卧体位为参照测量

② 以腿为参照测量（见图2-5-8）。

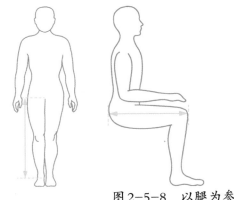

● 测量从髋骨部到脚跟的距离（约为身高的1/2），测量结果为高靠背吊袋适宜高度。
● 测量从臀后缘部位到膝关节，或膝关节到脚跟的距离，测量结果加25厘米，则是高靠背吊袋的适宜高度。
● 两种参照测量的结果基本相同无差异。以腿为参照的测量方法仅适用于高靠背吊袋。

图2-5-8　以腿为参照测量

③ 以肩为参照测量（见图2-5-9）。

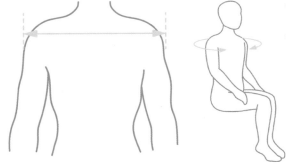

● 测量肩宽，是特殊体型选择吊袋的测量部位。
● 高靠背吊袋宽度以包盖或裹住双侧肩膀或肩头为宜。肩宽的实际测量结果加5厘米是盖裹住双肩的高靠背吊袋的适宜宽度。肩头在外高靠背吊袋不需要追加数据，普通靠背吊袋以腋下水平线为准，不需要追加数据。一般情况下，肩宽测量数据仅作为参考数据。

图2-5-9　以肩为参照测量

3. 放置吊袋的操作方法

吊袋放置有中心点重合和中线吻合两个重要操作步骤（见图2-5-10）。中心点重合的两个点，一个是将吊袋纵向对折，底部边缘的折角为吊袋中心点；另一个是人体尾骨低点（臀沟起始点）为人体中心点，中线吻合的两条线分别是吊袋对折线和人体脊椎（中）线。操作者手持对折的吊袋，先将吊袋中心点对准尾骨低点，再沿脊椎向上展开，完成中心点重合中线吻合的初始操作步骤。只有吊袋放置合体才能避免导致身体不适影响操作或发生意外。

（1）人体卧位的吊袋放置方法（见图2-5-11）

依据照护对象个体状况、自理能力等可单人或双人操作。

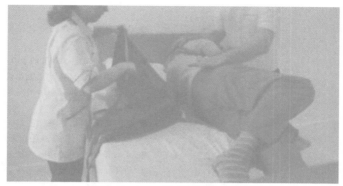

图2-5-10　吊袋放置重要点

① 从尾骨沿脊椎向上放置。

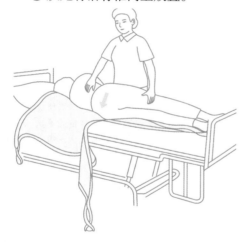

- 确认床轮制动状态，调整床体至适宜高度（与操作者腰髋水平位）。
- 协助照护对象翻转至侧卧位，必要时可借助滑动助力单调整卧床体位。
- 纵向对折吊袋。
- 中心点重合中线吻合，自尾骨沿脊椎向上展开吊袋。
- 逆时针叠卷上半边吊袋至照护对象身下。

② 腿支撑面带包托臀外围和大腿。

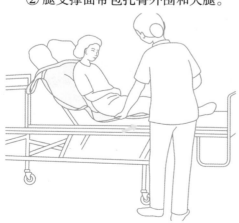

- 协助其翻转至对侧侧卧位；
- 从其身下抽出叠卷的半边吊袋展平；
- 协助照护对象至平卧位或坐卧位；
- 将腿支撑面带放置在臀大腿外侧穿过大腿下方至腿内侧，包托住臀外围和大腿根部；
- 操作者推助力机至床旁，底座轮推进入床下，降低起升臂使钩架靠近照护对象，以吊带环能够挂钩为宜，制动助力机止动底轮。

③ 床面上升起动作。

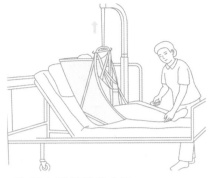

● 确认双侧腿支撑面带包托臀外围和大腿根部。
● 确认双侧腿支撑面带的长度相同。
● 确认使用的吊带环准确无误，挂钩扣上闪锁（一般都有个体固定使用档次搭配好的挂环）。
● 遵守床面上升起操作要求（臀底部离床面10厘米），松开底轮止动闸。
● 离床移动时，操作者托扶住照护对象的脚踝，以避免磕碰到床帮边框、吊杆吊架等坚硬物件上造成伤害。

④ 腿支撑带挂钩方法。

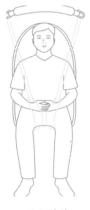
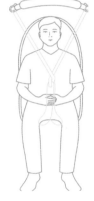

● 平行挂钩，方便如厕和擦洗会阴部或体位需要。
● 十字交叉挂钩，可保持两腿并拢，避免随重力牵拉分开两腿而暴露会阴部，也可使悬吊重力集中，更加安全稳妥。
● 在尊重维护个人意愿和照护项目需要的前提下，选择平行挂钩或十字交叉挂钩进行操作。
● 在整个操作过程中，操作者须观察照护对象的反应变化及身体姿势等状况，必要时停止操作降落其身体至床上调整姿势后再继续操作。

平行挂钩　　　　　十字交叉挂钩

图2-5-11　卧位吊袋放置

（2）人体坐位的吊袋放置方法（见图2-5-12）

照护对象自理能力低下不能配合操作的情况下，需双人配合操作，一人需扶挡住照护对象，以避免摔落。

① 手持吊袋上下边缘中心。

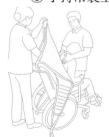

● 轮椅制动或稳定座椅。嘱照护对象上身前倾或协助其上身前倾，操作者手持吊袋上下边缘的中心，需确认吊袋的里外面后再持续操作。

② 中心点重合中线吻合。

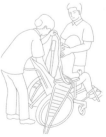

● 一手提起吊袋上边缘中心，一手捏住吊袋下边缘中点沿脊椎下行，与尾骨低点重合或手捏住吊袋下边缘中点，沿脊椎下行至紧贴椅面臀部的中间部位。

③ 抻平腿支撑面带检查长度。

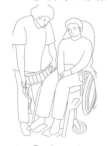

● 左右展平吊袋，抻平腿支撑面带，其长度应超越膝前部，以此来确认吊袋放置合适。

④ 平放在臀大腿外围。

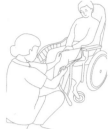

● 手持腿支撑面带平放在臀大腿外围，余下部分穿过照护对象腿的下方至大腿内侧。

⑤ 穿过大腿下方。

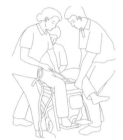

● 双人配合操作，可稍抬高照护对象的膝腿，易于腿支撑面带穿过其大腿下方，抻直腿内侧支撑面带。

⑥ 包托住臀外围和大腿根部。

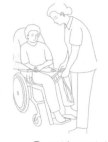

● 尽量将腿支撑面带移至靠近照护对象的大腿根部。确认包托住臀外围和大腿根部。

⑦ 确认面带正反面对等带长度。

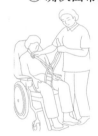

● 确认双侧腿支撑面带的正反面、对等长度，以及腿下支撑面带无拧扭打折。确认十字交叉或平行挂钩后再持续操作。

⑧ 以放置逆向顺序抽取吊袋。

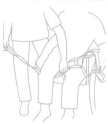

● 遵照放置吊袋的逆向顺序抽取吊袋（见下文）。

图 2-5-12　坐位放置吊袋

（3）吊袋抽取方法（见图2-5-13）

① 臀部着床位置。

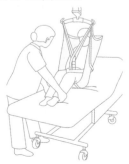

● 将照护对象移至床上或椅面上，调整臀部着床或落坐椅面的位置。臀部应着床面上1/3~1/2中间位置；应落坐椅面正中位置。
● 着床时，操作者需托扶住照护对象的脚踝，避免移动时磕碰到床帮边框。
● 落坐时，使照护对象紧靠椅背，上身挺直，双脚平踩踏在地面上。

② 抽出腿支撑面带。

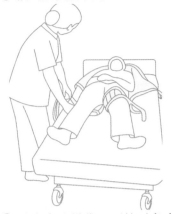

● 确认照护对象着床位置和床上体位，以避免头部过于靠近床帮或身体过于靠近床边缘、床栏而引发磕碰损伤。
● 缓慢降落放平照护对象身体，有时需要操作者扶托住照护对象调整降落着床到卧位。这个过程是操控助力机降落人体到床上坐姿再到卧姿，只有缓慢降落才能避开安全隐患。
● 待吊袋完全松弛后打开挂钩闩锁，取下吊带环。
● 升高起升臂杆，撤离助力机。
● 抽出腿支撑面带，应向外斜上方水平抽出，操作者需一手扶挡住照护对象的腿一手抽出腿支撑面带。

③ 叠卷半边吊袋至照护对象身下。

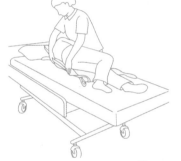

● 协助照护对象翻转至侧卧位。
● 叠卷半边吊袋至照护对象身下。
● 协助照护对象恢复仰卧位。
● 从照护对象身下抽取出吊袋。抽取吊袋时，操作者应扶挡住照护对象身体，以避免照护对象随抽取牵拉动作而改变体位。

图 2-5-13　抽取吊袋

4. 用助力机移动跌倒者

（1）小幅度挪动垫放吊袋（见图2-5-14）

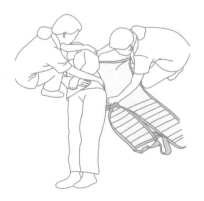

侧斜身体垫放吊袋

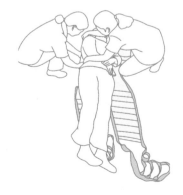

局部扶抬挪动身体

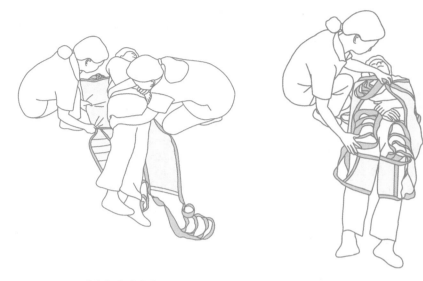

局部拉出吊袋展开   半卧位悬吊移动

图2-5-14 小幅度挪动垫放吊袋

（2）用助力机移动跌倒者（见图2-5-15）

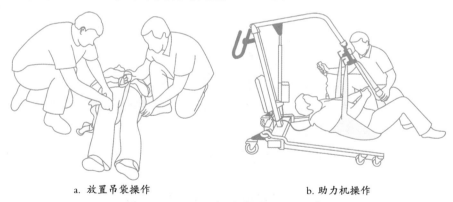

a. 放置吊袋操作   b. 助力机操作

图2-5-15 用助力机移动跌倒者

① 如上文小幅度挪动垫放吊袋于跌倒者身下（见图2-5-15a）。置跌倒者平卧体位准备悬吊移动。展开助力机底座腿，沿跌倒者头部两侧推入助力机。推至合适位置后制动助力机止动底轮。

② 将起升臂降低至可挂上吊带环位置，挂钩扣闩（见图2-5-15b）。由于普通靠背吊袋和悬吊人体姿势，需操作者扶稳悬吊跌倒者缓慢升高，以避免其

在上升过程中转动移位时磕碰其头、脚等身体部位。

条件允许，为保持体位平稳移动，使用高靠背吊袋或担架式吊架。

（三）移动助力机的安全检查

1.助力机检查

（1）操作前

① 确认移动人体体重低于助力机最大承载重量。

② 检查安检标签，确认助力机在安全使用期限内。

③ 确认助力机各部件完整无损坏，电池电量充足（60%以上电量），附件配备齐全，应急暂停和降落装置运行正常。

④ 确认助力机制动功能正常，轮子活动自如。

⑤ 确认助力机挂钩的闩扣状态完好。

（2）操作后

① 将助力机放置在安全的地方，固定轮子，以防碰撞滑出。

② 卸下充电池放入充电座充电备用，或直接充电（电池与主机一体）。

2.吊袋检查

（1）使用前

① 根据移动目的选择适合的吊袋款式。

② 确认吊袋尺码与照护对象体型相匹配。

③ 确认吊袋洁净干燥、面料完整无破损、商标清晰、缝线处未开线。

④ 确认使用档次搭配的吊带环准确无误（档次搭配的吊带环依据照护对象个体姿势安全舒适的需要而定）。

⑤ 确认操作空间适合助力机的活动范围，必要时移开障碍物。

（2）吊袋报废条件

① 被细菌或病毒污染后的吊袋经过专业清洁消毒后仍不能达标的禁止再次使用，并需按隔离消毒要求程序处理报废。

② 吊袋、吊带环面料损坏，缝线松开脱落的，均应报废。

（四）移动助力机操作的安全事项

1.操作准备

① 操作前做好助力机和吊袋的安全检查。

② 操作前向照护对象解释操作步骤及注意事项，征得其同意后方可操作。

2. 操作要求

① 保持双人操作助力机进行人体移动。

② 升降人体须在保护支撑面床面或椅面上进行操作。

③ 移动操作中应保护人体头部及四肢免受磕碰。

④ 在确保顺利移动的前提下，尽量以最低高度悬吊人体。悬吊人体臀底部离床面10厘米为宜。

⑤ 以最快速度和最有效率的方式完成移动操作，避免人体悬吊时间过长。

3. 操作禁忌

① 禁止照护人员在没有任何安排的情况下单人操作。某些特殊情况如照护对象家属参与助力机操作，应详细告知其家属操作规程及注意事项并备有详细记录及其家属签字认同。

② 禁止悬吊超出助力机最大承载重量的人体（承载数值一般刻印在助力机起升杆上）。

③ 禁止在倾斜的或高低不平的地面上使用助力机。

④ 禁止助力机在悬吊移动人体的过程中跨越障碍物。

⑤ 禁止用助力机悬吊人体进行超长距离的移动。

⑥ 禁止违反规定要求强行鲁莽操作助力机。

⑦ 禁止生拉硬拽抽取吊袋。

⑧ 禁止将助力机或吊袋用于其他目的。

第三章

基本沟通
的方法

一、沟通

　　沟通是人与人之间的互动，是信息互换、相互理解的过程。沟通是我们每天都在做的事情，虽然日常生活中没有人过多地去关注它，但是它却起着至关重要的作用，有着深远的意义。沟通的初始动因除了"自身意愿"外，还有"社会要求"。人处在社会中，社会中的各行业都需要沟通来维持运转和发展，因此沟通技巧也是各行业单位对员工素质较为关注的一点。

　　照护工作是与人交往接触社会生活的一种应用广泛的基层服务，它离不开照护人员与照护对象彼此间的理解和信任，更离不开相互默契的协作。在照护工作中，沟通是一种技能，可以表示对他人的重视和尊敬，富有感染力和激励作用。这里说的沟通不仅指诚恳和谐的话语和姿态，还包括严谨的书面记录。良好的沟通态度和语言表达来自照护人员对照护工作的热爱，体现照护工作者自身的文化素质、服务技能水平、责任心，以及对老人、病人和残疾者的爱心。因此，学习沟通是照护人员的必修课，掌握一定的沟通技巧是照护工作者应具备的职业素质。

（一）沟通模式

　　沟通的基本模式分为语音语言、文字语言和身体语言三种，切实有效的沟通源于这三者的综合运用。

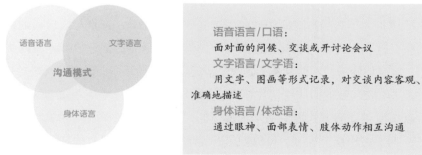

图 3-1-1　沟通模式

　　语言是人类特有的一种美好的、有效的沟通方式。通常完美语言的沟通是以融合语音、文字和身体语言为一体的模式来实现的（见图 3-1-1）。在照护实践中，我们与照护对象的接触、问候和交谈，书写记录和查询，以及竖起大拇指称赞对方等都是边说边做的语言表达形式。其中身体语言的内涵非常丰富，包括我们的肢体动作、面部表情和眼神。实际上，在我们的声音里也包含着非常丰富的身体语言。我们在说每一句话的时候，用什么样音色（语音）语调去说，用什么样的姿态和情绪去说，如抑扬顿挫或轻重缓急地述说，这都是身体语言的一部分。总体来说，我们除了运用语音语言（有声语言）外，还需借助于一些表情、手势、肢体动作等身体语言的表达来补充或强化语音语言，以达到我们预期的照护效果。对于信息、思想和情感的传递而言语音语言、文字语言更擅长沟通的是信息（音讯消息）；而身体语言更善于沟通的是人与人之间的思想和情感。如表3-1-1所示为三种语言沟通模式的对比，可以清楚它们各具的优势和不足。

表3-1-1 沟通模式对比

沟通模式对比		
沟通模式	优势	不足
语音语言	快速传递、快速回馈、信息量大	传递中信息易流失、失真、遗忘，核实困难
文字语言	持久、有形、可查对核实	效率低、反馈缓慢
身体语言	信息意义明确、内涵丰富、含义隐含灵活	界限模糊、理解差异、限制性

（二）沟通方式和步骤

照护人员与照护对象沟通时，首先要积极倾听，这是与之沟通的良好开端和促进相互理解的基础，这需要照护者投入精力、留意他们述说的细节问题，客观地倾听，不做判断；其次是沟通中的效果评估，以思考或核对接纳的方式进一步理解他们或找到其心理不安的原因，点头示意，不做有声回答；最后以拓展话题的方式更深一步了解他们，如从事的工作、家庭关系、兴趣爱好、人生观和社会观等，可以回答和发表见解。身体语言体现于整个沟通过程，这需要照护人员随时调整体态表示对照护对象的理解、尊重和信任（见图3-1-2）。照护者与老人、病人和残疾者之间的关系，是成年人之间的伙伴关系，所以不要使用孩子式的沟通表达方式，以避免伤害他们的自尊，损伤彼此间相互信赖的关系。

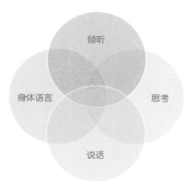

倾听：
凭借听觉器官接受言语信息
思考/核对接纳：
通过思维活动达到认知、理解
说话/回复表达：
用语音语言表达意思，发表见解
身体语言：
通过表情、眼神、身体及四肢的活动来传达
思想，形象地表情达意

图3-1-2　沟通方式和步骤

1. 倾听

倾听能鼓励对方倾诉他们的想法，能协助对方找出并解决问题。倾听技巧的关键部分是有效影响（感染）力，而实现它需要相当的耐心与专注。倾听时你的身体告诉对方"我在听您说"，给予对方尊敬和重视，促进鼓励对方表达意愿。

2. 思考/核对接纳

用眼睛看、用耳朵听、用大脑想，多用点头示意询问对方"您的想法、意见是……"，以确定正确理解了对方的意思。这个过程也是观察的过程，能看得出听得懂对方所说的内容和语音、身体语言表达出来的感情和情绪。

3. 说话/回复表达

用鼓励的语气表示肯定，用坦诚且礼貌的语气说"不"，将自己的意见具体明确地表达出来，让对方能够了解你的内心意图。

4. 身体语言

体态语言比有声语言说得更有力度，可以让对方感受到说话者的态度，帮助说话者传达真实意义，促使对方理解并接受说话者的建议。体态语言从来都是配合有声语言与之沟通，把握好你的眼神、面部表情和身体动作会使沟通充满理解和关爱，更加和谐、有效。

二、职业要求与学习内容

照护是集日常生活照料和基础护理于一体的职业学科，它涉及人体解剖、生理、心理学及社会法律等相关的学科知识，是一项实际应用范围极广的社会基层服务行业。照护同其他职业一样有其特定的职业标准和要求，其工作人员要履行一定的工作职责。

在照护工作中，照护人员所接触的照护对象多为身体衰弱、多病和存在功能障碍的老人、病人，他们中间有失语、失明、听力障碍或失能失智存在沟通障碍有特殊需求的，如终身佩戴气管套管没有正常语音交流能力的；听不见看不到和不能回答询问的老人、病人。照护人员所面对的是如何与他们交流，如何提供既适合他们又能满足他们个体需求的照护。一般情况下，照护对象都需要一个较长时期的照护服务，他们中的每一位都是独一无二的，照护需求千差万别，层次不一，这里不会有标准的沟通方式方法，不存在一模一样的照护操作，也不是某照护者能够独立承担完成的工作任务。由于照护服务有着团队工作的职业特性及多方参与的特点，所以，工作人员不仅要做到与照护对象的有效沟通，还要做好团队成员之间以及与其他相关人员之间如医生、护士和家属的有效沟通。从这一职业特性来看，良好的沟通可以保障照护服务正常持续运转，否则将影响服务质量和效率，其中原因在于不能掌控照护对象不断变化的个体需要，也无法去评价照护效果。学会与照护对象交谈和书写工作记录，是做好照护服务的基础，不仅是一项职业要求，更是一份职业责任。

（一）沟通技巧

1. 交谈前准备

沟通前，应了解照护对象的病情、身体和精神状况等。可以换位思考，如果自己是这位年迈的老人或正在遭受疾病痛苦的病人会是怎样的心情。这样能够设身处地去体会照护对象的心理状态，帮助照护者摆正心态，选择适合的交谈方式和内容。如肠癌造瘘术后的患者，他们腹部造口常年挂戴粪便袋，需每天清空粪便更换便袋，清洁造口及造口周围的皮肤，这给他们的生活造成了一系列的影响。照护人员通过换位思考可以了解照护对象在生活中遇到的实际困难，也能够体会照护对象所经历的精神压力，并可以帮助他们更好地解决问题。

2. 关注情绪反应

① 了解照护对象对自己当前身体情况的认识程度、对所患疾病的接受程度以及表现出来的心理反应和情绪变化，如恐惧、失望、暴躁、悲伤、抵触等。了解其他关联信息，如医生告知的病况，家属的知晓程度、态度和情绪等。

② 要善于运用心理照护的知识和交谈技巧与照护对象沟通。心理照护是指照护人员在实施照护过程中运用心理学方面的知识和技能，通过照护行为，控制一切消极因素影响，帮助照护对象保持最佳身心状态。心理照护分为有意识心理照护和无意识心理照护。有意识心理照护是指照护者通过设计的语言和行为（包括合理的解释、善意的暗示、确切的保证等），实现对照护对象的心理支持、心理疏通或心理调控。无意识心理照护指照护过程每一个环节中，照护者未特别设计的言谈举止对照护对象心理状态的影响。无意识心理照护大多源自照护者的人格魅力，发生在照护行为中，发生在与照护对象的日常交往中。

③ 照护人员自身情绪的稳定对照护对象起着潜移默化的作用。照护者微笑的表情、稳重的举止、谦和的态度和认真的操作，都无形之中给照护对象一种心理安抚，使其增加对照护者的信任感及与照护者交谈的意愿。

④ 多与照护对象坦诚交谈，不要对照护对象撒谎，但某种情况下，不要揭穿照护对象的防卫机制，如对因病致残或因手术治疗毁容的恐惧，尽量绕开照护对象敏感的话题。

⑤ 在与照护对象交谈时，注意维护照护对象的适当希望，不要生硬拒绝，应做到顺势诱导，热情鼓励，给予照护对象关心和支持。

3. 选择适当的环境和交流方式

① 交谈中应选择适当的词句，用合理、善意的字词，和谐的语音语调及诚恳的面部表情。选择照护对象喜欢的称呼方式，或根据照护对象的年龄和文化背景尊称照护对象为爷爷、奶奶、老师或先生等。

② 选择交谈的场所和时间是沟通的重要环节。交流时要尊重照护对象的个人意愿，保护他们的个人隐私及个体空间。当照护对象情绪激动或不稳定时，适当地给予安慰，推迟交谈时间。

③ 选择适当的交流方式，可以拉近照护双方的距离，大大提高照护工作的效率。对照护人员来讲，当面对较为乐观开朗的照护对象，可以用耐心倾听打动感染对方，促使其心理上产生一种与照护者交流的愿望及相互间共鸣。对于不善言谈的照护对象，照护者可以安排更多的机会，经常出现在其身边并延长停留时间，创造机会产生彼此间的情感共鸣。

4. 照护中的沉默艺术

沉默也是照护中常用的一种沟通技术，主要体现形式是安静地倾听，不打断或过多地干预照护对象的陈述（见图3-2-1）。沉默在照护中的作用不可忽视，有时侯照护者在听照护对象诉说时保持沉默是必要的，因为照护对象在诉说过程中被打断就会感觉自己想说的话对方（照护者）一点儿也没听进去，继而照护对象将不再愿意主动交流。照护中的沉默普遍应用于临终关怀，当面对临终老人、重症病人，照护者及其亲属保持默默陪伴，可使其安心并感到没有被抛弃，时刻都在受到关怀和理解（参阅本书第十二章）。

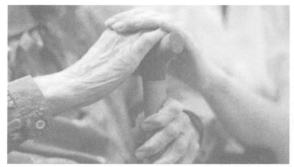

在照护中，沉默可以起到以下作用：

● 促进反思
● 促进观察
● 促进相互理解
● 促进彼此尊重，把讲话的主动权交给对方

图3-2-1　默默陪伴

5. 照护人员在沟通中的责任

在照护服务过程中，对照护人员来说最重要的是观察力，以及发现问题和解决问题的能力，而沟通在其中起着至关重要的作用。沟通是照护服务的起点，从与照护对象初次见面，握手问候，相互介绍时起，便开启了照护服务的第一步。

照护人员的服务提供受工作规则的约束，也就是说，照护人员的一言一行都要遵守工作规范和原则，这也是照护人员的工作职责。在与照护对象沟通时，照护人员同样也要负起责任。

（1）确认并维护照护对象的自主能力

照护人员应擅用观察力来鉴别照护对象所持有的自主能力，给予维持和保护。自主能力是人们生存的自然能力，既不可剥夺也不可强迫。照护人员应使用鼓励和支持的语言和行为，充分调动照护对象的积极性和自身能动性，以达到使照护对象身体康复或维持保护肢体功能的目的。

（2）照护服务是支持照护对象进行生理、精神心理活动的过程

用照护服务行为去弥补照护对象生命中缺失的自然条件。例如，残疾人缺失臂膀，照护服务就是在充当他/她的臂膀，而不是代替其走路。过度的照

护服务是对照护对象自身能力的伤害。因此，提供合理的照护服务是照护人员应遵守的服务准则。用尊敬的话语姿态和得当的照护技能来得到照护对象的理解和信任，并获取其身在其中的合作，继而达到维护他/她身心健康的目的。

（二）照护记录的书写

1. 照护记录的作用和意义

照护记录是照护人员记录照护对象日常生活中的身体、精神状态以及各项照护服务措施计划的落实与效果的书面文件。照护服务是密切接触个体、家庭和社会的工作，涉及面较为广泛，因此实事求是地记录既重要又有价值。做好照护记录是照护工作中不可或缺的内容。照护记录可直接反映照护人员的服务素质，并具有许多实际意义。

① 照护记录是客观事实。照护记录是客观、真实、动态且持续的，是可以反映出事情原始状态、照护服务过程的书面文件。

② 照护记录是信息资料。照护记录是科学研究、职业培训和经验总结的资料来源。

③ 照护记录是沟通信息的工具。照护记录体现了照护服务的所有内容和服务效果，照护者和其他工作人员可随时查阅这些信息，了解该照护对象的详情，以便顺利开展工作。

④ 照护记录是评估依据。通过查阅照护记录，可以了解照护对象不同时期的身体健康状态，及照护计划的落实与效果，这是检验照护服务是否得当的评估依据。

⑤ 照护记录是法律认可的证据。照护记录文件统称照护文书（包括整套的照护记录及相关应用表格等书面文字材料），可以作为照护纠纷、保险索赔和刑事案件证据等的法律依据。

2. 照护记录书写要求

① 客观、真实、准确、及时（当班现场完成记录）、完整、规范（使用照护术语，符合照护操作规程）。

② 页面清洁、字体工整、表述准确、语句通顺、重点突出、涂改标记符合要求、无错别字。

③ 照护记录包含一系列应用表格，如翻身记录单（有皮肤状况记录栏）、尿液输出量记录单、大便记录单，以及膳食记录单等。为体现个性化照护特

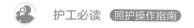

点，一般来讲，应用表格都设有"备注"栏，方便填写追加内容（见章尾应用表格模板附表3-1至3-6）。

④ 照护记录还包括问题/事故申报记录（见第一章章尾的应用表格模板）。在照护服务期间也就是职场中，照护者及被照护者所发生的问题/事故及其员工、照护对象的伤害等。在问题/事故发生后，要求照护者第一时间口头报告当班主管，24小时内填写完成《问题/事故申报表》表格和上报程序。这是照护服务安全运营的保障（参阅本书第四章）。

⑤ 照护人员在书写照护记录过程中，应时刻牢记自己的责任，遵守社会法律、法规，切勿敷衍了事或弄虚作假，要有自我保护意识。

3. 照护记录书写内容

照护记录内容包括如下（见图3-2-2）。

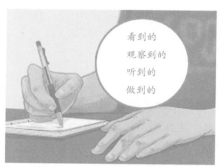

图3-2-2　照护记录内容

① 看到照护对象身体局部皮肤淤血、水肿、破损、溃疡、压疮伤口变色等症状。

② 观察到照护对象坐卧不安、焦虑烦躁，不停地走动、痛苦的表情以及身体抽搐振颤等反常状态。

③ 听到照护对象语无伦次的话语、反复呻吟或大声吼叫等反常状态。

④ 做到的也就是完成了具体照护操作（工作任务），如协助照护对象淋浴和换洗衣服，或临时应急处理了意外事件，如在照护对象突发病变紧急情况下，联系了医生护士或拨打了120急救电话，联系告知了家属等。

应用表格模板

附表3-1　照护服务计划

入户 □	日托 □	全托 □
姓名：	性别：	出生年月日：
制订日期：	评估人签名：	负责人签名：

特殊服务需求：	
生活照料	
基本照护技术	
特殊照护技术	

补充服务内容	补充服务时间	评估人签名	负责人签名

补充服务原因概述：		
日期时间：	评估人签名：	负责人签名：

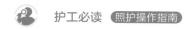
附表3-2 照护服务记录

入户 □		日托 □		全托 □	
姓名：		性别：		出生年月日：	
民族：		宗教信仰：			

日期	开始时间	结束时间	服务项目内容及操作过程	签名

附表3-3　膳食记录单

入户 □		日托 □		全托 □	

姓名：		性别：		出生年月日：	

民族：　　　　　　　　　　　宗教信仰：

餐饮种类：普通 □　软食 □　半流食 □　流食 □　　鼻/管饲 □　营养液 □

餐饮要求：低糖 □　低脂 □　低盐 □　　低纤维 □　高纤维 □　　其他 □

日期	早		中		晚	
	吞咽功能	饮食量	吞咽功能	饮食量	吞咽功能	饮食量

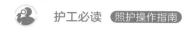

附表3-4　大便排泄记录单

姓名:			性别:			出生年月日:	
日期	时间	便量	便颜色	便形态		备注	签名

附表3-5 尿液输出记录单

姓名：			性别：		出生年月日：	
日期	时间	尿量	尿颜色	尿状态	备注	签名

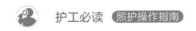

附表3-6 卧床翻身记录单

入户 □			日托 □			全托 □	
姓名:			性别:			出生年月日:	
防护压疮用品使用状况:			气床垫 □	气椅垫 □		压疮敷料 □	移动助力机 □
			减压床垫 □	减压椅垫 □		滑动助力单 □	其他 □

日期、时间	卧位				皮肤状况						签名
	左	右	仰卧	半卧	正常	压红	红疹	表皮破损	溃烂	备注	

第四章

照护评估

一、评估的基本概念

照护评估是用一套客观、特定的方法衡量照护对象的身心状况及其所处的环境舒适度等相关事项，以此作为服务需求的估算依据。评估是收集资料并分析的过程，根据评估结果可以确定照护对象的个体状况及特定服务需求，从而制订出相应的照护措施和计划。照护评估贯穿整个照护程序，是照护服务的基础，也是照护服务中关键的环节。评估的准确性直接影响照护计划的实施和目标的实现。

（一）评估的基础和依据

人、环境、健康、照护以及它们之间的相互关系是照护评估的基础和依据。照护措施和计划的实施是通过各项评估而确定和不断调整，力求达到照护需求与服务提供的适当平衡，实现维护照护对象身心健康的目的。

① 人的意义是整体的，它涉及身体、心理和社会等各方面的因素。人在各个生命阶段都有基本的需求，这些需求受到环境的影响，也可以影响环境。人是照护的对象，健康是人的基本需求，同时也是照护的目标。

② 环境分为内环境（生理、心理环境）和外环境（社会、自然环境）。人可以适应环境，也可以改造环境，同时又受到环境影响。照护可以创造一个适于人体健康的环境。

③ 健康是人对环境的一种积极反应，是指一个人达到生理和心理的完美状态。健康与疾病、衰老等是相关联的，人会生病，也会衰老。照护可以提高人的健康水平，使人在环境中能够处于最佳的状态。

④ 照护贯穿人的生命全过程。照护可以帮助人维持内环境的平衡，从而能够更好地使人对外环境做出积极的反应。照护不仅当人生病时给予照顾，而且要关注其康复、自理，达到个人健康最佳水平。照护的目标是通过帮助照护对象使其维持整体健康。

（二）评估与照护服务程序

人、环境和健康从来都不是静止存在的，照护服务也不是一成不变的。照护服务的正常运转和发展依赖于照护评估这样一个标准估量的过程。照护评估是照护服务程序的基础和中心内容，为照护服务奠定服务宗旨和规范服务行为。评估彻底改变了以往无章无序的照护，从而推进了责任制照护的实施。照护工作者不是机械的计划执行者，照护不单是对照护对象日常生活的照料，而是对其身心健康的照护。依据照护对象整体健康状态的变化带来的照护需求和服务提供的增减、计划的重制、执行的变动和目标的重设等，都需要通过评估来实现。由此可见，评估贯穿于整个照护服务过程。评估不仅是照护服务程序第一步骤并且伴随着它的全程序，促进规范照护服务的运作；责任制照护更是通过评估来达到服务需求与提供的相互平衡，增进照护者与照护对象彼此间相互默契的协作。

1.照护服务程序

照护服务程序是一种系统地、科学地为照护对象确认问题和解决问题的工作方法。如图4-1-1所示，照护服务程序分四个步骤，各步骤之间是相互联系和依赖的循环渐进的关系。

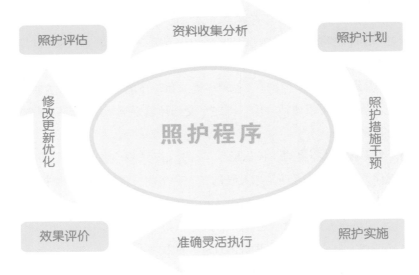

图4-1-1　照护服务程序

（1）照护评估

这是照护服务程序的第一步，指收集照护对象身体、心理和社会方面的健康资料并进行整理，以发现和确认照护对象的整体健康状态，健康问题和照护需求。评估步骤是确保照护需求与服务提供适当平衡的基础。

（2）照护计划

这是依照照护对象整体健康状况，为解决健康问题做出决策，确定预期目标，制订照护措施和服务计划。

（3）照护实施

这是按照照护服务计划执行照护措施的过程，以达到照护的预期目标。

（4）效果评价

这是照护服务程序的最后步骤，不仅需要对照护对象在照护活动中的反应与预期目标进行比较，做出判断，评定照护措施和计划实施后的效果，还要评估照护对象在身体、心理和社会方面的健康状态变化及出现的健康问题。必要时，应重新评估照护对象的健康状况，引入照护服务程序的下一个循环。

2.评估是执行责任制照护的基础

责任制照护是一种照护服务制度。责任制照护源于中国20世纪80年代的责任制护理，其特点是以人为中心的整体健康照护，即照护对象从注册到终止服务的全程均由相对稳定的一组照护人员或指定的照护者负责。这一组照护人员会对照护对象进行整体健康评估，以此制订照护措施和计划并实施有计划、有目标的照护服务。实际上，责任制照护是传统基层（社区）私人雇佣家庭服务日益社会职业化的结果，它已普遍应用于国内外的基层家庭服务业。

责任制照护要求照护人员随时做好照护评估，这是确保持续照护服务质量和效率的唯一途径。责任制照护以专人负责和固定团队的方式操作，这有利于全面理解认识照护对象并持续关注其健康动态，便于及时给予适合其健康需求的照护服务。因此，责任制照护可以充分发挥照护人员的工作积极性并调动照护对象的主观能动性，达到维护照护对象在身心健康等方面的稳定状态。责任制照护有以下几个要点。

（1）实施计划照护

① 计划照护包括一系列有计划的步骤和行动，目的在于满足照护对象的需求并解决突发问题。

② 计划照护是从评估收集资料开始，了解和掌握照护对象的状况后制订照护计划，照护实施、效果评价、再评估和优化计划这样一个循环的程序，即照护服务程序。

③ 计划照护内容（照护活动和需求），是从观察照护对象的健康动态变化和反馈信息（评价）中得以更改和补充。这往往会有一般规律可循，如跌倒、压疮风险，在某种情形下是预估风险，由于预估的准确到位，就产生了预防干预照护措施，从而减少或避免跌倒、压疮的发生。

（2）注重心理照护

责任制照护要求照护人员掌握较高水平的心理照护技能，能够去感染影响照护对象，不仅可以促进照护对象的身心健康，也可增加相互理解和信任，以及相互默契的协作。人的心理因素与全身生理活动有密切的联系，情绪能影响免疫功能，如恐惧、紧张可使"机体免疫监视"作用减弱，反之，良好的心理素质具有促进机体康复的作用。

① 人在生病后，由于生理功能紊乱，大都存在情绪稳定性降低、暗示感受性增高以及自身行为控制力降低等倾向。当照护人员面对照护对象时，要注重自身的素质修养，恰当地运用心理照护技巧，促使照护对象稳定情绪、控制自身行为。

② 美好的环境具有感染力。照护人员应为照护对象创造清洁舒爽的家居环境，促使照护对象紧张的心态得以松弛，改善其消极的心理状态，正确面对自己和疾病。

（3）24小时负责制

24小时负责制是责任制照护的具体体现，要求照护者或既定的照护团队以照护对象为中心，实施连续性和规范化的照护服务。

① 要求照护者做好照护记录和交接班。某些情况下，需电话联系团队其他人员了解照护对象详情。

② 突发问题事件需第一时间保护照护对象的安全，寻求救护，守护在其身旁。告知家属或监护人。

③ 要求照护者做到当班问题当班解决。由于突发问题事件而致延误拖班应及时报告当班主管安排替班人员。通知家属或监护人，报告当班主管，做好照护记录和交接班。

二、评估的资料收集

（一）资料来源

收集资料是评估的第一步，资料的收集有以下三种来源。

1.第一来源

照护对象本人是资料的第一来源。只要照护对象是意识清醒、精神正常的成人，那么其主诉的意见便可构成直接资料。此外，通过对照护对象的直接观察或其体检报告等，也可获得真实、准确的资料。

2.第二来源

与照护对象密切关联的人员是资料的第二来源。照护对象的家庭成员、监护人、朋友、同事和邻居等提供的资料，往往能补充或证实照护对象提供的直接资料。这些照护对象本人以外提供的资料是间接资料。当照护对象因人体功能障碍、精神异常、昏迷等情况不能主诉表达时，相关人员可代其诉说。间接资料的真实性和准确性要通过多种方式的分析和验证才能确定，例如通过专业人员的检查等方式。

3.其他来源

其他资料来源包括体检报告、疾病诊断书、既往病史、病程记录等书面文件，以及照护对象的家庭和社会环境等。

（二）资料分类

1.主观资料

主观资料指由当事人描述出来的个人感受。评估中的主观资料即照护对象的主诉，包括其对所经历、所感觉、所思考和所担心等内容的诉说，如"我的腿很麻木""我今天感觉头痛眩晕"等，这些对自己身体感受的描述都属于主观资料。

2.客观资料

客观资料指通过他人观察，或借助医疗检查等方法获得的资料。客观资料可以通过数据或观察结果描述客观存在的症状或现象，如"心率100次/分钟""尿便失禁""左侧肢体瘫痪"等。

（三）资料收集方法

1.观察

观察是指照护人员在照护实践中，运用感官和知觉获取资料的方法。通过观察，照护人员可以获得照护对象身体、精神心理等各方面的资料，发现一些不明显的或潜在的与照护相关的问题。照护者的观察能力与照护知识的掌握程度、照护技术操作熟练程度以及社会实践的经验等密切相关，这些方面欠缺的照护工作者往往在观察时不够全面，容易出现信息遗漏，或者即使观察到了某些信息却因知识有限或经验不足而忽视了信息蕴含的真正价值和意义。观察作为一种照护技能，需要照护人员在照护实践中不断地学习和磨炼，这样才能得到发展和提高。

2.交谈

通过与照护对象及家属交谈，可以了解照护对象的日常生活情况，以及其身体、心理和社会状况。照护者有计划、有目的地与照护对象交谈并与家属沟通，不仅有助于照护者与照护对象建立良好的人际关系，还能帮助照护者有效地收集与照护对象相关的资料。

3.检查

检查是指照护人员运用视、听、触等基本身体检查手段，或借助一些简单检测仪器对照护对象的生命体征进行的有目的的资料收集。照护检查不同于医疗专业检查，它更贴近日常生活，反映出实际的照护需求。通过照护检查，可以获得与制订照护措施相符合的资料，利于照护者制订出有针对性的个性化的照护计划。在照护工作中，照护者要擅于根据照护对象的病症及身体状态发现相关的问题情况，例如对患有消化系统疾病的照护对象，注重观察其饮食和排泄状况；对于糖尿病患者，可使用血糖仪为其检测血糖指标；对于长期卧床的照护对象，可以通过触摸等方式检查其皮肤的弹性和光滑度以及是否存在局部皮肤受压的情况；对于患有呼吸道疾病的照护对象，可以使用呼吸测量仪、血压计测试其呼吸和心跳等。

三、评估的内容

以人为中心的照护服务理念倡导的是整体健康照护，是对照护对象实施全方位的照护。因此，照护评估的内容也要求是全面的，不仅要包括照护对象的身体状况，还要包括其心理、社会、文化、经济等方面的情况，确认照护对象的自主能动力及活动局限范围，在维护其自主功能的基础上帮助其达到良好生活状态。一般来说，评估的内容可分为基础（普通标准的）评估项目和补充评估项目。

（一）基础评估项目

① 一般资料，包括照护对象的姓名、性别、年龄、民族、职业、婚姻状况及家庭成员状况等，此外还可包括照护对象的经济状况（是否有退休金或享受社会福利等）、文化程度和宗教信仰等。

② 照护对象目前的身体情况，包括身高、体重、血压和血糖等一般身体检查结果；既往病史、手术史、家族遗传病史、过敏史、最近患病和治疗的情况等；当前的饮食、排泄、睡眠、用药、自理和活动等情况；以及烟酒嗜好等。

③ 照护对象的心理和精神状态，包括认知程度、对疾病的态度、对康复的信心、情绪和行为的变化等。

④ 照护对象日常生活环境的安全状况，如室内地面是否整洁平坦无障碍物、马桶高低是否合适、卫生间和过道的光照是否充足及是否设有扶手、是否根据照护对象的个体状况增设了安全防护装置或辅助工具等。

（二）补充评估项目

补充评估项目又称选择评估项目，补充评估主要针对那些在基础评估项目中虽有涉及却不能明确的，并需要进一步探讨和制订干预措施的健康问题。例如长期卧床，患有糖尿病、高血压的照护对象，他们易发生压疮和跌倒；患有精神系统疾病的照护对象，他们会发生自残、自杀或伤害他人的行为，这些照护对象均属高危群体。对于这些有高危风险的照护对象，补充评估项目往往是必要的。补充评估项目需要专业医护人员的介入，以便追踪和持续的专科治疗与护理。

1.压疮风险评估

压疮风险评估表是用于评价个体发生压疮风险的工具，它能帮助照护人员更准确地预测被评估对象发生压疮的危险度，以此为制订照护干预措施和计划提供依据（相关内容参阅本书第十章）。

2.跌倒风险评估

跌倒风险评估用于确认或发现个体所存在的跌倒危险因素的工具，它能帮助照护人员更准确地预测被评估对象发生跌倒的危险程度，并以此为制订照护干预措施和计划提供依据（相关内容参阅本书第九章）。

3.神经系统疾病风险评估

在做基础评估时，如果发现照护对象有精神心理疾病史，或发现其有不正常的身体动作或行为时，应及时与相关医生和护士联系，对其进行相应的诊断和治疗。在这种情况下，照护人员必须在评估中做详细的记录并与医生和护士配合对照护对象进行特别关注和照护，避免发生意外。

四、评估步骤

评估的内容大多是以评估量表或数据等形式来展现的，因此统一的规格、标准的流程及合乎逻辑的判定使得评估这一照护环节可以理性、规范和系统化。如图4-4-1所示，评估操作分四个步骤。

（一）收集主观资料

正常情况下，照护对象本人可提供主观资料。照护对象所诉说的自身状况，如"我高血压、糖尿病30年，时好时坏"。特殊情况下，由于某种原因照护对象不能自述，其家属或监护人代其诉说，这也可成为评估的主观资料。所以一般对老人、病人和残疾者的评估要求第三者在场，以便可以获得真实的主观资料。

（二）收集客观资料

评估者接触观擦照护对象获得客观资料。系统地观察，即通过与照护对象交谈，倾听观察其身体动作和使用仪器检测，如测量血压血糖、检测尿液等来获得客观资料。

（三）核实识别分析资料

通过对主客观资料的核实识别分析的过程获得照护对象准确的照护需求，如独居老人不稳定的高血压和糖尿病导致其头晕无力出虚汗等身体反应，由此导致其卧床不起。究其主要原因是老人不按时吃药和不合理的饮食搭配及其不健康的生活习惯。

（四）制订照护措施和计划

依据所得到的准确的照护需求制订照护措施和计划，如以上老人的照护需求是需要照护者督促其按时吃药，为其买菜做饭调整饮食，帮扶其下床活动和回归正常的生活秩序。维护老人日常生活秩序和身体健康状态，阻止其卧床不起的恶性循环是照护预期目标。

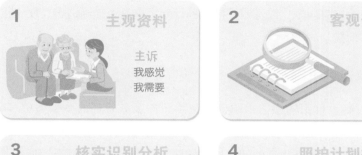
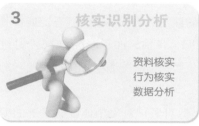

图4-4-1 照护评估步骤

五、评估鉴定期与再评估机制

照护评估有评估鉴定期和再评估机制。一般情况下，照护评估和照护操作的服务提供是分开的两组工作人员，照护评估者与操作者（护工、照护员）有一个先后顺序的工作关系，但照护服务实践中的反馈往往来自操作者，这使得照护评估与操作两者间的工作相互制约，换句话说，既要评估准确也要操作到位。因此，评估鉴定期和再评估机制作为一项服务管理机制可促进照护服务的进一步完善和发展。这是目前国内外社会基层家庭服务业普遍采用的工作方式。

（一）评估鉴定期

评估鉴定期也称磨合期，是照护评估步骤的最后一项内容。为了能够准确实现照护需求与服务提供的平衡并检验评估的准确性和适宜度，需要一个

48~72小时的评估鉴定期。评估鉴定期需要照护评估者、操作者、照护对象及其家属或监护人等共同参与；对照护对象实施最初48~72小时的照护措施和计划。通过鉴定期照护实践来测度照护对象和照护者之间的感受和体会，并征得各参与者的看法和意见，必要时更改补充照护措施和计划。评估鉴定期有利于确认照护对象的健康问题，以及照护措施和计划实施是否准确适当，便于接续服务的连贯和衔接。

（二）再评估机制

再评估机制也称跟随评估机制，是持续照护服务管理的一个关键环节，也是保证照护服务质量的必要手段。再评估不是全面再次评估，而是在最初评估基础上对事态变化或新出现的问题进行的评估。再评估机制具有定期按时评估规则，一般依据照护预期目标来约定时间再评估，如每3个月或6个月进行一次评估，以更新优化服务，确保照护对象照护需求与服务提供的平衡和顺利得当。

随着照护活动即时跟进的再评估，是针对照护对象个体健康状况的变化而随时进行的评估，它不受时间限制可随时发生，如照护对象又一次因糖尿病而截肢失去一条腿，其身心健康不仅有自主能动力下降问题还有悲观消极的心理状态等新问题，这需要即时跟进评估重新制订照护措施和计划，以满足照护对象的健康需求。再如照护对象的病症状态有所好转，其高血压、糖尿病得以控制，可以自己洗菜做饭和料理家务，这需要再评估重新制订照护措施和计划，减少照护服务提供，以维护照护对象自主功能等身心健康状态。总之，灵活运用再评估机制，可以提高照护服务的效率，有利于照护预期目标的实现。

六、照护评估的要求

（一）资料核实

资料核实是为了保证所收集资料的准确性与真实性，是不能省略的一项评估步骤。对一些照护对象提供的与评估人员或医护人员在认识上有差异的主观资料，需要用客观资料进行核实并尊重科学依据。对于一些不够明确的资料，应重新调查、确认和补充新资料。

（二）资料分析

资料分析的目的是发现与照护对象身心健康等相关的问题，并确定照护重点和需求。将客观资料与检查数据（如血压、血糖测试结果）进行比较、与身体实际状态比较，可以发现影响照护对象健康的隐患，或潜在的危险因素，这些危险因素可以是生理上的、心理上的，也可以是周围环境中存在的。进行资料分析能更有效地帮助照护人员找到问题、解决问题并且预测今后可能发生的问题，提高照护服务的有效性。

（三）资料记录

资料记录一般采用规范的表格形式记录（见本章末附表4-1至4-6），但表格的设计格式及内容事项并不统一或完美无缺，所以在记录过程中应注意以下问题。

① 记录必须反映事实，应客观地记录照护对象的主诉或观察所见，不要带有主观判断和结论，主观资料应尽量使用被评估者自己的语言，并加引号标注。

② 客观资料的描述要明确时间、地点和在场人员，如家属、监护人、朋友等。

③ 应将所收集的资料全部记录，记录时要注意语句通顺，格式统一，书写清晰，避免歧义或漏记。

④ 记录格式要规范、简洁、易懂，能全面、实时、准确地反映出照护对象的各方面情况。

应用表格模板

附表4-1 基础健康评估表

入户 □	日托 □	全托 □
注册日期：	评估日期：	评估人：
评估地点：	出生年月日：	民族：
姓名：	性别：	宗教信仰：

生命体征	体温	脉搏	呼吸	血压	身高	体重	血糖	尿液	过敏史
检测结果									

流感疫苗 □ 接种日期：　　肺炎球菌疫苗 □ 接种日期：　　破伤风疫苗 □ 接种日期：

吸烟：是 □ 否 □　　吸烟年数　　戒烟年数

现病史：

以往病史：

传染病史：

跌倒史：有 □ 无 □　　次数：　　发生年月：　　损伤描述：

续表

口服药及其他用药史（详细说明）：	
视力/听力/语言： 眼镜/助听器/口语/体语 盲/聋/哑	
呼吸： 咳嗽/咳痰/呼吸短促/呼吸衰竭/呼吸困难 喷雾吸入药物/雾化器/吸痰器/氧气袋/氧气瓶/制氧机	呼吸衰竭/困难发生的危险程度：轻度□　中度□　重度□
餐饮： 吞咽/咳嗽/食欲/饮语 自主餐饮/喂食/喂水/喂药/假牙/鼻饲/管饲/营养液	噎（呛）发生的危险程度：轻度□　中度□　重度□
睡眠/精神/心理： 睡眠不足/记忆衰减/失眠（睡眠障碍） 精神紧张/忧愁/焦虑/失聪 沮丧/抑郁/障碍/错乱/轻生	轻生/自杀发生的危险程度：轻度□　中度□　重度□　口服药物名：
疼痛： 身体疼痛 心理疼痛 社会家庭因素所致疼痛	口服药物名：

续表

躯体运动： 站立/走路/穿衣/起床/睡觉/翻身 移动辅助器具/助行器/助行架/助行车/轮椅/厕所/家庭成员帮扶/照护人员帮扶	跌倒发生的危险程度：轻度 □　中度 □　重度 □　　肺部感染发生的危险程度：轻度 □　中度 □　重度 □
皮肤： 弹性/干燥/薄脆/破损/皮肤病 局部压红/红疹/水泡/溃疡/溃烂/ 压疮Ⅳ级 脱水/水肿/电解质平衡失调/营养不良	压疮发生的危险程度： 轻度 □　中度 □　重度 □　　　压疮部位： 　　　　　　　　　　　　　　　压疮级别： 　　　　　　　　　　　　　　　Ⅰ □ 　　　　　　　　　　　　　　　Ⅱ □ 　　　　　　　　　　　　　　　Ⅲ □ 　　　　　　　　　　　　　　　Ⅳ □
大小便： 便秘/大便干燥/排便困难/人工取便/ 便失禁 尿潴留/尿失禁/导放尿液/留置尿管 便壶/便盒/厕椅/尿便巾/纸尿裤/ 纸中单	
生活习惯兴趣爱好： 家庭聚会/朋友闲聊/教堂礼拜/观看 电影/倾听音乐/康健运动/花园漫步/ 郊游外出/阅读刊物/书写绘画/烹饪 食品/制作糕点	

续表

评估病症状态提示：

视觉障碍 □	睡眠障碍 □	尿失禁 □
听力障碍 □	记忆障碍 □	便失禁 □
语言障碍 □	精神心理障碍 □	部分行动障碍 □
吞咽障碍 □	帕金森症 □	整体行动障碍 □
呼吸障碍 □	阿尔兹海默症 □	其他 □

备注：

以上重点评估检测结果需与家属或监护人沟通认识，相互帮助理解，促进完善服务工作。

评估/负责人签字：　　　　　　　　　　　日期：

客户/家属/监护人签字：　　　　　　　　　日期：

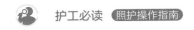

附表4-2 个体评估表

1. 一般健康状态（请在栏目中选择划✓）				
	正常/ 无障碍	基本正常/ 弱度障碍	不正常/ 重度障碍	丧失功能	备注
呼吸					
与他人信息传递					
听力					
视力					
话语能力					
疼痛					
尿失禁					
便失禁					

2. 机体功能（请在栏目中选择划✓）				
	自主自理	中度帮扶	重度帮扶	丧失功能	备注
开门					
能够外出					
起床					
上床睡觉					
床上翻身					
室内活动					
登攀台阶					
登攀楼梯					
走路					
负重、提携物品					

是否需要进行人体移动风险评估？　　　　是 □　　　　　否 □

3. 个体基本能力（请在栏目中选择划✓）				
	自主自理	中度帮扶	重度帮扶	丧失功能	备注
盆浴、淋浴					
早晚洗漱					
穿脱衣服					
如厕					

续表

	自主自理	中度帮扶	重度帮扶	丧失功能	备注
进食/餐饮					
服用药物					
独居					
防范跌倒意识					

4. 精神心理状态（请在栏目中选择划√）

记忆力	好		差		很差		遗忘	
心理情绪	稳定		忧虑		沮丧		不稳定	
生活情趣	充实		非常态		不稳定		无情趣	
睡眠状态	充足		觉轻		常觉醒		入睡困难	
走神迷惑	从来没有		偶尔有		常常有		错乱状态	

5. 辅助设备使用情况（请在栏目中选择划√）

	安全适宜	适宜	不适宜	安全隐患
轮椅				
移动机				
助行器				
楼梯电椅				
其他				

注：《人体移动风险评估》应每6个月进行再次评估，必要时即评估后调整更换移动辅助器具。

6. 普通家务能力（请在栏目中选择划√）

	自主自理	中度帮扶	重度帮扶	丧失功能
更换被服				
整理被褥				
做饭				
室内卫生				
洗涤衣物				
购买				

7. 居住设施环境

居住设施环境：
楼房 □ 寓式楼房 □ 平房 □ 老年公寓 □ 养老院 □ 其他 □ 电梯 □ 无电梯 □ 台阶 □ 残疾人通道 □

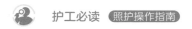

续表

主要进入方式方法： 门钥匙 □　门密码 □　智能门 □　锁匙盒 □　房门卡 □
8. 疾病史：
9. 其他任何有关联疾病史：

评估/负责人署名（正规笔画）   职称（位）：

客户是否了解同意评估、服务计划内容和时间安排　　　　　　　　　　同意 □　不同意 □
家属／监护人／委托人是否了解同意评估、服务计划内容和时间安排　同意 □　不同意 □
服务协议书及服务费用交纳书签署人：　　　　　客户 □　家属 □　监护人 □　委托人 □

评估/负责人签字：　　　　　　　　　　签署日期：

评估日期：　　　　　　　　　　服务实施日期：

附表4-3　居家环境风险评估表

客户姓名：			评估地点（请注明具体地址）：		
居住地外围环境（请在栏目中选择划√）					
	很好	好	不好	安全隐患	处理措施
入口通道					
入口路径					
门前台阶					
门前扶手					
门前灯光					
居住地近距离的往返路径中是否有发现／注意到类似安全隐患？请描述注明：					
备注：					
居住地内部环境（请在栏目中选择划√）					
	很好	好	不好	安全隐患	处理措施
室内设置					
地面地毯／地砖/地板					
煤气灶					
微波炉/电炉灶					
煤气取暖器					
中心供暖／电暖器					
地暖					
家具					
墙围扶手					
台阶／门槛					
工作／厨台方位					
污物清洗处					
室内楼梯					
床					
椅					
桌					

续表

居住地内部环境（请在栏目中选择划√）					
	很好	好	不好	安全隐患	处理措施
淋浴／澡盆／洗漱台					
煤气／电壁炉					
电热毯					
电熨斗					
电开水壶					
电插座					
电线／网线					
电烤箱／炉					
洗衣机					
烘干机					
冰箱／冰柜					
洗碗机					
物品存放／储藏柜					
电话座机					
电视/计算机					
	是	否		备注／详细建议	处理措施
马桶座位加高？					
加设洗涤设备？					
陈旧设施更新或需重新设计装修？					
只达到暂时性的舒适标准？					
灯光设施完善无漏洞？					
室内通风设施完善无漏洞？					
化学／有害物品是否标签清晰及安全存放？					
口服药物是否安全放置？					
污物／杂物是否安全收集、放置、丢弃？					
宠物与人共同使用卧室、床、被褥？					
是否知晓宠物可传播疾病影响人体健康？					

	是	否	备注 / 详细建议	处理措施
花园、晒台是否存在安全隐患？				
当进行照护服务时儿童是否在场？				
客户签字：	评估/负责人签字：		日期时间：	
家属/监护人签字：	日期时间：			

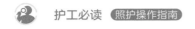

附表4-4　人体移动风险评估表

入户 □		日托 □		全托 □	
姓名：		性别：	体重：		身高：
自主能动力	移动方式	移动辅助器具		风险程度	处理措施
走路：	自主 □	助行架 □	拐杖 □	轻度 □	
能够 □	帮扶 □	三轮助行车 □	轮椅 □	中度 □	
不能 □	注明：	四轮助行车 □		重度 □	
移动范围：	自主 □	移动滑板 □	床护栏 □	轻度 □	
床到椅 □	帮扶 □	滑动助力单 □	其他 □	中度 □	
椅到卫生间 □	注明：	移动助力机 □	注明：	重度 □	
椅到沙发 □					
如厕：	自主 □	移动滑板 □	厕椅 □	轻度 □	
床到厕椅 □	帮扶 □	床边扶手 □	移动助力机 □	中度 □	
椅到厕椅 □	注明：	墙边扶栏 □		重度 □	
椅到马桶 □					
洗浴：	自主 □	盆浴坐凳 □	浴室扶手 □	轻度 □	
床边洗漱 □	帮扶 □	盆浴坐椅 □	淋浴椅 □	中度 □	
床上擦浴 □	注明：	盆浴坐垫 □	淋浴床 □	重度 □	
卫生间洗漱 □			淋浴吊袋 □		
淋浴／盆浴 □					
台阶：	自主 □	台阶扶手 □		轻度 □	
能够上下 □	帮扶 □	电动上楼椅 □		中度 □	
不能上下 □	注明：			重度 □	
请注明整体评估风险程度：高度 □　中度 □　低度 □ 中、高度风险评估确认联系业务总管核实服务计划					
评估人姓名：　　　　　　签名：　　　　　日期时间：					
再次评估：					
日期时间：		日期时间：		日期时间：	
评估人：		评估人：		评估人：	
备注：		备注：		备注：	
核实确认照护操作要求，检查照护对象皮肤状况。检查确认照护辅助器具齐备，处在正常运转状态。					

附表4-5　人体移动风险评估表：服务执行计划

客户姓名：	性别：	出生年月日：
居住地址：		
评估人姓名：		
服务项目	风险程度	操作要点及注意事项
评估人姓名：	签名：	日期时间：

附表4-6　自主能力及帮扶示意图

姓名：　　性别：　　出生年月日：　　评估人签名：　　日期：

床上移动	上下床	站立	移动
指导/需帮扶	指导/需帮扶	指导/需帮扶	指导/需帮扶
助力臂吊环/三角吊环	照护人员 1人	照护人员 1人	照护人员 1人
照护人员 1人	助行架 助行车	提边护带	助行架 助行车
滑动助力单 2人	提拉护带	照护人员 2人	提拉护带

续表

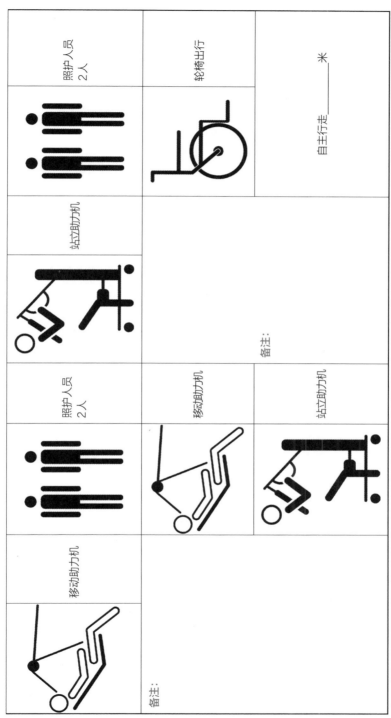

第五章

生活照护

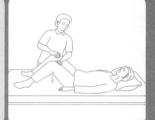

一、个人卫生

个人卫生是促进个体清洁、舒适、安全及健康的基本生活照护，包含了多项基本照护技术。保持个人卫生是人的基本需求，当人衰老或生病时，由于自理能力降低，对于个人卫生的需求就变得尤为迫切，且有些需求是与常人不同的。因此，为确保照护对象的清洁与舒适，预防感染及并发症的发生，照护人员应根据照护对象的自理程度、个体需要及生活习惯等，协助其做好个人卫生。个人卫生照护的内容包括口腔清洁、身体清洁、清洗会阴部、床上洗头、床上擦浴、修剪胡须和修剪指/趾甲等。

（一）口腔清洁

保持口腔的卫生清洁是维持人体健康的重要一环。口腔中经常存有大量的致病菌群，人们通过每天的饮水、进食、刷牙和漱口等活动可以减少和清除大部分致病菌，因此口腔一般不会出现异常。但当人在身体衰弱、生病并伴有进食和饮水障碍的情况下，口腔内的致病菌会大量繁殖蓄积，如果不及时清理，就会导致口腔疾病的发生，严重的可引发全身感染。常见的口腔疾病如龋齿和牙龈感染会导致牙齿牙龈剧烈疼痛，直接影响进食，也会引致营养摄入障碍等严重问题。此外，口腔异味所致的不适感也会影响人际交往，造成照护对象心理困惑与情绪消极，不利于其身心健康的恢复。口腔清洁包括口唇、牙齿、牙龈、舌、腭及口腔内壁黏膜的清洁以及唾液和口气清新等方面。

1. 刷牙漱口

对于长期卧床、肌体衰弱和有功能障碍的老人、病人和残疾者，每日刷牙漱口清洁口腔是必不可少的照护内容。刷牙可以按摩齿龈，促进血液循环，增进抗病能力。

（1）操作准备

①评估。

● 了解照护对象每日刷牙、漱口或清洗假牙的习惯等，以及在刷牙漱口过程中的自理程度。

● 向照护对象解释刷牙漱口的步骤和目的，取得其合作。

● 记忆力减退或丧失的照护对象可能需要他人提醒或指导才能完成刷牙漱口。

● 对于有自理能力但信心不足的照护对象，应鼓励发挥其自身的潜能，减少对他人的依赖。

②用物。毛巾或围布巾、弯盘、水杯、牙膏、牙刷、润唇膏，必要时备棉棒、压舌板、手电筒等。

③环境。关闭门窗，拉帘或屏风遮挡。

④体位。床上坐位或半坐卧位，不能坐起者，抬高床头15°～30°，取侧卧位或头偏向一侧。

（2）操作步骤

①将毛巾或围布巾围于颔下，弯盘置于口角旁。

②漱口，观察口腔情况，取下活动性假牙。

③协助自理及意识清醒的照护对象用水杯或吸水管刷牙漱口（见图5-1-1）。协助不能自理的照护对象用棉棒擦洗，擦洗操作如下。

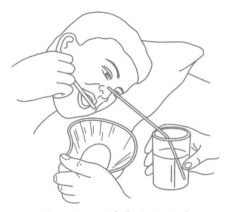

图5-1-1　卧床体位刷牙

● 嘱照护对象张口，用压舌板按压其舌部暴露牙齿内外侧及上下咬合面，由臼齿纵向擦洗至门齿（见图5-1-2）。

● 嘱其咬合上下齿，擦洗牙齿左右上下外侧面、颊部。

● 嘱其张口，擦洗牙齿左右上下内侧面和咬合面。

● 嘱其张口，擦洗硬腭、舌面和舌下。

● 嘱其张口，借用压舌板和手电筒检查口腔，确认口腔内无遗落的棉棒擦头。

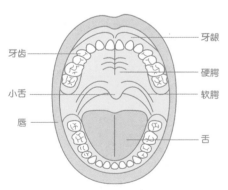

图5-1-2　口腔内各部位

● 用毛巾擦干口唇及周围水迹，视需要涂润唇膏。

● 整理用物、床单位，安置其于舒适体位，洗手、记录。

（3）注意事项

①弯盘放稳，避免打湿床铺。

②每次漱口水的量不可过多，以免发生呛咳或误吸。

③擦洗牙齿动作要轻柔，以免损伤牙龈。

④棉棒蘸漱口水浸湿后在杯壁上轻轻挤压，以免与牙齿接触水滴流入气管引起呛咳。

⑤一个棉棒只使用一次，不可反复蘸取漱口水使用。

⑥擦洗上腭及舌面时，位置不可太靠近咽部，以免引起恶心。

⑦昏迷和局限仰卧位的照护对象禁漱口，需擦洗清洁口腔（见下文）。

2. 假牙清洗

①用物：水杯、牙刷、洗牙液或牙膏、棉棒、纱布等。

②假牙摘取方法（见图5-1-3）。

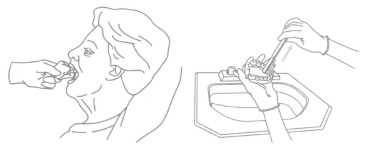

图5-1-3　摘取清洗假牙

● 用大拇指和食指垫衬着纱布捏住假牙上下门牙部位。

● 轻轻晃动摘取上下假牙。

● 假牙摘取顺序为先取上牙，后取下牙。

● 假牙佩戴原则是白天佩戴，晚上摘下。

③假牙清洗步骤。

● 取下的假牙直接在流动水下冲洗。

● 蘸牙膏或洗牙液刷洗假牙，要顺牙缝向下刷，牙托的每一面反复刷洗2~3次。

● 在流动水下刷冲干净，浸泡在清水中备用。

④注意事项。

● 取假牙时要动作轻柔，以免损伤牙龈。

● 刷洗假牙时，假牙牙托及各面都要刷到，不要漏刷。

● 假牙清洗后不可浸泡在热水或酒精中，以免老化变形。

● 鼓励照护对象使用假牙，以维持正常咀嚼功能，防止颌面软组织塌陷变形。

3.擦洗清洁口腔

擦洗清洁口腔主要用于重病昏迷、严重肌体功能障碍、极度衰弱卧床的老人、病人或处于生命末端的临终患者。

（1）目的

①保持口腔清洁、湿润、预防口腔感染等并发症。

②去除口臭、牙垢，使照护对象感觉舒适，保持口腔功能正常。

③观察口腔黏膜、舌苔和牙齿等，甄别特殊唾液和口气，提供病情变化的动态信息。

（2）操作准备

①操作者衣装整洁、洗手、戴口罩。

②用物。擦洗口腔无菌包（见图5-1-4）、生理盐水或口腔清洗液、毛巾、润唇膏、溃疡药膏、手电筒、软枕或靠垫等。

③环境。室温适宜，无对流风。

④体位。侧卧或仰卧位，摇高床头或背部垫软枕支撑稳固体位。

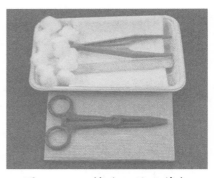

图5-1-4　擦洗口腔无菌包

（3）操作步骤

①将毛巾围于照护对象颈颌下方。

②借助压舌板撑开口腔；按压舌部，手电筒照明查看口腔内部。

③用止血钳夹持蘸生理盐水或口腔清洗液浸湿拧干的棉球，棉球湿度以不滴水、不拉丝为宜，棉球前端不露钳头，一个棉球只能用一次。

④从臼齿向外至门齿顺序擦洗牙齿内外侧、上下咬合面、硬腭、舌面舌下及左右口腔内壁黏膜。

⑤用纱布擦干口唇口角及周围水迹，必要时涂润唇膏。口腔溃疡患者，遵医嘱将药涂于溃疡处。

⑥清点核对棉球数，整理用物，洗手，记录。

（4）注意事项

①仰卧位时抬高头胸部，头偏向一侧，防止呛咳误吸。

②擦洗棉球的湿度要适宜，以免误吸。

③擦洗时，一次只能夹取一个棉球，切勿遗留棉球在照护对象口腔内。

④擦洗操作动作要轻柔准确，避免金属或塑料钳头碰击牙齿引发不适。

⑤擦洗舌面及硬腭部位时，勿触舌后及咽部，以免引起恶心。

（二）身体清洁

身体清洁是针对身体衰弱、机体功能障碍，暂时或永久丧失自主能力的照护对象所实施的基本生活照护。

1. 床上洗脸

（1）目的

①去除脸部灰尘、汗液、油腻，清洁皮肤以防止感染。

②促进脸部血液循环，振作精神。

③美化形象，维护自尊和自信。

（2）准备

①操作者衣装整洁。

②用物：洗脸盆、温水40℃~45℃、毛巾2条、棉签、纱布、香皂或皂液、润肤霜、润唇膏等。

③环境：室温舒适，无对流风，必要时拉帘或屏风遮挡。

（3）操作

①携用物至床旁，向照护对象解释操作步骤和目的，取得其合作。

②协助其仰卧、侧卧或坐卧体位等。

③将毛巾围于其颈下部。

④将盛有温水的脸盆放在床旁椅子上。

⑤将毛巾放入温水试温，以操作者前臂皮肤感觉不烫为宜。将浸湿的毛巾拧至半干，以不滴水为宜。

⑥顺序擦洗眼内外眦（见图5-1-5）、额部、鼻翼、面颊、耳后、颌、颈部。依个体习惯使用香皂或皂液擦洗。

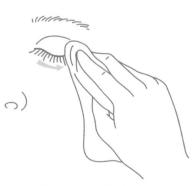

图5-1-5　擦洗眼眦

⑦换水重新按顺序擦洗一遍。

⑧移开围颈毛巾，铺于近侧手腕下，擦洗近侧手。用同样的方法擦洗远侧手。

⑨涂润肤霜、润唇膏。

⑩整理用物、床单位，安置其于舒适体位，洗手、记录。

（4）注意事项

①室温、水温要适宜。

②如有硬眼屎应先润湿后再擦洗，使用香皂时避免浸入眼睛。

③如鼻涕凝固在鼻腔内先用石蜡油浸润后再清除。

④操作动作要轻柔，避免擦伤皮肤。

⑤操作动作要轻稳，避免打湿衣服、床铺等。

⑥及时擦掉溅出的水渍，保持地面清洁干燥。

2.床上梳头

（1）目的

①去除头皮屑，使头发整洁，减少感染机会。

②按摩头皮，刺激头部血液循环，促进头发的生长和代谢。

③美化形象，维护自尊和自信，增强舒适感。

（2）操作准备

①操作者洗手，必要时戴口罩、手套和围裙，如需要使用灭虱剂或接触皮肤病患者等。

②用物：梳子（平梳或刷梳）、毛巾、30%浓度酒精、纸袋等。

③环境：室温舒适，无对流风，必要时拉帘或屏风遮挡。

（3）操作步骤

①携用物至床旁，向照护对象解释操作步骤和目的，取得其合作。

②协助其侧卧位或仰卧头偏向一侧，抬高床头。

③将毛巾平铺于枕上。

④将头发分为左右两股梳理，先梳理一侧，再梳理另一侧。

⑤将头发松开，一手压住发根，一手梳理头发，从发稍梳起逐渐向上梳通至头顶发根。

⑥将脱落的头发放入纸袋中，撤掉毛巾。

⑦整理用物、床单位，安置其于舒适体位，洗手、记录。

（4）注意事项

①梳头时，尽量使用梳齿圆钝的梳子，以防损伤头皮。

②发质较粗或卷发者，选用梳齿较宽的梳子。

③梳理头发动作要轻柔，不可强拉硬拽，由发稍逐渐梳理到头顶发根。

④如头发打结不易梳理，可用30%浓度酒精浸湿打结处再轻轻梳理。

⑤为长发者扎发辫时，不易扎绑得过紧，每天至少将发辫松散开一次。

3. 床上洗手

（1）目的

①去除手部污垢、皮肤碎屑和部分致病菌，减少交叉感染的机会。

②观察手部皮肤及血液循环状况。

（2）操作准备

①操作者衣装整洁。

②用物：洗脸盆、温水40℃~45℃、浴巾、毛巾、香皂或洗手液、护肤霜等。

③环境：室温舒适，无对流风，必要时拉帘或屏风遮挡。

（3）操作步骤

①携用物至床旁，向照护对象解释操作步骤和目的，取得其合作。

②协助其仰卧或侧卧位靠近床边侧，抬高床头。

③将浴巾铺于手臂下。

④将盛有温水的脸盆放在床旁椅子上紧贴床边浴巾。

⑤将毛巾放入温水试温，以操作者前臂皮肤感觉不烫为宜。

⑥上卷其衣袖露出手臂，将其手放入盆内水中温热或用浸湿毛巾温热。

⑦涂少许香皂顺序揉搓手指、指缝、指尖甲缝、手心、手背和腕关节，洗去皂液泡沫并擦干手，涂护肤霜，松开上卷的衣袖。

⑧撤出浴巾，移盆至对侧，用同样方法洗另一侧手。

⑨整理用物、床单位，安置其于舒适体位，洗手、记录。

（4）注意事项

①手蜷缩紧握的照护对象，手心容易积汗液和污垢，要将其手放在温水中温热后再一根一根地展开手指，擦洗指缝、指尖甲缝和手心。

②擦干手时，须擦干指缝和手心，充分干燥后再放纱布卷或专用持握物件。

③操作动作要轻柔，避免擦伤皮肤。

④洗手期间可观察指甲是否过长，需要时修剪指甲。

⑤操作动作要轻稳，避免打湿衣服、床铺等。

⑥及时擦掉溅出的水渍，保持地面清洁干燥。

4. 床上洗脚

（1）目的

①去除脚部污垢、皮肤碎屑和部分致病菌，减少交叉感染的机会。

②按摩脚底，刺激脚部及全身血液循环，增加舒适感，促进睡眠。

③观察脚部皮肤及血液循环状况，尤其注意患有糖尿病或肢体瘫痪的照护对象脚部皮肤及血液循环状况。

（2）操作准备

①操作者洗手、戴手套，必要时戴口罩、围裙。

②用物：洗脚盆、温热水45℃～52℃、浴巾、毛巾、软枕或支垫、润肤油、塑料布单或纸中单等，必要时备癣药膏和棉签。

③环境：室温舒适，无对流风，必要时拉帘或屏风遮挡。

（3）操作步骤

①携用物至床旁，向照护对象解释操作步骤和目的，取得其合作。

②被尾向上叠落露出其脚踝腿部。

③协助其仰卧位，屈膝或膝下垫软枕支高膝部，上卷裤筒至膝部，将塑料布单和浴巾铺垫于脚下。

④将盛有温热水的脚盆放在浴巾上，毛巾放入温水试温，以操作者前臂皮肤感觉不烫为宜，将其双脚放入盆内水中浸泡温暖。

⑤操作者把毛巾的一角卷在手指上，余下毛巾仍泡在水里，顺序揉搓脚趾、趾缝、脚心、脚跟、脚背和脚踝。移开脚盆，将双脚放在浴巾上并擦干（见图5-1-6）。

⑥撤去浴巾、塑料布单，取出膝下软枕，放平双腿。

⑦检查脚底脚趾皮肤有无发红肿

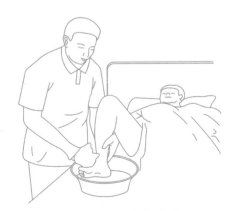

图5-1-6　床上洗脚

胀、破损、溃疡、坏疽，若脚跟干裂可涂润肤油，有脚癣的用棉签蘸癣药涂患处。

⑧整理用物、床单位，安置其于舒适体位，洗手、记录。

（4）注意事项

①水温低时可添加热水，但要控制水温在52℃以下，加热水前必须将脚移出脚盆，以避免烫伤。

②糖尿病患者皮肤韧性差，感觉不灵敏，要控制水温在45℃以下。

③操作动作要轻柔，避免牵拉关节、擦伤皮肤。

④对下肢瘫痪的照护对象，应分别洗左右脚，膝下放支垫支撑屈膝位。操作者左手托起其小腿放脚到盆内水中，扶住膝部；右手用盆内浸湿的毛巾擦洗脚。擦干脚时，左手托起小腿，右手用干毛巾擦干，取出支垫，放平膝腿。用同样方法洗另一侧脚。

⑤洗脚期间观察趾甲是否过长，需要时修剪趾甲或预约专业修脚师。

⑥如发现脚部皮肤颜色异常，有破损、溃疡和坏疽等症状，要及时联系医生护士进一步诊疗护理。

⑦操作动作要轻稳，避免打湿衣服、床铺等。

⑧及时擦掉溅出的水渍，保持地面清洁干燥。

（三）清洗会阴部

由于会阴部温暖、潮湿，阴毛生长较密且局部通风差，易于细菌积聚和繁殖，引发感染致病。长期卧床的老人、病人往往大小便失禁，会阴部分泌物过多和受到尿渍粪便的刺激，皮肤容易破损。因此，经常清洗会阴部可以去除污垢、减少异味，并且对预防感染和提高身体舒适度十分必要。

会阴部的各个孔道彼此很接近，容易发生交叉感染。会阴部尿道口是较清洁的部位，肛门是相对最不清洁的部位，所以在清洗会阴部时，首先应擦洗尿道口及其周围，最后擦洗肛门。

1. 操作准备

（1）评估

①了解照护对象清洗会阴部的状况。

②了解照护对象会阴部皮肤是否有发红肿胀、破损及溃疡等状况。

③了解照护对象自理能力。

④了解照护对象对会阴部清洁卫生重要性的知晓度，及其清洗方法是否正确。

（2）准备

①操作者衣着整洁、洗手、戴手套，必要时戴口罩、围裙。

②用物：水盆、温水40℃、小毛巾、毛巾、浴巾、塑料布单或纸中单、冲洗壶、便盆、尿便垫巾、洁净的衣裤、床单等。

③环境：关闭门窗，室温调至22℃～26℃，拉帘或屏风遮挡，必要时尊重照护对象隐私生活习惯和特殊要求，如同性操作者或特定时间清洗。

2.操作步骤

① 携用物至床旁，向照护对象解释操作步骤和目的，取得其合作。

② 协助其仰卧位，被尾向上叠落，将裤脱至膝部或脱下一侧裤筒，屈膝并左右分开两腿暴露会阴部，必要时膝下垫软枕支高膝部或放支垫支撑屈膝位。

③ 将塑料布单和浴巾铺垫于臀下，冲洗会阴部放便盆于臀下。

④ 将盛有温水的水盆或冲洗壶放在床旁椅子上。

⑤ 试水温，以操作者手腕内侧皮肤感觉不烫为宜。

⑥ 将小毛巾浸湿，拧至半干，擦洗会阴部。

● 擦洗男性会阴部（见图5-1-7）。

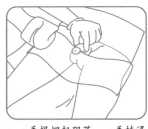 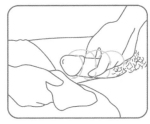 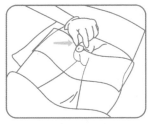

a. 一手提捏起阴茎，一手持浸湿拧干的毛巾，由尿道口向外缘擦洗阴茎头　　b. 沿阴茎头下至阴茎根部环形擦洗阴茎　　c. 提捏起阴茎暴露阴茎根部，托起阴囊擦洗

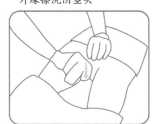 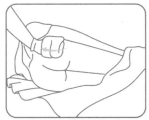

d. 绷紧撑开皮肤皱褶，从上至下擦洗阴囊及周围皮肤　　e. 翻转至侧卧位，由下往上擦洗肛门及周边皮肤

图5-1-7　擦洗男性会阴部

● 擦洗女性会阴部（见图5-1-8）。

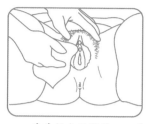 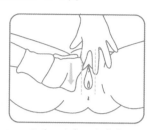 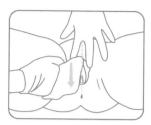

a. 一手手指分开阴唇，一手
持浸湿拧干的毛巾，擦洗
会阴部

b. 以尿道口为中心向外缘向下
擦洗

c. 从上至下擦洗阴蒂、尿道、
阴道及阴唇黏膜

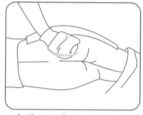 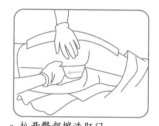

d. 翻转至侧卧位，由下往上擦
洗肛门及周边皮肤

e. 扒开臀部擦洗肛门

图5-1-8 擦洗女性会阴部

⑦ 冲洗男女会阴部。

● 协助照护对象抬高臀部，放便盆于臀下。

对于男性，一手轻提捏起阴茎，托起阴囊并绷紧撑开皮肤皱褶，另一手持冲洗壶自上而下冲洗会阴部。

对于女性，一手手指分开阴唇并绷紧撑开皮肤皱褶，另一手持冲洗壶自上而下冲洗会阴部。

● 撤出便盆，将臀部置于铺垫的浴巾上。

⑧ 用毛巾从上至下擦干会阴部，尤其是皮肤皱褶处。

⑨ 协助其翻转至侧卧位，由下往上擦干肛门及周边皮肤。

⑩ 撤去浴巾、塑料布单，脱掉手套，协助其穿好裤子。

⑪ 整理用物、床单位，安置其于舒适体位，开窗通风，洗手、记录。

3.注意事项

① 鼓励有自理能力的照护对象自主清洗会阴部。

② 少数照护对象受患有疾病的影响，腿部肌肉紧张在屈膝或分开两腿时会发生颤抖僵硬的状况，操作者应轻扶住其膝部，与其交谈分散注意力，待颤

抖或僵硬缓解后再帮助其舒展膝、左右分腿（见图5-1-9）。

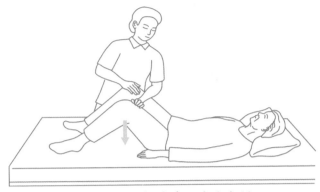

图5-1-9　舒展膝、左右分腿

③ 清洗会阴部要按照以尿道口为起始，由中心向外缘、从上至下、由前往后的先后擦洗顺序，以避免引发感染致病。

④ 不要过度暴露照护对象的身体，注意保暖和保护隐私。

⑤ 擦洗的毛巾要柔软，水温不要过热，以防硬性磨擦和烫伤。

⑥ 仔细观察会阴部及周边皮肤状况，如有异常，及时上报当班主管并评估制订照护措施和计划，必要时联系医生护士进一步诊疗护理。

⑦ 操作动作要轻稳，避免将冲洗液溅洒到腹部或打湿衣服和床铺，如有浸湿污染及时更换。

⑧ 及时擦掉溅出的水渍，保持地面清洁干燥。

（四）床上洗头

1. 目的

① 去除头皮屑，使头发整洁，无异味，无虱虮，减少感染机会。

② 按摩头皮，刺激头部血液循环，促进头发的生长和代谢。

③ 振作精神，提高舒适度，维护照护对象自尊和自信。

2. 评估

① 评估头发状况，包括光泽度、浓密度、清洁度、是否有头屑、发质和发色。

② 照护对象对头发保养的认知程度。

③ 照护对象身体健康状态及自理能力。

3. 准备

① 操作者洗手、戴围裙，必要时戴手套。

② 用物：洗发器（见图5-1-10）、温水40℃~45℃、毛巾、洗发液、梳子、水壶或水盆量杯、污水桶、电吹风、棉球、纱布、塑料布单等。

③ 环境：室温22℃~26℃，无对流风，必要时拉帘或屏风遮挡。

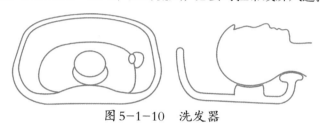

图5-1-10　洗发器

4. 常用洗头法（见图5-1-11）

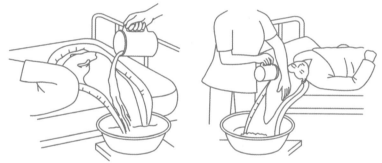

a.马蹄垫法。用废报纸卷成筒状，外包裹浴巾，弯曲成马蹄形槽，铺盖上塑料布单围成马蹄形水槽，开口端为水顺流方向

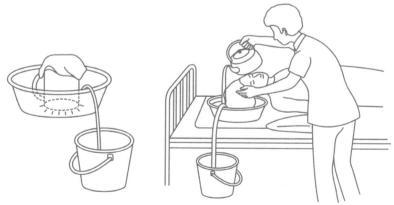

b.扣杯法。水盆底部放一块小毛巾，倒扣一搪瓷或塑料杯，杯底放一块四折小毛巾垫头，一根橡胶或塑料管接通水盆和污水桶。扣杯洗头法利用虹吸原理，将污水从水盆引入到下面的污水桶

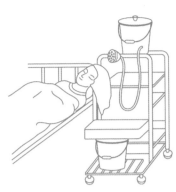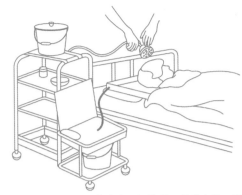

c.洗头车法。洗头车由推车、方向支架、清水箱、污水桶、喷淋头、加热器、微型水泵、温控器、脚开关等组成。水盆位置可按需上下左右调节，可自动上水，加热及调节水温。洗头时污水一次性排流到污水桶

图 5-1-11　常用洗头法

5. 操作（以马蹄垫法为例）

① 携用物至床旁，向照护对象解释操作步骤和目的，取得其合作。

② 协助其仰卧位，移枕垫于肩下，折下衣领，将毛巾围于颈部。

③ 放好马蹄垫接好污水盆，颈后部枕于马蹄垫的槽凸处。

④ 用棉球塞双耳，纱布遮盖双眼，松开头发。

⑤ 用手试水温，先用少量水冲湿头发，询问水温是否合适并调整。

⑥ 温水冲湿头发，用洗发液抓挠头皮搓揉头发，长发由发根向发稍搓揉，温水冲洗干净，用围颈的毛巾两端擦净面部并包裹头发，取下塞耳棉球和盖眼纱布。

⑦ 一手托抬起头部，一手撤去塑料布单及马蹄垫。

⑧ 移枕枕于头下，在枕头上铺干毛巾，擦干头发，用吹风机吹干头发，梳理整齐。撤去毛巾，整理衣领。

⑨ 整理用物、床单位，安置其于舒适体位。

⑩ 开窗通风，洗手、记录。

6. 注意事项

① 注意调节室温，冬季应注意保暖。

② 注意调节水温，及时擦干头发，避免受凉。

③ 洗发过程中不要频繁转动其头颈，洗发时间不宜过长，以免产生疲劳。

④ 随时观察照护对象的反应，询问其感受。若有呼吸异常，应立即停

止操作。

⑤ 操作动作要轻稳，避免打湿衣服、床铺等。

⑥ 及时擦掉溅出的水渍，保持地面清洁干燥。

（五）床上擦浴

1. 目的

① 去除身体污垢，保持皮肤清洁。

② 放松紧张肌肉，提升舒适度。

③ 刺激皮肤的血液循环，增强皮肤的排泄功能，预防感染和压疮等并发症的发生。

④ 观察照护对象的身体状况，帮助其活动肢体，防止肌肉挛缩和关节僵硬等。

2. 准备

① 操作者洗手并温暖双手，必要时戴手套、围裙。

② 用物：水盆2个、温热水45～52℃、小毛巾2块、浴巾2条、浴皂或浴液、污水桶、手套、洁净的衣裤、床单、被套、枕套、尿便垫巾、纸中单等。

③ 环境：关闭门窗，室温调至22℃～26℃，拉帘或屏风遮挡。

3. 操作

① 携用物至床旁，向照护对象解释操作步骤和目的，取得其合作。

② 将盛有温水的水盆放在床旁椅子上，小毛巾放入温水试温，以操作者感觉前臂皮肤不烫为宜。

③ 将浸湿拧至半干的小毛巾包折裹住手掌，分别用浴液和清水顺序擦洗身体（见图5-1-12、5-1-13）。

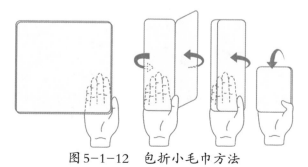

图 5-1-12　包折小毛巾方法

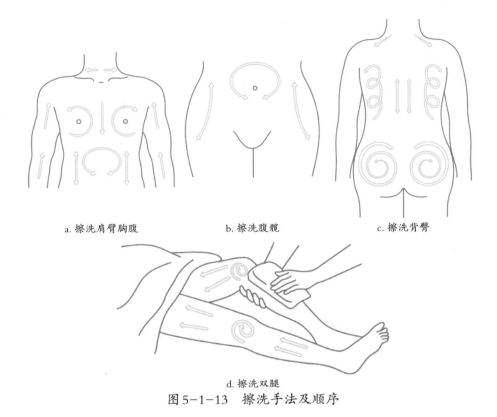

a.擦洗肩臂胸腹　　　　b.擦洗腹髋　　　　c.擦洗背臀

d.擦洗双腿

图5-1-13　擦洗手法及顺序

● 松开棉被或被单，协助照护对象脱去衣裤及处于仰卧位。将浴巾铺垫于其身下，用浴巾遮盖住前胸及上腹部，棉被盖好下腹部和下肢。

● 擦洗脸及颈部。

● 擦洗肩臂、腋窝、肘窝及皮肤皱褶处，浴巾擦干。先擦洗近侧肩臂后远侧肩臂。洗手（见上文）。

● 擦洗肩臂胸腹部，由颈胸向腹部擦洗，女性洗净乳房下端皮肤皱褶处。洗净肚脐皮肤皱褶处，浴巾擦干。

● 协助照护对象翻身侧卧位，暴露背部及臀部，由颈、肩背、腰骶至臀部擦洗，浴巾擦干。

● 协助照护对象翻身仰卧位盖好棉被，被尾向上叠落暴露下肢，将浴巾铺垫于双腿下，放平双腿，由大腿根向脚踝擦洗。托起膝腿擦洗腿背和腘窝，浴巾擦干。洗脚。

● 清洗会阴部。

④ 撤去浴巾，协助照护对象穿上洁净的衣裤，安置其于舒适体位，盖好棉被。

⑤ 整理用物、床单位，洗手、记录。

4. 注意事项

① 应尊重照护对象的个人隐私和生活习惯。在擦洗过程中，随时遮盖其身体，避免不必要的身体暴露，注意保暖，防止受凉。

② 注意调节室温、水温，随时换水及添加热水，应降低水温擦洗身体敏感部位。

③ 擦洗要到位，动作要轻柔，擦洗干净皮肤皱褶处，避免伤及皮肤、黏膜。

④ 擦洗会阴部应单独使用水盆和毛巾，注意以尿道口为中心向外缘向下擦洗。

⑤ 对有身体功能障碍的照护对象，注意用健脱患穿*的更衣方法为其穿脱衣裤。

⑥ 观察受压部位皮肤状态，如有异常，及时上报当班主管评估制订照护措施和计划，必要时联系医生护士进一步诊疗护理。

⑦ 随时观察照护对象的反应，如出现寒颤、面色苍白、脉搏加快等症状，应立即停止擦浴平卧休息并密切观察，必要时联系医生护士。

⑧ 操作动作要轻稳，避免打湿衣服、床铺等。

⑨ 及时擦掉溅出的水渍，保持地面清洁干燥。

> * 健脱患穿是针对偏瘫患者更换衣服的先后顺序，即脱衣裤时先脱健侧的衣裤；穿衣裤时先穿患侧的衣裤。健脱患穿更衣方法也是一项更衣操作技巧，使更换衣服操作便捷、安全和省力。

（六）淋浴

淋浴是一种快捷、简便的洗浴方法，可迅速达到清洁皮肤的作用并能有效地防止交叉感染。一般情况下，淋浴适用于能够活动、具备自理能力的照护对象，但在照护人员的帮扶下也适合那些身体衰弱、功能障碍的老人、病人和残疾者。因此，如何帮扶老人、病人和残疾者淋浴，避免跌倒等意外事故的发生是安全淋浴照护的关键。

1.目的

① 清洁皮肤、促进身体舒适。

② 放松紧张肌肉，刺激皮肤血液循环，预防感染和压疮等并发症。

2.评估

① 照护对象的健康状态和自理程度，尤其是自主活动能力及身体平衡的状况，如站立走路不稳有发生跌倒的危险因素。

② 照护对象的口服药物，如服用降压、降糖、利尿及神经抑制类药物可导致一时性的变换体位低血压、眩晕等副作用。

3.操作

（1）准备

① 操作者洗手、戴防水围裙、穿中筒雨鞋。

② 用物：毛巾3条、浴巾2条、洗面奶、浴液、洗发液、洁净的衣裤、梳子、防滑拖鞋、吹风机等。

③ 环境：关闭门窗，调节浴室室温至22℃～26℃，淋浴水温至40℃～45℃。

（2）操作步骤

① 向照护对象解释淋浴操作步骤和目的，取得其合作。

② 协助照护对象脱去衣裤，在淋浴椅上坐稳。

③ 手持淋浴喷头避开照护对象身体，用一侧手臂试水温。

④ 嘱照护对象闭眼，洗头洗脸。冲湿头发，用洗发液抓挠头皮揉搓头发，用水冲净，用洗面奶涂擦眼、鼻、面颊，用水冲净。

⑤ 用浴液依次涂擦身体各部位，用水冲净。

⑥ 关闭淋浴器，用浴巾擦干其头发及身体各部位，搀扶照护对象走到铺有浴巾的长凳或座椅上坐稳，穿上洁净的衣裤，陪同其回房休息并提供温水饮用。

⑦ 整理用物、清洁浴室，洗手，记录。

4.注意事项

① 浴室地面要放置防滑垫，照护对象应穿防滑拖鞋进入浴室（见图5-1-14）。

② 须试水温后再开始洗浴操作。手动调试水温时，应先开冷水后开热水。

③ 淋浴后要尽快擦干头发，必要时用吹风机吹干头发，以免受凉。

④ 淋浴时间不可过长，水温不可过高。

　　⑤ 鼓励照护对象发挥自身潜力尽可能自主洗浴，需要时再给予协助。淋浴应在进食1小时之后，以免影响消化吸收。

　　⑥ 淋浴期间，要随时询问和观察照护对象的反应，如有不适应立即停止淋浴平卧休息并密切观察，必要时联系医生护士。

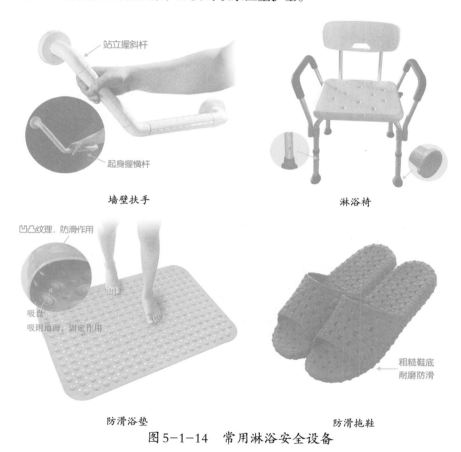

图5-1-14　常用淋浴安全设备

（七）修剪胡须

1.目的
保持个人卫生，美化形象。

2. 评估
① 照护对象的健康状态和自理程度，以及对胡须修剪的要求。

② 查看照护对象胡须的长短、密度、硬度和须型，以确定修剪胡须的方法。

3. 准备

① 操作者衣装整洁，洗手并温暖双手。

② 用物：电动刮胡刀、普通刮胡刀、弯头小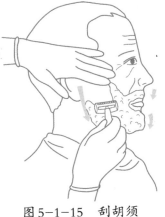剃须膏、润肤油等。

4. 操作

① 携用物至床旁，向照护对象解释操作步骤和目的，取得其合作。

② 协助其取舒适体位，坐位或卧位。

③ 剃刮胡须先顺毛孔剃刮胡须再逆毛孔剃刮残留的部分胡须（见图5-1-15）。

图5-1-15　刮胡须

● 电动刮胡刀。在面部皮肤清洁干燥状态下使用电动刮胡刀。手持电动刮胡刀，打开开关，剃刀面紧贴皮肤，从上到下顺毛孔剃一遍，再逆毛孔剃一遍，皮肤皱褶需一手绷紧撑开皱褶一手剃刮，用手指感觉局部皮肤光滑度，用毛巾擦净皮肤。检查面部胡须是否剃净，若有遗漏再重复操作。确认面部清洁后涂润肤油。

● 刮胡刀。应在清洗面部后使用刮胡刀，可涂抹少量剃须膏或用温热毛巾热敷局部，干毛巾垫在颈前耳下部。一手绷紧皮肤，一手持刮胡刀，剃刀面紧贴皮肤从面部一侧刮至另一侧，从上到下顺毛孔剃一遍，再逆毛孔剃一遍，用毛巾擦净皮肤。检查面部胡须是否剃净，若有遗漏再重复操作。确认面部清洁后涂润肤油。

● 修剪蓄须。晨起清洗面部前后均可修剪蓄须。干毛巾铺在颈前耳下部，用须梳将胡须梳理整齐，一手持须梳，一手持弯头小剪刀修剪胡须。修剪后的胡须应边缘整齐，外形美观。确认胡须整齐有型后涂少量滋润油，以保持胡须的柔顺和光泽。

④ 安置其于舒适体位，整理用物，洗手，记录。

5 注意事项

① 剃须时要先顺毛孔剃刮胡须，这样容易剃刮，也可避免局部皮肤疼痛。

② 剃须时要用手绷紧局部皮肤，这样容易剃刮，也可避免皮肤损伤。

③ 若胡须较坚硬不易剃除，可先用温热毛巾在局部热敷5~10分钟后再剃刮。

④ 蓄须的照护对象应定期修剪胡须，修剪时注意上唇胡须的下缘要整齐。

如需改变胡型，应小尺度修剪，不要轻易下剪过多而失手，导致难以补救影响胡型。

（八）修剪指/趾甲

1.目的

① 防止指/趾甲过长、折断、积聚污垢，避免感染。

② 使指/趾甲美观、清洁、舒适。

③ 维护自尊和增强自信。

2.评估

① 指/趾甲状况，包括光泽度、质地和手指/脚趾血液循环情况。

② 是否有真菌感染（灰指/趾甲）。

③ 照护对象身体状况，特别注意是否患有糖尿病。

3.准备

① 操作者衣着整洁，洗手，必要时穿戴手套、围裙。

② 用物：脸盆、脚盆、温水、毛巾、塑料布单、纸铺巾、指甲剪、趾甲剪、指甲锉、折叠凳（操作者用）、碘伏、75%浓度酒精、无菌棉签或棉球、医用胶布等。

③ 环境：室温舒适，无对流风，必要时拉帘或屏风遮挡。

4.操作

① 携用物至床旁，向照护对象解释操作步骤和目的，取得其合作。

② 协助照护对象处于舒适体位，坐位或卧位。

③ 修剪指甲（见图5-1-16）。

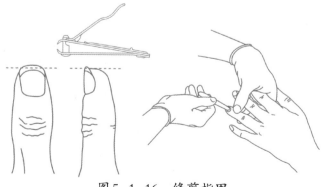

图 5-1-16　修剪指甲

● 洗手并擦干。

● 将纸铺巾垫在手臂下，用指甲剪剪去过长指甲，剪后锉平指甲。

● 撤出纸铺巾，由边缘向内折叠包裹碎指甲，丢入垃圾桶。

④修剪趾甲。

● 洗脚并擦干。

● 将纸铺巾铺在操作者膝腿上，放脚在纸铺巾上或铺垫于脚下，用趾甲剪剪去过长趾甲，剪后锉平趾甲。

● 撤出纸铺巾，由边缘向内折叠包裹碎趾甲，丢入垃圾桶。

⑤清理用物，安置其于舒适体位，洗手，记录。

5. 注意事项

① 指/趾甲不可修剪过深或过短，以免造成嵌甲。

② 注意皮肤与指/趾甲是否粘连，修剪时不要损伤皮肤。

③ 修剪过程中，如不慎发生皮肤破损，可以轻轻挤压伤口旁端（周边）皮肤，挤出少许血液后，清洁消毒（擦抹75%浓度酒精或涂碘伏），覆盖棉球，用胶布固定并嘱其保持局部干燥勿湿污伤口。

④ 修剪趾甲过程中，对患有糖尿病的照护对象，应注意观察脚趾端血液循环状况，如发现脚趾有暗红斑点，要及时联系医生护士进一步诊疗护理。

⑤ 为有灰指/趾甲的照护对象修剪指/趾甲时，要单独使用器具并做好器具消毒，以免交叉感染。

二、更换衣服

更换衣服是一项基本照护技术（见图5-2-1）。实际上，对于有身体功能障碍的照护对象来说，穿脱衣裤的动作也是一种康复训练。这一部分的主要学习内容是帮助因病致残、致瘫丧失部分或全部自主功能，完全不能自理且长期卧床和能够部分自理的老人、病人更换衣服，以及鼓励和指导他们自行更换衣服。

（一）评估

评估的目的是了解照护对象在穿脱衣裤方面的实际需求，以便在维护其自主功能的前提下，给予适当的帮助。
更衣的评估包括以下几方面。

1.身体状况

包括疾病情况、治疗情况
以及自主活动能力等。一般偏瘫
患者虽肌体功能受损严重但能够
坐稳身体，就有一定的自主更衣
能力，应将自主更衣训练作为一
项照护措施写进计划，以便在日
常照护中指导他们自主穿脱衣裤
（见图5-2-2）。

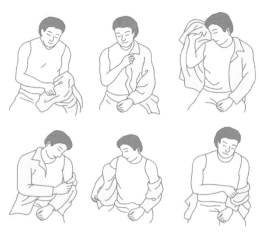

图 5-2-1　健脱患穿更衣方法

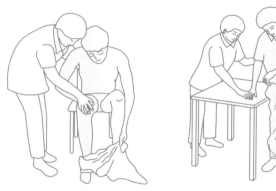

图 5-2-2　自主更衣训练

2.精神状态

例如昏迷、清醒、紧张、易怒、焦虑和抑郁等。

3.睡眠情况

例如睡眠习惯和睡眠障碍等。

4.沟通能力

例如是否有视力、听力或语言障碍等。

（二）操作步骤

穿脱衣裤通常在晨起和晚间就寝洗漱或洗浴前后进行。对有身体功能障
碍、完全不能自理的照护对象，穿脱衣裤大多是在床上由照护者操作，对能够

部分自理的照护对象，则是协助他们穿脱衣裤。

1. 准备

① 洁净的衣裤：包括内衣内裤和不同款式的衣裤。一般随季节变化和照护对象的个人活动安排为其选择或随个人意愿自己挑选款式适宜的衣裤。

② 环境：室温调至22℃～26℃，必要时拉帘或用屏风遮挡。

③ 沟通：向照护对象解释操作步骤和目的，取得其合作。

2. 穿衣裤

① 为偏瘫卧床患者穿开襟衣服（见图5-2-3）。

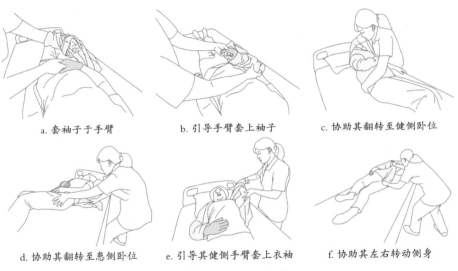

a. 套袖子于手臂　　　　　b. 引导手臂套上袖子　　　　c. 协助其翻转至健侧卧位

d. 协助其翻转至患侧卧位　　e. 引导其健侧手臂套上衣袖　　f. 协助其左右转动侧身

图5-2-3　为偏瘫卧床患者穿开襟衣服

● 确认照护对象右侧偏瘫。操作者左手从右侧袖口伸进袖子套袖子于手臂。

● 用套着袖子的手抓握住其患侧手引导手臂套上袖子。

● 协助其翻转至健侧卧位，拉平衣袖并上拉衣领至肩颈，将另侧衣袖向下叠落披至身下。

● 协助其翻转至患侧卧位，拉出压在身下的衣袖展平。

● 操作者右手从左侧袖口伸进袖子，抓握住其健侧手引导手臂套上袖子。

● 协助其左右转动侧身，拉直拉正衣服，确认背部衣服平整及衣领到位。

● 协助其仰卧位，拉平衣服，确认左右对称、没有褶皱。

● 对齐领口，系好衣扣。

② 偏瘫患者自主穿套头衣服（见图5-2-4）。

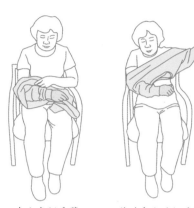
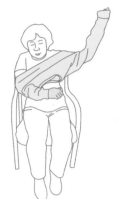
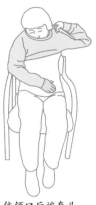
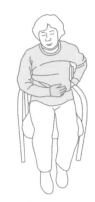

a.套上患侧手臂　　b.伸进套上健侧手臂　　c.抓住领口后端套头　　d.拉直拉正衣服

图5-2-4　偏瘫患者自主穿套头衣服

● 认清衣服前后，用健侧的手把患侧衣袖叠落起来，套上患侧的手上拉衣袖到肘臂部位，不要拉套过高，留下健侧手臂活动的空间（易抬伸手臂及穿套衣袖）。

● 健侧手臂伸进套上衣袖，抬伸手臂上拉衣袖及领口到胸前颈下。

● 健侧手抓住领口后端套头，下拉领口至肩臂。

● 健侧手抓住前后衣摆向下拉直拉正衣服，展平褶皱。

③穿裤子。

● 偏瘫患者坐姿自主穿裤子（见图5-2-5）。

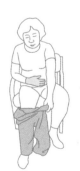
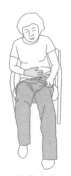
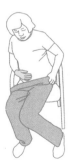
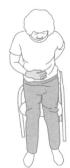

a. 拉抬起患侧腿　b. 健侧腿伸进裤　c. 尽量上拉，左　d. 拉提裤子过臀　e. 左右拉平对齐
　　放进裤筒，上　　筒，上拉裤筒　　右侧身抬臀带　　到腰部　　　　　裤腰或起立拉
　　拉裤筒盖过膝　　到大腿　　　　　动患侧大腿　　　　　　　　　　正裤子

图5-2-5　偏瘫患者坐姿自主穿裤子

● 为偏瘫卧床患者穿裤子（见图5-2-6）。

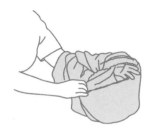
a. 操作者左手从右侧裤口伸进裤筒套裤筒于前臂

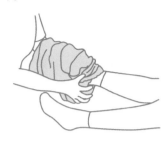
b. 托握住其右患侧的脚踝引导腿脚套上裤筒。
同法套上健侧腿

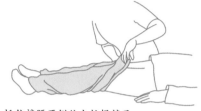
c. 抓住裤腰两侧往上拉提裤子

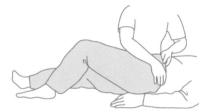
d. 协助其左右侧身抬臀，提拉裤子至腰部，拉
平对齐裤腰

图5-2-6　为偏瘫卧床患者穿裤子

3. 脱衣裤

① 为偏瘫卧床患者脱开襟衣服（见图5-2-7）。

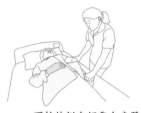
a. 下拉健侧衣领露出肩臂

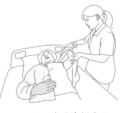
b. 脱下健侧衣袖

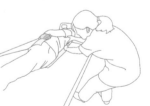
c. 患侧卧位

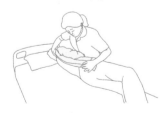
d. 健侧卧位

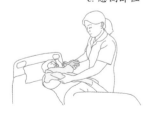
e. 翻转至仰卧位

图5-2-7　为偏瘫卧床患者脱开襟衣服

● 确认其右侧偏瘫。解开其上衣扣子，下拉健侧衣领露出肩臂。

● 抬起其健侧手臂，托扶住其臂肘，上拉脱下衣袖。

● 协助其患侧卧位，将脱下的衣袖掖至其身下。

● 协助其翻转至健侧卧位，拉出身下衣袖撩放在患侧胸肩部位。

● 协助其翻转至仰卧位，托抬起其患侧手臂，脱下衣袖，撤出衣服。注意此步骤需要用小幅度操作动作来完成，以保护其患侧臂膀。

②偏瘫患者自主脱套头衣服（见图5-2-8）。

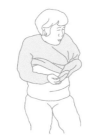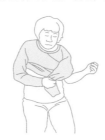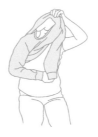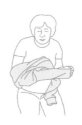

a.上撩衣摆到肩背胸前　　　b.脱下衣袖　　　c.脱套出头部　　　d.脱退患侧衣袖至肘臂

图5-2-8　偏瘫患者自主脱套头衣服

● 用健侧手抓住衣摆上撩前后身衣服到肩背胸前。

● 用下巴压住胸前衣服，用患侧手压住健侧袖口，抽出健侧手臂脱下衣袖。

● 用健侧手臂抓住领口侧端脱套出头部。

● 用健侧手脱退患侧衣袖至肘臂，再从袖口脱下衣袖，撤出衣服。

③脱裤子

● 偏瘫患者坐姿自主脱裤子（见图5-2-9、5-2-10）。

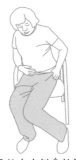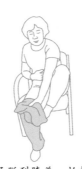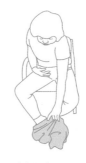

a.健侧开始左右侧身抬臀，脱　　b.裤子脱到膝盖，抬起健侧　　c.裤腿脱到患侧脚踝，用健侧腿
　裤子到大腿　　　　　　　　　　腿，脱下裤筒　　　　　　　　支撑坐稳，弯腰脱下裤筒

图5-2-9　偏瘫患者坐姿自主脱裤子

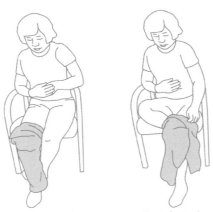

不能弯腰的照护对象脱裤子可用健侧腿勾托患侧腿脱裤子的方法。用健腿勾托起患侧腿，用健侧手抓住拉起患侧脚踝或裤脚，放脚踝在健侧大腿上（盘腿），脱下患侧裤筒，撤出裤子

图 5-2-10　健腿勾托起患腿脱裤子

● 为偏瘫卧床患者脱裤子（见图5-2-11）。

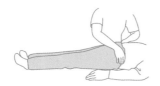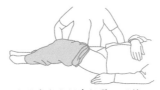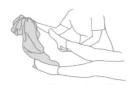

a. 操作者双手分别抓住裤腰　b. 协助其左右侧身抬臀，脱裤　c. 左手托握住其脚踝脱下裤筒
两侧　　　　　　　　　　　　　至腿膝

图 5-2-11　为偏瘫卧床患者脱裤子

（三）注意事项

① 熟练掌握健脱患穿的更衣方法。

② 尽量选择宽松柔软的衣裤，以增加舒适感。

③ 选择与季节适合的衣裤，注意保暖，避免受凉。

④ 偏瘫患者由于身体平衡稳定性能低，易发生跌倒等意外事件，因此穿脱衣裤时，先要确认周围环境安全无堆放杂物等。

⑤ 穿脱衣裤时，最好让照护对象扶着栏杆、靠着墙或坐在有扶手的座椅上，以避免倾倒。

⑥ 为偏瘫卧床患者穿脱衣裤时操作动作要轻柔，以避免拉伤肢体和皮肤。

⑦ 对于长期卧床的照护对象，要注意抚平其衣裤和床单，以舒适体位休息和睡眠，预防压疮的发生。

三、整理床单位

床单位是专用名词，指医院或疗养机构提供给老人、病人和残疾者使用的家具与设备，是其休息、睡眠、活动、治疗护理和照护的最基本的生活单位。床单位是居家住宅中必备的用物，对于因病卧床的照护对象，床单位的用途并不局限于休息和睡眠，它还是其进食、排泄、娱乐交往等基本生活的空间。因此，床单位需要保持整洁及安全，床上用物需定期更换，防止细菌污染和疾病传播。整理床单位是一项基本照护技术，整理好的床单位应舒适、安全和实用。

（一）铺备用床（见图5-3-1）

1. 操作准备

① 操作者衣装整洁，洗手，必要时穿戴口罩、围裙。

② 用物。床单、被套、枕套、被胎、枕芯、污衣袋等。按使用顺序将用物摆放在床旁椅子上或搭放在椅背上，也可将用物摆放在推车上推至床旁。

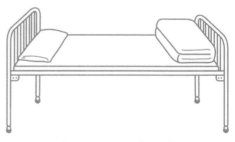

图5-3-1 铺备用床

③环境。

● 居室整洁、通风，室内无人进行治疗、护理操作或服药进餐。

● 移开床头桌距床沿20厘米，移床旁椅于床尾正中处，椅背距床尾15厘米左右，挪出操作空间。

● 调节床体高度，制动床轮。

● 检查床垫或根据需要翻转床垫，或更换床垫。

2. 操作

① 铺床单。

● 床单纵向中线对齐床铺中线放置，向床头床尾依次展开铺平（床头床尾各留放出床单25厘米），依次铺近、远侧床单。

● 铺床角（见图5-3-2）。

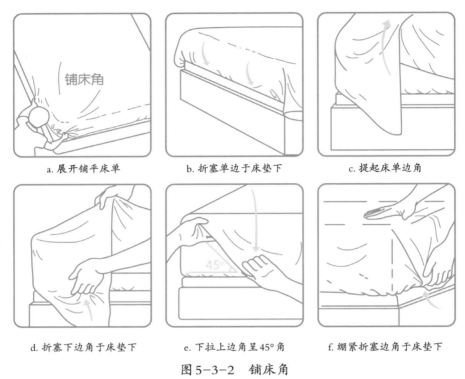

a. 展开铺平床单　　　　　b. 折塞单边于床垫下　　　　c. 提起床单边角

d. 折塞下边角于床垫下　　e. 下拉上边角呈45°角　　　f. 绷紧折塞边角于床垫下

图 5-3-2　铺床角

②套被胎。

● 将被套纵向中线对齐床铺中线，放置被头距离床头床帮15厘米处，向床尾展开铺平被套。

● 一手掀拉开被尾开口至被套的1/3处，一手将S叠放的被胎放送到被套内（见图5-3-3）。对齐被胎和被套两上角及侧边，铺开展平。

● 被胎和被套两下角平齐，系带子。

● 将棉被两侧内折与床面平行叠成被筒，被头被尾内折再对折，放置在床尾。

③套枕芯。

● 将正面朝外的枕套铺开展平，对齐枕芯和枕套两上角及侧边。

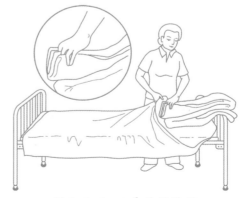

图 5-3-3　S叠放的被胎

● 一手掀拉开枕套开口，一手抓住枕芯前端放送到枕套内套上枕芯。

● 抓住枕头的边角轻翻抖动，使枕芯与枕套边角合贴，枕头平整、充实。

● 枕头枕面朝上，开口端背向门口。

④整理用物，开窗通风，洗手，记录。

3. 注意事项

① 操作时要注意身体动作姿势，避免产生疲劳。

② 床单纵向中线与床铺中线对齐，四角平整、紧扎。

③ 被胎和被套四角及侧边合贴，充实平整、两边内折对称。

④ 枕头平整、四角充实，开口端背门。

⑤ 操作动作要轻稳，避免大幅度抖动及拍打，以减少扬尘。

（二）扫床、整理床铺

1. 操作准备

①操作者衣装整洁，洗手，必要时穿戴口罩、围裙。

②用物：床刷1把、床刷套＊数个、脸盆2个（分别盛装浸湿洁净和污染的刷套）、污衣袋等。将用物按使用便利摆放在推车上推至床旁。

③环境：居室整洁、通风，室内无人进行治疗、护理操作或服药进餐。

④沟通：向照护对象解释操作步骤和目的，取得其合作。对居室内卧床的照护对象，依据个体状况协助其坐在床旁椅子上或安排其暂时离室参与活动。对不能下床的照护对象，协助其翻身侧卧扫床、整理床铺。

2. 操作

① 折叠棉被或被单，将床上棉被或被单折叠成方块状，放在床旁椅子上，枕头放在棉被上。

② 平整床单，先将近侧床头部位的床单从床垫和褥子下抽出押平折塞于床垫下压紧，再将床尾部位的床单抽出押平折塞于床垫下压紧。同步骤平整对侧床单，使床单平整紧贴床垫和褥子。

③ 清扫床铺，取床刷套上浸湿洁净的床刷套，从床头纵向扫床至床尾，每扫一刷要重叠上一刷的1/3，扫全床铺，避免漏刷。取下床刷套，丢入污染脸盆。

④ 整理摆放床上用物，轻拍翻动枕头至蓬松放置在床头，开口端背向门口，棉被两侧内折与床面平行叠成被筒，被尾内折备用或被头被尾内折再对

折，放置在床尾。

⑤ 整理用物，开窗通风，洗手，记录。

3. 注意事项

① 每床使用一只床刷套，不可重复使用。

② 使用后的床刷套可用含氯消毒剂浸泡30分钟，清洗晾干备用。

> * 床刷套是一种湿性清扫床铺工具，是经消毒液浸湿包裹床刷的抹布。湿性清扫床铺可防止灰尘飞扬，避免交叉感染。

（三）为卧床照护对象更换被服

1. 操作准备

① 操作者衣装整洁，洗手，必要时穿戴口罩、围裙。

② 用物。洁净的床单、被套、枕套、污衣袋等。将用物按使用顺序摆放在床旁椅子上或搭放在椅背上，也可将用物摆放在推车上推至床旁。

③ 环境。室内整洁，温湿度适宜，关闭门窗，必要时拉帘或用屏风遮挡。

④ 沟通。向照护对象解释操作步骤和目的，取得其合作。

⑤ 调节床体高度，制动床轮。

2. 操作

① 更换床单。

● 操作者站在床铺右侧，一手托起照护对象的头，一手将枕头平移到床头左侧，协助其翻身侧卧于床左边，盖好棉被。

● 从床头至床尾顺序抽出折塞在床垫下的床单，向上卷叠床单掖至其身下。

● 取床刷套上床刷套，从床头到床尾纵向清扫右侧半边床垫和褥子。

● 取洁净床单，将床单纵向中线对齐床铺中线，铺开展平右侧半边床单，铺床头床尾床角，床单边折塞于床垫下。将余下的半边床单叠卷掖至其身下。

● 协助照护对象至仰卧位，一手托起其头，一手平移枕头至床头右侧，协助其翻身侧卧于洁净的床单上，盖好棉被。

● 操作者转至床铺左侧，撤出卷叠的污床单，丢入污衣袋。清扫左侧床垫和床褥子，取下床刷套，丢入污染脸盆。

● 抽出照护对象身下叠卷的洁净床单，铺开展平，铺床角，折塞床单边。

● 协助照护对象翻转至仰卧位移至床中部，安置其于舒适卧位，盖好棉被。

② 更换被套。

● 操作者站在床铺右侧，将裹盖在照护对象身上的棉被松开展平，解开被尾系带。

● 一手抓住被套侧边，一手伸进被套分别将被胎的两侧向中间对折。一手抓住被套的被头，一手抓住被胎的被头，撤出对折的被胎并S叠放在床尾，污被套仍盖在照护对象身上。

● 取洁净被套放在污被套上，被套纵向中线对齐床铺中线，放被头于照护对象颈下，再将被套向床尾和床铺两侧铺开展平。一手掀拉开被尾开口至被套的1/3处，一手将叠放的被胎放送到被套内，对齐被胎和被套两上角及侧边，铺开展平，被胎和被套两下角平齐，系带子。

● 从床头向床尾方向，从套好的棉被下撤出污被套，丢入污衣袋。

● 棉被两侧内折成被筒，被尾内折掖好。

③更换枕套。

● 操作者一手托起照护对象的头，一手抽出枕头，放平头部。

● 将枕芯从枕套内撤出，污枕套丢入污衣袋。

● 取洁净枕套正面朝外铺开展平，对齐枕芯和枕套两上角及侧边。

● 一手掀拉开枕套开口，一手抓住枕芯前端放送到枕套内套上枕芯。抓住枕头的边角轻翻抖动，使枕芯与枕套边角合贴，枕头平整、充实。

● 放套好的枕头于床头开口端背门，操作者一手托起照护对象的头，一手移枕头至其头下，安置其舒适枕位。

④整理用物，开窗通风，洗手，记录。

3.注意事项

① 协助照护对象翻身侧卧时，应注意其安全，防范坠床。必要时拉起床栏或放置床挡。

② 更换被套时，应注意不要遮住照护对象口鼻。

③ 放被胎到被套内，要使被胎四角及侧边与被套角边合贴无虚沿。

④ 套好的枕头应平整、四角充实，枕套开口端背向门口。

⑤ 操作动作要轻稳、迅速，不要过多暴露照护对象身体，以免其受凉。

⑥ 开窗通风应根据气候来调整时间，一般通风时间20～30分钟。

⑦ 更换下的被服要统一洗涤、消毒。

四、室内环境

室内环境是人们接触最频繁、最密切的外环境之一。人们约有80%以上的时间是在室内度过的，与室内空气的接触时间多于室外。因此，室内空气质量的优劣直接关系到人的健康。新鲜的空气、清洁的环境与身体健康分不开。经常开窗通风换气，保持室内环境整洁可以使人感觉身体舒适，心情舒畅，还可以起到预防疾病的作用。

（一）居室通风换气

一个人在正常情况下每小时要呼出22升二氧化碳，如果通风不良，这些人体呼出的二氧化碳就会集聚在室内，使空气变污浊而氧气不足，可以干扰人的正常生理及心理状态，常使人出现烦躁、倦怠、头晕、食欲减退等表现，有碍患病者的康复。因此，呼吸道疾病的传播，多与空气不洁有关。居室通风换气是降低室内空气污染的有效措施（见图5-4-1），它能在短时间内置换室内空气，从而降低空气中微生物的密度，减少尘埃。通风换气可变换室内的温度和湿度，有刺激人体血液循环、汗液蒸发，增加身体舒适感的作用。

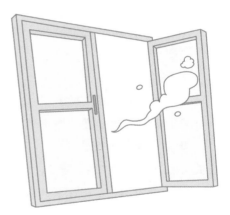

图5-4-1　门窗通风

通风换气的效果随通风面积（门窗大小）、室内外温度差、通风时间及室外气流速度而异。一般通风30分钟即可达到置换室内空气的目的。

1.室内温湿度

适宜的温湿度，有利于人的休息和睡眠。尤其是对老年人来说，他们的活动量较少，而且机体对环境温湿度的感知能力和调节能力下降，温湿度过高或过低都容易引发身体不适。因此，在室内通风过程中，应特别注意室内温湿度的变化，随时调节温湿度，避免过冷或过热刺激，造成身体不适（见图

5–4–2）。

（1）室内温度

适宜的室内温度一般为冬季 18℃～22℃，夏季26℃～30℃。室温过高会使神经系统受到抑制，干扰消化及呼吸功能，不利于体热的散发，影响休息和睡眠。室温过低会使人畏缩，缺乏动力，令肌肉紧张而产生不安感。

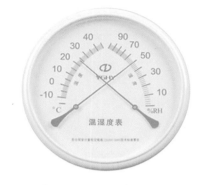

图5–4–2 调节温湿度

（2）室内湿度

湿度是指空气中含水的程度，相对湿度是在一定温度下空气中所含水蒸气的量与其达到饱和量的百分比。室内适宜相对湿度一般为50%～60%。当湿度过高时，蒸发作用减弱，会抑制出汗，使人感到潮湿、憋气，尿液排出量也会增加。当湿度过低时，空气干燥，人体水分大量蒸发，可引起口干舌燥、咽痛、烦燥等表现，干燥环境对患有呼吸道疾病或携带气管套管的照护对象尤为不利，会导致如痰液黏稠不易咳出或痰痂堵塞气管套管等并发症的发生。

2.开窗通风法

保持室内空气流通，居室应每日开窗通风换气，清新空气，减少异味，增加舒适感。夏季天气炎热，除在早晚凉爽的时候开窗通风外，其他时间可采用持续通风换气即24小时开窗缝通风换气，不仅可以避免室外阳光直射和热量涌入，也可避免下雨时雨水溅入室内。冬季天气寒冷，要相对缩短每次通风时间并增加通风的次数，进行有效通风换气。常用室内通风换气的方法如下。

（1）定时通风

①每日定时开窗通风2~3次，每次20～30分钟。

②开窗通风时间分别在每日晨起后、午睡后和睡觉前。

③开窗通风要在照护对象不在房间时进行，如照护对象在餐厅用餐或在花园散步时。

（2）间断通风

①每日开窗通风5~6次，每次10～15分钟。

②开窗通风时间可以在晨起后、午餐前后、午睡后和睡觉前。

③间断通风适用于长期卧床或自主能力受限，长时间在室内活动的照护对象。

④居室内有异味时，如照护对象床上排便后，应及时开窗通风换气。

（3）持续通风

①24小时开窗缝，但窗缝不易过大，尤其是夜间睡觉时，以不感觉吹风为宜。

②一般采用居室高处的窗户或天窗开窗缝，正对着床的窗户要尽量避开使用。

3.注意事项

① 尽量避免室内对流风，不要让风直接吹到身上，以免受寒着凉。

② 室内通风应以自然风为主，消毒剂可以按需喷洒，但不必每日施用。

③ 冬季通风时，注意做好室内照护对象的保暖，可加盖小毛毯或加穿外套。

④ 雾霾天可以缩短通风时间，或开半窗户，稍增加室内湿度（促使空气中尘埃微生物下沉）。

（二）室内清洁

室内清洁作为一项基本照护技术可使照护对象拥有一个舒适整洁的居住环境，使其心情愉悦，利于休息和睡眠。室内清洁扫除一般采用每日打扫和定期扫除的形式，清扫范围包括卧室、卫生间、厨房、餐厅、客厅及地面等。清洁扫除操作要按照从上到下、先里后外的顺序和环形清理的方式来进行。

1.清洁扫除顺序（见图5-4-3）

① 从上到下，是指在清洁扫除房间时从高处开始然后依次向下到扫拖地面的高低顺序。在掸扫天花板和擦窗户时会发生顶面落尘的效应，污染室内摆设如桌椅、橱柜和地面等，因此，先做好高处清洁再做低处清洁，以避免再次污染室内环境和重复打扫操作。

② 先里后外，是指在清洁扫除房间时从屋室内边角开始依次向外到房门和室外的里外顺序。扫除房间从卧室开始如整理床铺、擦拭衣柜，然后刷洗卫生间、厨房、餐厅和客厅，因客厅经常有人走动，最后清扫和拖擦地板为宜，

也便于退出清扫过的房间开始室外清洁。

③ 环形整理，是指从房间内角落开始如扫墙角擦拭床边小桌依次再到房门的缩小渐退的清扫圈，可避免清扫遗漏、再次污染和重复清扫。

2.注意事项

① 操作者应事先做个清洁列表，清楚操作先后顺序，以避免遗漏、再次污染和重复打扫。

② 在清洁扫除开始前，要先将室内的照护对象安顿在安全状态下，以避免操作中打落物品砸伤磕碰到他们或走动在水渍未干的地面上而滑倒摔伤。

③衣橱柜顶容易藏污纳垢，所以，在掸扫屋顶前应在橱柜顶部铺上一张垫纸（旧报纸类）或用干布单遮盖接落尘，便于清理。

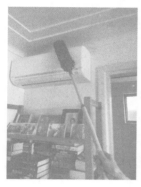
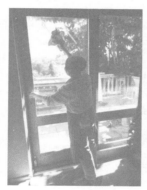
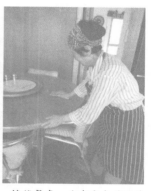

a.掸去屋顶墙角和空调表面灰　b.擦拭落地窗。应先取卸下纱　c.擦拭餐桌。应在完成屋顶墙
尘。应先用纸张或布单遮盖　　窗进行清洗晾晒，擦好玻璃　　壁清扫后再擦拭桌椅
衣橱柜顶接落尘　　　　　　　窗后再装上纱窗

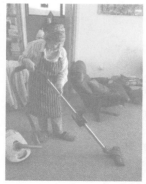
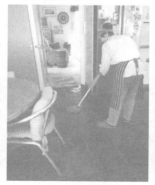
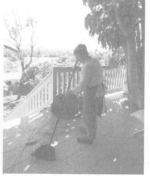

d.地毯吸尘。应放在清扫房间　e.扫拖地板。应放在清扫餐厅　f.清扫花园阳台。应先在完成
的最后阶段进行　　　　　　　的最后阶段进行　　　　　　　房间内部清扫再做室外清洁

图5-4-3　　清洁扫除顺序

④ 墙壁灰尘打扫应用潮湿毛巾包裹掸子，边掸扫边转动掸子，以避免扬尘。

⑤ 在清洁冰箱时，应先将食品移出冰箱后再用祛污洁净剂擦洗，待冰箱内隔层表面干燥后再放入食品，以避免污染食品。

⑥ 抹布、拖把用后均应洗净、悬挂晾干，保持清洁干燥状态备用。

五、进食照护

进食是人为了保持体能和生命所进行的有序的摄入营养*和能量*的过程。进食照护是鼓励和帮助有自理能力的照护对象自主用餐，对于极度衰弱、无力咀嚼食物或无法自行进食的老人、病人给予喂食，包括鼻饲管和胃造瘘管喂食的特殊进食照护。招呼人员应为照护对象创造温馨的用餐环境，促使其增加食欲主动进食，督促他们按点吃饭，养成良好的饮食习惯；并协助照护对象采取正确且舒适的进食姿势，以确保他们食物入口、咀嚼、吞咽过程的安全及营养和能量的摄入，达到维护照护对象健康的目的（见图5-5-1）。

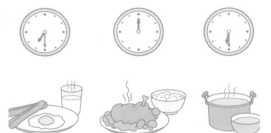

图5-5-1 一日三餐

* 营养指的是人体摄取食品经过消化、吸收、新陈代谢，利用食物的有效成分，维持生长发育和各种生理活动的动态的生物过程。
* 能量是一切生命活动的动力。能量不是营养素①，它是营养素的产物。人从食物中获得营养素，又从营养素中获取能量。人体能量供给主要依靠三大产热营养物质即脂肪、碳水化合物（糖）、蛋白质。
① 营养素指食物中可被人体吸收利用的物质，它是维持生命的物质基础。人体必需的营养素大约有50种，归纳起来可分为蛋白质、脂肪、碳水化合物、维生素、矿物质、水、膳食纤维7大类。

（一）基本概念

人们常说民以食为天，人只要能吃饭，生命就无忧。对于食欲不佳和无法主动进食的照护对象，因身体情况有碍正常进食不能摄入足够的营养，最初会引起消瘦，最终出现容易被忽视的营养不良的问题。营养不良多见于老龄群体。中国北京疾病控制中心调查数据显示，80%的高龄老人存在营养不良的问题，超过50%的高龄老人有贫血症状。老年人营养状况与其疾病康复时间和死亡率密切相关，因营养不良导致的抵抗力低下，是很多老年人患感染性疾病死亡的重要原因。经常阻碍老年人进食的问题有吞咽功能下降，用餐噎食、饮水呛咳，因此引发老年人抗拒吃饭，从茶饭不思到不能正常进食，终会出现营养不良危及生命。针对上述情况，可将食物切碎，在两餐之间添加营养素，并每次在液体食物里添加食用增稠剂（一种无色无味粉末，加入菜汤或果汁中搅拌即刻变成滑腻的菜冻或果冻），便可减少呛咳，利于吞咽，可促进老年人正常用餐。

（二）影响进食的因素

1.普遍性因素

① 用餐的环境、餐具，餐饮的种类如食物的软硬、颜色和味道等。

② 个体饮食习惯如用餐的时间、体姿、速度等。

2.老年人用餐特点

① 不易准确地将食物送到口中，身体稳定性差，易引起呛咳。

② 咀嚼、吞咽功能下降，易发生噎食。

③ 难于改变个人饮食习惯如偏食，酷爱一种食品或只吃青菜抗拒吃肉。

④ 易疲惫，不能坚持用餐如中途放弃用餐。

3.影响喂食的因素

① 进食体位，一般采取坐姿或 $\geq 30°$ 卧床体位。

② 食物的形状、大小、味道和稀稠度。

③ 入口饭菜的量。

④ 将食物送进口的方法。

⑤ 喂饭的速度。

⑥ 喂饭者的态度。

（三）协助照护对象用餐

1.餐前准备

（1）环境

① 室内清爽整洁，通道无障碍。清除垃圾污物，移去便器。

② 柔和的光线利于进食，适宜进食的照明光线是奶黄色。

（2）用物

① 根据个体需要准备碗盘、勺叉、筷子、水杯等（见图5-5-2）。

② 餐桌、椅的安全配置，如餐桌下空间可推进停放轮椅，座椅有椅背和扶手。

（3）用餐者准备

① 鼓励或协助用餐者餐前如厕、洗手。

② 戴义齿（先戴上牙，后戴下牙，叮嘱照护对象上下对咬牙齿，确保固定）。

③ 调整进食体位，必要时使用靠垫或靠背支架稳定体位。

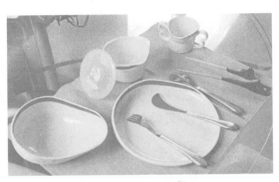

图5-5-2　功能餐具

④ 协助用餐者将餐巾或围布巾围置胸前。

⑤ 对焦虑、忧郁的用餐者给予心理疏导，避免不良情绪影响。

⑥ 身体部位疼痛的用餐者，应遵医嘱餐前半小时服用止痛药，以减轻疼痛影响。

2.操作步骤

① 将食物摆放到餐桌上，并向用餐者说明食物内容。

② 家属可陪伴用餐者坐在侧面。

③ 协助用餐者将食物去骨、剔刺、去皮和切块等。

④ 叮嘱用餐者先尝试饭菜温度，用汤勺喝少许汤，小口吃饭。

⑤ 询问用餐者饭菜的冷热、软硬、咸淡、味道是否可口，以确认其个体适应程度或作为改善调制菜肴的依据。

⑥ 尊重家属的意愿并协助其照顾或喂食给用餐者，可将饭菜集中到餐具

的一侧，方便用餐者夹取或喂饭，但要提示家属不要过分代劳，以维护用餐者的自主能力。

⑦ 用餐完毕鼓励或协助用餐者漱口、洗手、如厕。

⑧ 餐后休息20~30分钟后再协助用餐者上床休息或午睡。

3. 操作技巧

① 鼓励用餐者使用勺子进食，勺子不宜过大，勺柄不宜过长，可确保用餐稳定性。

② 当用餐者中途放弃用餐时，可采取以下措施。

● 先询问原因（如是否有饱腹感、饭菜味道是否合口或是否疲惫等），可与其家属配合视情况给予帮助，鼓励用餐者继续用餐。

● 用餐者表示吃饱时，要视其已进食的量酌情鼓励引导其多食用。

4. 照护干预

① 若非病情不允许，尽量鼓励用餐者在餐厅或在居室餐桌用餐。

② 提供安静、整洁、愉悦的用餐环境，可播放轻音乐增加和谐气氛。

③ 避免与正在用餐的用餐者聊天、说笑，边说边吃易发生误咽、呛咳和噎食。

④ 适当提醒用餐者减慢用餐速度，小口进食。

⑤ 对于失明或有视力障碍的用餐者，应用语言详细描述即将入口的食物，鼓励其自主进食，可利用**时钟摆食***助其用餐（见图5-5-3）。

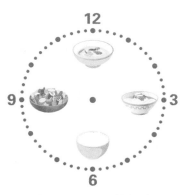

图5-5-3　时钟摆食

⑥ 对于意识混乱的用餐者，应将其引导入座，摆放好食物并用语言描述食物，唤起其对用餐的注意力和兴趣。

⑦ 对于有吞咽困难的用餐者，应提供少渣饮食，必要时将食物切碎或打成糊状，利于吞咽进食。避免提供过于顺滑、圆滚或黏性大的食品，例如花生、汤圆，这类食品易导致误咽或堵塞嵌顿咽喉气管。

⑧ 对于过往有呛咳或有此迹象的用餐者，应将食物切碎加汤和增稠剂调成稠块状后食用。

⑨ 注意观察用餐者的咀嚼和吞咽状况及进食的量，并做记录。进食记录

主要包括食物的种类、食入量、饮水量等，以及用餐时和用餐后的反应，如有无呛咳、吞咽困难等状况。

> * 时钟摆食是帮助失明或有视力障碍的人用餐的一种方法。按时钟的方位在桌面摆放既定类别的食物，如6点钟方位摆放饭，12点钟方位摆放汤，3点钟和9点钟方位分别摆放生熟菜肴等。告知用餐者食物的方位和食品名称，以便用餐者自主进餐。

（四）喂食

1.操作步骤

① 使用大小适合用餐者的勺子。

② 将勺子的前2/3盛满食物（见图5-5-4）。

③ 用勺子前端的底部触碰用餐者的舌头，若其口唇闭合，可触碰其下唇。

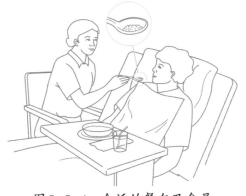

④ 待用餐者张口后顺势将勺子放进口中，勺子平面与其脸颊保持相对垂直。

图5-5-4　合适的餐勺及食量

⑤ 叮嘱用餐者闭合口唇后，再慢慢取出勺子。

⑥ 待用餐者全部将食物咽下后再继续喂下一口食物。

⑦ 必要时，可将主食与汤类食品交替喂给用餐者。

2.照护干预

① 为用餐者提供带扶手椅背的座椅，或协助用餐者至≥30°卧床体位，稳定体位。

② 喂食过程中要有耐心，避免粗鲁动作，如喂饭时，还未等用餐者完全将饭菜含入口中，喂饭者就急迫地取出勺子，此动作不仅会影响用餐者的情绪也会影响食物口感，导致用餐者抗拒用餐。

③ 对于有厌食症的用餐者，在烹饪时要尽可能考虑到食物的色泽搭配，在每次喂食时，可多用语言形容食物的美味可口，必要时可以将食物靠近其鼻

部让其闻一闻，刺激食欲。

④ 当用餐者不愿张口接取食物时，可以用盛有少许食物的勺子轻轻触碰其口唇，并用另外一只手轻拍其手背或肩部，询问其用餐感觉如有饱腹感、不想吃、不合胃口等，缓和用餐气氛，增进食欲。

⑤ 对于有吞咽困难的用餐者，不主张其张大口接取食物。大口吞咽食物可导致噎食，因此应小口予以喂食。

⑥ 要按照喂食操作步骤指导家属或与家属一同给用餐者喂食。

⑦ 做详细的进食记录。

（五）照护认知障碍患者进食

大多数被诊断为阿尔茨海默氏症的患者，主动进食差，一旦疏于照顾就会导致食物摄入不足，而患者本身也不具备表达饥饿感的能力，易导致患者营养不良及诱发多种疾病（见图5-5-5）。

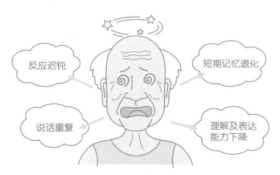

图5-5-5　认知障碍患者异常表现

1.进食行为异常表现

① 饮食不规律，可能忘记用餐时间。

② 营养搭配不合理，饮食种类单一。

③ 症状严重者不知道剥水果皮，皮肉一起吃，甚至饭菜摆在眼前自己也不知道吃。

2.协助患者用餐（见图5-5-6）

① 引导患者入座，将食物摆在餐桌上。

② 依次向患者介绍食物，加强患者对食物的认识。

③ 如条件允许，可以让家属坐在患者身侧，给予其安全感，并可维护其

正常用餐。

④ 协助患者处理食物如去骨、剔刺、切成小块等。

⑤ 鼓励引导患者自主拿取餐桌上的食物，刺激其对用餐的意识。

⑥ 鼓励引导患者交替吃饭、菜等各种食品，避免其饮食单一。

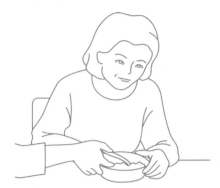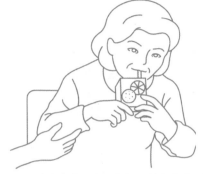

a.向患者介绍食物，加强其对食物的认识　　b.鼓励引导患者自主拿取食物，刺激其对用餐的意识

图 5-5-6　协助患者用餐

3.照护干预

① 指导家属或与家属协同工作，对认知障碍患者要给予足够重视与关注，保证患者日常饮食的多样化和摄入量，避免导致患者营养不良及诱发多种疾病。

② 注意鼓励引导患者自主用餐，以维护其自主能力。

③ 注意饭菜的温度，避免饭菜温度过高烫伤患者。

④ 对需要喂食的患者，要遵循喂食操作步骤。

（六）老年人噎食的特征

老年人在用餐的过程中有可能会出现被食物团块噎住这种现象，一旦疏忽而耽误了最佳救助时间，不仅会影响老年人身体健康，还会导致其死亡。噎食也称异物卡喉，指食物堵塞咽喉部或卡在食道的第一狭窄处，甚至误入气管，引起呼吸窒息*，这是老年人猝死的常见原因之一。容易阻塞气道的食物有土豆、汤圆、包子、花生、瓜子、地瓜等。老年人之所以会出现噎食现象，多由于牙齿损坏、咀嚼肌的张力下降，大块的食物不容易被嚼碎，咽反应迟钝导致吞咽不协调而噎食。用餐时大量饮酒或情绪激动容易失去自控力或食管痉挛也会导致噎食。

1.噎食发生的表现

① 用餐途中突然不能发声说话并出现窒息痛苦表情（呼吸急促、面色发紫）。

② 通常用手按住颈部或胸前（呈"V"形手势），并用手指口腔。

③ 如为部分气道阻塞，可出现剧烈的咳嗽，咳嗽间歇有哮鸣音。

2.照护干预

① 食物宜软，蔬菜要切细，肉类要制成肉馅。尽量用清蒸或炖煮、红烧的方法。用餐时需先将食物去骨、剔刺、切成小块。

② 进食宜慢，细嚼慢咽，饭菜搭配，放慢用餐的速度。用餐时要注意力集中，应避免在用餐期间与用餐者聊额外话题，打扰其用餐的注意力。

③ 不宜饮酒，尽量不要在用餐时喝大量的酒，避免失去自控力。

④ 心宜平静，当用餐者情绪激动如生气、暴躁、烦闷时，应劝解其稍后或待其平静时用餐。

3.救助步骤

当发现老年人发生噎食时，首先要停止所有进食进水活动，立即吐出口腔内所有未咽下的食物或痰液，并按以下步骤进行救助。

① 判断情况，观察意识，看有无持"V"形手势。

② 询问感觉，确定异物，鼓励用力咳嗽。

③ 能说话者，继续鼓励咳嗽。咳不出异物时，立即实施海姆立克急救法，直至异物咳出。不能说话者，立即实施海姆立克急救法，直至异物咳出（参阅本书第十一章）。

④ 对意识丧失者，如已发生心跳呼吸停止，则立即实施现场心肺复苏术（参阅本书第十一章）。

＊ 窒息，指人体的呼吸过程由于某种原因受阻或异常，产生的全身各器官组织缺氧，二氧化碳潴留而引起的组织细胞代谢障碍、功能紊乱和形态结构损伤的病理状态。

（七）鼻饲管喂食（鼻饲）

鼻饲管喂食是将一根鼻饲管（胃管）经鼻腔、食管插入至胃腔或空肠，经管输入食物、水分和药物，保证肌体能量营养的供应（见图5-5-7）。鼻饲管喂食是一项特殊进食照护技术，是通过鼻饲管灌注液体食物即鼻饲饮食（流质食物和要素饮食），以满足人体营养与能量的需求，从而达到维护健康的目的。

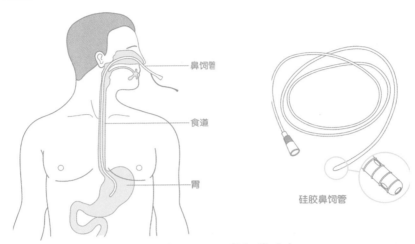

鼻饲管

食道

胃

硅胶鼻饲管

图 5-5-7 鼻饲管喂食

1.流质食物与要素饮食

流质食物是指呈液体状态，全无渣滓，易消化，无刺激性食物。鼻饲的流质食物要求制作精细、营养齐全、比例合适。流质食物的配方依个体需要而定，配制根据配方的要求选择特定食物称量备用。固体食物如瘦肉、鸡肉、鱼虾、蔬菜等必须先洗干净去骨、去皮、去刺，切成小块儿煮熟，鸡蛋煮熟去壳分成小块，奶粉、米粉、肉汤等加糖加微量盐，然后将每天或每次灌注所需食物全部混合加适量温开水，放入搅拌机磨碎，搅拌成无颗粒稀糊状再用滤网勺或纱布过滤即可。鼻饲的流质食物有牛奶、豆浆、藕粉、浓肉汤、新鲜果汁和蔬菜汁等。如果个人特需某种营养素或者限制某种营养素，可临时增减，调配流质食物的成分。鼻饲灌注方式采用灌注器*抽取流质食物连接鼻饲管灌注，一般每次灌注量为250~300毫升，每天不少于6次。长期鼻饲流质食物应注意均衡补充营养素。

要素饮食也称肠内营养液，是一种适合胃肠道的高效营养、不需消化或很少消化易吸收无渣食物。要素饮食有多种规格和配方，一般为封闭袋装或瓶装的悬浮液或干粉，可室温下存放。鼻饲灌注时可适当加温至35℃～40℃或无须加温。灌注方式多采用将袋装或瓶装要素饮食与灌注营养泵*连通并连接鼻饲管灌注，或用灌注器抽取要素饮食连接鼻饲管灌注。鼻饲要素饮食需遵医嘱并在营养师的指导下进行，通常是营养师根据照护对象个体需要调配均衡营养素和定量，安排灌注的时间次数及处理相关频发问题，确保长期鼻饲要素饮食过程的安全及营养和能量的摄入。

> * 灌注器是灌注流质食物或要素饮食的用具，多为100毫升灌注量容器，它形似注射器，其管头部是突出的椎形管（长约5cm），用来连接鼻饲管或胃造瘘管。
> * 灌注营养泵，一种调节控制灌注速度、灌注量和灌注温度等的电子仪器，专用于灌注鼻饲（管饲）饮食。灌注营养泵不能用于灌注流质食物。

2.适用范围及禁忌

适用于极度衰弱、无力咀嚼食物或无法自行进食和不能由口进食者，包括对口腔疾患、消化道手术后、食道狭窄、食管气管瘘等病患者的支持治疗，以及拒绝进食或不能张口、昏迷、病情危重的老人、病人。

对患有上消化道出血，食管、胃底静脉曲张，鼻腔、食管手术后以及食管癌和食管梗阻的老人、病人严禁使用鼻饲管喂食。

3.操作步骤

（1）常见灌注用具及方法（见图5-5-8）

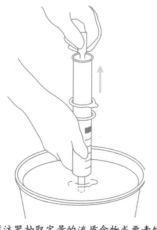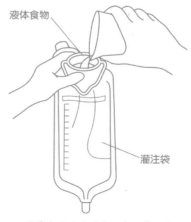

a.用灌注器抽取定量的流质食物或要素饮食。　　b.盛装定量的流质食物或要素饮食。

图5-5-8　常见灌注用具及方法

用灌注器抽取定量的流质食物或要素饮食，连接鼻饲管缓慢推进灌注至胃或空肠腔内。用漏斗或灌注袋盛装定量的流质食物或要素饮食，将漏斗接通灌注管连接鼻饲管或直接连接鼻饲管灌注，手托举漏斗或手提灌注袋过头缓慢灌注（举提至一定高度自然灌注）。将灌注袋吊挂于灌注架接通灌注管，调节灌注速度缓慢滴流灌注至胃或空肠腔内。要素饮食可连通灌注营养泵滴流灌注。

（2）灌注前

①检查确认鼻饲管的位置（见图5-5-9）。鼻饲管粘贴胶布是否牢固，口腔内是否存留鼻饲管。抽取胃液及胃内残存食物，确认鼻饲管是否在胃腔内。

②核对计划：灌注饮食的种类、先后顺序、灌注量、速度和单位时间等。

③用物准备：温开水、盛器、灌注器、灌注架、灌注营养泵等。

④体位准备：坐姿或≥30°卧床体位。

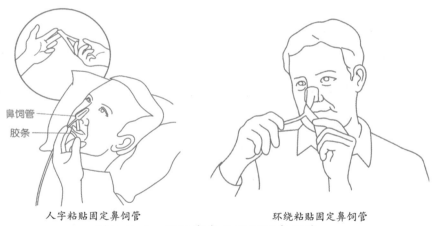

鼻饲管
胶条

人字粘贴固定鼻饲管　　　　　　环绕粘贴固定鼻饲管

图5-5-9　用胶布条粘贴固定鼻饲管

（3）灌注

①鼻饲饮食的温度应在35℃～40℃。

②试温。滴少量温开水、流质食物或要素饮食于操作者手臂内侧皮肤，感觉与体温相同为宜。或可用水温计测量饮食的温度，确认温度在35℃～40℃为宜。

③先灌注30~50毫升温开水，观察照护对象有无异常反应，如无异常再继续操作。

④按照鼻饲计划操作，准确的灌注时间、饮食种类及量、持续灌注单位

时间（见章末尾附表5-1）。如灌注量200毫升；灌注单位时间15~20分钟，需用灌注器准确抽取200毫升鼻饲饮食，缓慢推进，灌注掌控时间在20分钟内。要素饮食可连通灌注营养泵滴流灌注，需设置灌注量、速度和单位时间，如设置速度600毫升/小时，定时20分钟即可灌注200毫升要素饮食。

（4）灌注后

① 用30~50毫升温开水灌注，以冲洗鼻饲管。

② 灌注完毕将鼻饲管末端反折，用线绳扎紧，纱布包好，用胶布粘贴固定在一侧脸颊。

③ 整理用物，需将每次灌注用过物品清洗，煮沸消毒。

④ 记录，按计划要求做好鼻饲管喂食记录，以及有无异常反应等。

4. 注意事项

① 禁止灌注过热或过冷的饮食。过热的饮食（40℃以上）会刺激（烧灼）鼻腔、食管和胃壁黏膜导致损伤，过冷的饮食（35℃以下）易引起胃痉挛、呕吐、消化不良、腹泻、腹胀不适。

② 灌注过程中，注意避免灌注空气引发腹胀。在使用灌注器或灌注袋灌注时，应将灌注器或灌注管排气后再连接鼻饲管。

③ 每次灌注药物、食物前，必须抽取胃液及胃内残存食物，确认鼻饲管在胃腔内后，才可继续操作。

④ 每次灌注药物、食物后，必须用温开水冲洗鼻饲管，确保管道通畅，防止堵塞。

⑤ 药物应按药物作用和种类分别在灌注食物前后灌注，多种药物灌注之间应用温开水冲管。药片需充分碾碎溶解后再灌注。不要用开水浸泡药片药粉或将药物与牛奶、茶水等饮料混合灌注，否则会影响毁坏药物疗效或产生凝块反应而堵塞管道。

⑥ 对要素饮食不适应易发生腹泻等并发症，通常发生在鼻饲管喂食的初始阶段，因此应注意观察照护对象每日排便状况，并做好记录。

⑦ 注意鼻腔、口腔清洁，可采用漱口水、生理盐水清洁擦洗口腔等方式预防口腔感染等并发症的发生。

⑧ 鼻饲灌注过程中注意保持坐姿或≥30°卧床体位，并在灌注结束后保持体位30分钟以上，以避免在发生剧烈咳嗽，腹压增大的情况下引发胃内食物返流。

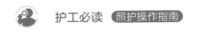

⑨ 在灌注过程中，如照护对象发生咳嗽，出现紫绀、呼吸困难等症状，应立即停止灌注，协助其右侧卧位，头部放低。抽吸胃内容物，同时呼喊在场同事、家属等救助，如症状无缓解，应立即拨打120急救电话。在等待医务人员到达期间持续清理其口腔分泌物，保持呼吸道畅通，必要时实施海姆立克急救法促使气道异物排出（参阅本书第十一章）。

⑩ 长期鼻饲管喂食的照护对象需定期更换鼻饲管。根据鼻饲管材质不同每1~4周更换一次。鼻饲管更换由临床护士操作，一般于晚间末次鼻饲管喂食后拔管，次日晨从另侧鼻孔插入鼻饲管。

5. 常见并发症与照护干预

（1）腹泻

由于要素饮食是高渗性饮食[*]，肠道会分泌大量水以稀释溶液的浓度，使肠蠕动加速，易产生腹泻。鼻饲宜采用循序渐进的方式，临床上常配合加入抗痉挛和收敛药物来控制腹泻。肠道霉菌感染也可引起腹泻，需注意与鼻饲腹泻的区别。

（2）恶心呕吐

鼻饲灌注的速度过快，或鼻饲量过大易引起恶心、呕吐。可减慢灌注速度。要素饮食以少量低浓度开始，逐渐增加灌注量及浓度。灌注饮食温度不要超过40℃或低于35℃，以减少对胃肠的刺激。

（3）胃潴留

因胃肠蠕动慢，鼻饲灌注的饮食易潴留于胃肠内。每次灌注前先进行抽吸胃内残存食物，确认胃已排空。一般灌注4小时后仍可从鼻饲管自胃腔抽出多于150毫升的残存食物，则提示有胃潴留，需延长灌注间隔。遵医嘱加服胃动力药，促进胃排空。初始灌注要素饮食时，如果在每次灌注前抽吸胃内残存食物的量大于100毫升，则考虑照护对象对要素饮食不耐受，需暂停灌注，调整鼻饲饮食。

（4）高血糖与低血糖

高血糖与大量鼻饲高糖饮食有关，有可能是过分强调营养补充，反而使鼻饲饮食配方中糖成分过多。可监测血糖、尿糖来调节鼻饲饮食糖成分配方剂量，避免患有高血糖病症的照护对象加重病情。低血糖多发生于长期鼻饲要素饮食而突然停止时，为避免引起低血糖反应，应缓慢停用要素饮食，或者同时补充其他形式的糖分。

（5）脱水

脱水可由腹泻、尿糖（多尿）或者摄水量不足引起。逐渐增加要素饮食的浓度和量，并常规监测电解质及尿素氮的水平。准确记录要素饮食、水分等的灌入量，尿便的输出排泄量。

（6）误吸

误吸是较严重的并发症之一，衰弱、年老或昏迷的照护对象在鼻饲灌注中易发生食道反流，吸入到气管。避免发生误吸应做到以下几点。

① 鼻饲灌注中应随时注意调整体位，确认 ≥ 30° 卧床体位。

② 注意鼻饲灌注速度，监测胃潴留状况。

③ 吸痰动作要轻柔快捷，减少刺激，避免引发剧烈咳嗽，腹压增大。

④ 随时观察照护对象的反应，如发生咳嗽、出现紫绀、呼吸困难等症状应立即停止鼻饲灌注，协助其右侧卧位，头部放低，抽吸胃内容物，防止返流。

（7）鼻饲管脱落（脱管）

鼻饲管脱落指鼻饲管脱出胃腔。脱管多因照护对象烦躁不安自行拔除，或不慎脱落。由于咳嗽、呕吐等原因，鼻饲管脱出并盘绕于口腔内是较为常见的现象。避免发生脱管应做到以下几点。

① 选用适宜的鼻饲管（材质柔软、粗细/号码合适），增加安全舒适度。

② 妥善固定鼻饲管，每日清洗鼻翼及粘贴固定鼻饲管。

③ 吸痰动作要轻柔快捷，减少刺激，避免引发剧烈咳嗽、呕吐。

> * 高渗性饮食主要是某些碳水化合物，由于水解酶缺乏或其他原因而不被肠黏膜吸收，形成高渗透压的肠内容物引起腹泻。

（八）胃造瘘管喂食（管饲）

胃造瘘管是一根胃腔或空肠与体表皮肤相通的导管，是经由胃造瘘术，在腹部皮肤穿刺进入胃腔或空肠放置造瘘管。经管输入食物、水分和药物，保证肌体能量营养的供应（见图5-5-10）。胃造瘘管喂食是一项特殊进食照护技术，通过造瘘管灌注液体食物即管饲饮食（流质食物和要素饮食），满足人体营养与能量的需求，以达到维护健康的目的。

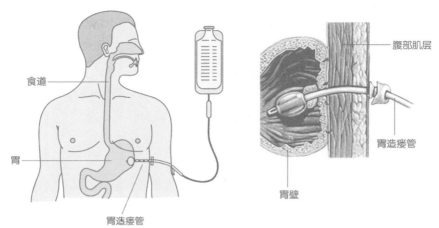

a.胃造瘘管，一根胃腔与体表皮肤相通的导管。b.导管穿通皮肤、腹部肌层和胃壁，通过充盈
经管输入食物、水分和药物　　　　　　　气囊和卡定盘片稳固在胃腔

图 5-5-10　胃造瘘管喂食

1.适用范围

① 吞咽困难或因病致残引起的吞咽功能不全的老人、病人，如脑溢血、食道阻塞、食管癌晚期不能手术切除等，终身胃造瘘管喂食，可保证机体能量及营养的摄入，姑息临终期缓解症状，改善生活质量。

② 无法由口进食的支持治疗，如有口腔疾患、食道狭窄、食管气管瘘等患者，术后短期需用胃造瘘管喂食。

2.胃造瘘管

胃造瘘管有不同材质、型号和款式（见图5-5-11）。管头气囊贴近胃腔内壁黏膜，起到稳固造瘘管在胃腔内防止脱出体外的作用；固定盘片贴近体表皮肤，起到稳固造瘘管在体表皮肤防止外露部分过度滑入胃腔的作用。造瘘管有大小两个开放灌注孔和一个封闭注水孔，饮食孔是主管径管口，管腔较大，用于灌注食物、水分和药物；药孔是侧管口，·管腔较小；一般在不便间断持续灌注时使用，灌注药物或营养素等，也用于抽吸标本检验。气囊注水孔是封闭孔口，在手术放置造瘘管时注入无菌注射用水充盈气囊，后续由临床护士操作定期更换注射用水。此外，造瘘管外露部分有管阀装置，夹闭管阀扣盖，截止胃内容物外溢。

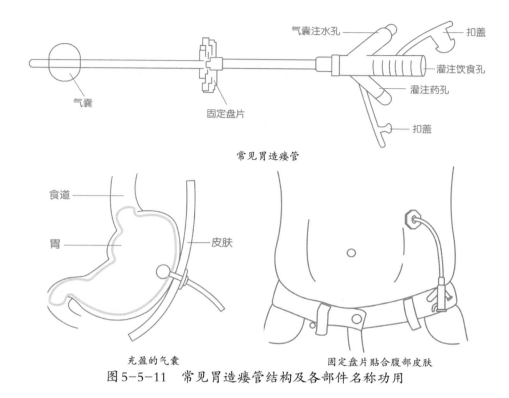

气囊注水孔 —— 扣盖

灌注饮食孔

灌注药孔

扣盖

气囊

固定盘片

常见胃造瘘管

食道

胃

皮肤

充盈的气囊   固定盘片贴合腹部皮肤

图 5-5-11 常见胃造瘘管结构及各部件名称功用

3.操作步骤

① 灌注前，检查确认造瘘管的位置。检查造瘘管固定松紧度，确认固定盘片与皮肤贴合的间距可容纳一指（≤1cm），没有滑入和脱出迹象。抽取胃液及胃内残存食物，确认造瘘管是否在胃腔内。

② 核对计划，用物和体位准备（同鼻饲管喂食）。

③ 试温。滴少量温开水、流质食物或要素饮食于操作者手臂内侧皮肤，感觉与体温相同为宜。或可用水温计测量饮食的温度，确认温度在35℃～40℃为宜。

④ 先灌注30~50毫升温开水，观察照护对象有无异常反应，如无异常再继续操作。

⑤ 按照管饲计划操作，准确的灌注时间、饮食种类及量、持续灌注单位时间（见章末附表5-2）。

⑥ 灌注用具及方法同鼻饲管喂食。管饲要素饮食连通灌注营养泵及连接造瘘管如图5-5-12所示。

⑦ 灌注后，用30~50毫升温开水冲洗造瘘管，夹闭管阀扣盖。

⑧ 整理用物，需将每次灌注用过物品清洗，煮沸消毒。

⑨ 记录，按计划要求做好管饲记录，以及有无异常反应等。

4. 注意事项

① 妥善固定造瘘管，保持适宜的松紧度。固定过紧会引起疼痛，局部血液循环受阻，易造成胃壁、腹壁组织缺血坏死。固定过松胃内压力增大时易返渗，刺激造瘘口及周围皮肤，导致局部皮肤感染、糜烂不愈及窦道形成。

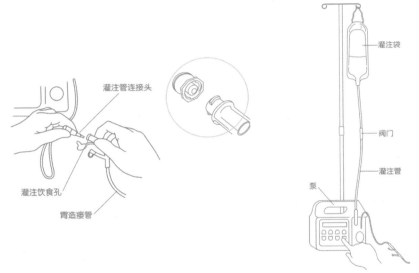

a. 将灌注管连接头与造瘘管灌注饮食孔管口连接　　b. 连通灌注营养泵，设置灌注量、滴流速度、单位时间

图5-5-12　连通灌注营养泵及连接造瘘管

② 保持管道通畅。每次灌注药物、饮食后，用30~50毫升温开水冲洗造瘘管，防止管道阻塞。流质食物需过滤后再灌注。如管道堵塞，可以轻轻挤压管道，如挤压不能通畅管道，可用少量温开水缓慢地抽吸推进灌注2~3次以通畅管道。

③ 药物应按药物作用和种类分别在灌注食物前后灌注，多种药物灌注之间应用温开水冲管。药片需充分碾碎溶解后再灌注。不要用开水浸泡药片药粉或将药物与牛奶、茶水等饮料混合灌注，可影响毁坏药物疗效或产生凝块反应而堵塞管道。

④ 一般胃造瘘术后24小时便可开始灌注饮食。开始时饮食宜少量、清

淡、逐渐加量。要素饮食以少量低浓度开始，逐渐增加灌注量及浓度。灌注量每次不超过300毫升，包括溶解药物冲管用温开水。

⑤ 注意口腔清洁。长期管饲的照护对象多数不能由口进食，唾液分泌减少，口腔黏膜干燥，口腔的自洁作用减弱或消失。应协助指导照护对象刷牙漱口或用棉棒蘸生理盐水或复方硼砂溶液*擦洗口腔。

⑥ 在灌注过程中，如照护对象发生剧烈腹痛、造瘘口有新鲜血液外渗，可见造瘘管下陷/回缩（外露造瘘管部分缩短，固定盘片过紧贴合皮肤）或位置变动，应立即停止灌注，协助其平卧，头偏向一侧，呼喊在场同事、家属等救助，同时拨打120急救电话。清理其口腔分泌物，保持呼吸道畅通，直到医务人员到达。

⑦ 由于气囊内水量会自然流失，需每3~4周排空气囊重新注入定量的无菌注射用水，造瘘管需12~24周更换一次，均由临床护士操作。

---

*　复方硼砂溶液，其中含有1.5%硼砂和碳酸氢钠，0.3%液状粉及3.5%甘油，是口腔科常用的杀菌防腐含漱剂。它呈碱性，具有皂化脂肪、溶解黏液、清洁黏膜的作用，可缓解或减轻口腔和咽喉黏膜的炎症。

5.造瘘口及周围皮肤照护

① 促进造瘘口伤口愈合。胃造瘘手术后24小时内应每4小时检查伤口一次，如有脓性或血性分泌物污染应及时更换敷料。每日早晚2次用生理盐水擦拭伤口，可涂碘伏消毒。用清洁干燥的敷料覆盖伤口直到愈合为止。伤口愈合，无分泌物排出即可撤掉敷料。

② 观察造瘘口及周围皮肤状况，注意有无红、肿、热、痛以及胃内容物渗漏。

③ 保持造瘘口及周围皮肤清洁干燥。应每日早晚或灌注前后清洁造瘘口及周围皮肤，可使用肥皂和清水擦洗造瘘口周围皮肤并注意擦干皮肤。一般造瘘口及周围皮肤不需要纱布遮盖，但皮肤炎症如发红肿胀，需用生理盐水擦拭皮肤并遮盖清洁干燥的纱布（一层纱布为宜），若造瘘口周围皮肤感染化脓则需清洁消毒局部皮肤更换覆盖敷料。

6.常见并发症与照护干预

（1）造瘘口周围皮肤感染脓肿形成

造瘘口周围皮肤感染脓肿形成是常见的并发症。由于造瘘口周围皮肤长期受到胃液、饮食及造瘘管的刺激，皮肤红肿潮湿，易破损、感染脓肿形成，尤其是患有糖尿病的照护对象，皮肤韧性差，更易发生感染脓肿形成。因此，当发现皮肤异常有脓性或血性分泌物污染，应及时联系医生护士，进一步诊断治疗。

（2）造瘘管脱落（脱管）

造瘘管脱落指造瘘管脱出体外。由于手术创建的造瘘通道会在短时间内闭合（愈合），所以任何原因导致的造瘘管脱出体外，均应在第一时间去医院就诊，重新置管。并寻找脱管原因，修订照护计划，防范再次脱管。

（3）造瘘管漏

造瘘管漏是指灌注到胃腔的药物、饮食自造瘘口渗漏外溢，多因造瘘口径过大、造瘘管过细或造瘘管移位等原因引发。渗漏于腹腔为内漏，内漏多需手术治疗，否则会引起严重的腹腔感染。因此，当发现造瘘口有渗漏，应及时联系医生护士，进一步诊断治疗，大量渗漏或内漏，应立即去医院就诊。

（4）胃肠道出血

灌注前抽取胃液及胃内残存食物时可发现血性胃内容物，造瘘口也会有血液渗出。确认血液来自胃腔，立即停止灌注饮食、水和药物。出血量较少，应及时联系医生护士，进一步诊断治疗；出血量较大，应立即去医院就诊。

（5）造瘘口肉芽组织生长过度

造瘘口肉芽组织生长过度与肉芽组织在生长过程中受造瘘管挤压或牵拉，向腹壁外翻有关。当发现造瘘口有突出的鲜红色柔软组织及擦洗碰触出血时，应及时联系医生护士，进一步诊断治疗。

（6）胃瘘

胃瘘与术后造瘘管压迫胃壁黏膜引起缺血坏死有关。如胃瘘较小，拔管后可自行愈合，胃瘘较大时需外科手术治疗，否则会引发感染、中毒和严重的营养不良等疾病症状。当发现造瘘口分泌物增多、有异味，应及时联系医生护士，进一步诊断治疗。

六、排泄照护

排泄是肌体将新陈代谢所产生的废物排出体外的生理过程，是人体的基本需要之一，也是维持生命和健康的必要条件。排泄的主要途径为消化道和泌尿道，即排便和排尿。人体的排泄活动受诸多因素的影响，其生理、饮食、运动、精神等因素，可直接影响结肠蠕动。任何造成结肠蠕动变慢的因素，均会导致排便困难症状的产生。排泄是个人隐私，如果环境缺乏隐蔽性，人会产生窘迫感，往往会压抑排尿排便的需要而造成排泄功能异常。排泄照护是对极度衰弱、无力排泄或无法正常排泄及有排泄障碍的老人、病人给予适当的帮助和指导，促使他们能够完成排泄活动，维持正常的排泄功能，满足个体排泄的需要，感觉舒适并获得健康。

排泄照护的学习内容有便盆及尿便垫巾的使用方法，还有留置尿管、造瘘尿管、肠道和尿路造瘘口的照护，以及简易通便、人工取便、尿便标本采集方法等特殊排泄照护技术。

（一）尿便自主控制能力的分析识别与照护干预

膀胱是一个空腔脏器，其功能是贮存和排泄尿液，当尿液排空后，膀胱位于耻骨后，膀胱充盈时，凸出到腹腔，在耻骨上方可以触摸到。肛管是消化道的末端，在直肠之下，其外口为肛门。肛管被内外括约肌和提肛肌包绕，是连接直肠和肛门的肌性通道。肛管的主要功能是释放废气排泄粪便，控制阻止肠内容物不自主溢出体外，同时阻止外界的气体、液体等异物进入肠腔。尿便排泄活动是一种受到神经大脑皮质控制的反射活动，并靠肌肉收缩和舒张来协助完成（见图5-6-1）。

尿失禁是指膀胱充盈期膀胱内压力超过尿道压力而造成尿液溢出的症状。排尿失去意识控制或不受意识控制，尿液不自主地流出。大便失禁是人体的肛门括约肌失去了控制能力，排便不受意识支配，会在毫无知觉的情况下排便。

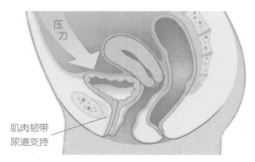

图 5-6-1　肌肉运作排尿

1.尿便失禁的原因

各种原因均可引起尿便失禁。如压力性失禁、膀胱过敏痉挛所致失禁、严重便秘所引起的失禁性腹泻、泌尿系感染所引起的尿便失禁、神经组织损伤或其他疾病尤其是颅脑疾病所引起的尿便失禁。

随着年龄增长，尿便失禁变得越来越频繁，这是因为骨盆肌肉、韧带和能够使膀胱和肠道保持紧密的组织变弱并且功能逐渐衰退。老年人由于机体生理功能衰退易导致尿失禁，且肛门括约肌松弛，易发生大便失禁。女性发生大便失禁较男性多见，经产妇则更多。大便失禁可表现为不同程度的排便和排气失控。40岁以上近半数女性曾经有过压力性尿失禁的经历，这是由于腹部的压力增加，膀胱括约肌及盆腔的骨骼、韧带和肌肉不能与膀胱保持紧密，因此在大笑、咳嗽、打喷嚏或者运动时易发生尿液外溢。危重病人，昏迷及截瘫患者多发便失禁，这是因为结肠、直肠的动力增强，肛门括约肌张力下降，直肠感觉功能受损或几个因素共同作用产生。

2.尿便失禁主要类型

（1）尿失禁类型

① 急迫性尿失禁。这种类型的尿失禁原因包括膀胱不稳定、逼尿肌反射亢进、膀胱痉挛和神经源性膀胱（未抑制膀胱）。尿失禁与逼尿肌收缩未被控制有关。患者常在有强烈的排尿紧迫感时出现尿失禁，不能坚持到厕所。急迫性尿失禁典型的诱因包括听到流水声、正想要去厕所、望见厕所或天气寒冷等。

② 压力性尿失禁。这种类型尿失禁多由身体动作和运动所致，如咳嗽、打喷嚏、颠簸或推举重物时腹内压急剧升高，会发生不经意的尿液流出。压力性尿失禁是无逼尿肌收缩时，膀胱内压升高超过尿道阻力时发生的尿失禁。压力性尿失禁的生理缺陷在于膀胱尿液流出的通道，即膀胱括约肌功能不全，致使尿道阻力不足，无法防止尿液漏出。患者常有诱发尿失禁的体力活动如由坐位站起或上楼梯等。

③充盈性尿失禁。当长期充盈的膀胱压力超过尿道阻力时会出现充盈性尿失禁。其原因可以是无张力（不能收缩）膀胱或膀胱流出通道功能性或机械性梗阻。无张力膀胱常由脊髓创伤或糖尿病引起。老年患者膀胱流出通道梗阻常由粪便嵌顿引起，便秘的患者常伴有尿失禁。流出通道梗阻的其他原因还有前列腺增生，前列腺癌及膀胱括约肌协调障碍，个别病例属神经

性尿潴留。

④功能性尿失禁。患者能感觉到膀胱充盈，只是由于身体、精神状态及环境等方面的原因忍不住或有意地排尿。

（2）便失禁类型

①肌肉功能障碍性便失禁。这是最常见的大便失禁的类型。老年人身体各器官功能退化，机体免疫力下降，是肌肉功能障碍性便失禁的大多数患者。由于肛管肌肉松弛、张力下降，控制排便的能力下降所致便失禁，常在排气的时候发生漏便。肛门手术后会出现肛管肌群失控现象导致便失禁。有痔疮、息肉脱出的老人、病人也容易发生便失禁。疾病引发的便失禁多见于老年人，多发生在生病以后引起的肛门肌肉萎缩，大部分会出现便失禁的症状。某些疾病也会引发便失禁，如长期腹泻或直肠癌等。

②神经障碍性便失禁。神经障碍或者损伤会造成尿便失禁。排泄活动脱离了内脏植物神经及大脑中枢神经的支配而无意识毫无知觉地排便，如在睡觉的时候不能控制排便发生便外溢，中风、休克或者惊吓过度的时候不自主排便。若出现了下半身的瘫痪也会出现便失禁症状。

③手术后出现的功能障碍性便失禁。很多疾病都需要手术治疗，如肛瘘、直肠癌、肛周脓肿等，病灶都在肛门附近，手术治疗过程的组织创伤，难免会出现肌肉神经功能退化的现象而引发便失禁。

从尿便失禁的总体状况来看，尿失禁比便失禁更为常见。如图5-6-2所示尿失禁可发生于各年龄组人群，但老年人尿失禁较多见。专业学科的研究数据表明，尿失禁与年龄增长呈正比关系，老年人患尿失禁的几率高于年轻人。

3.尿便失禁状况的分析识别与照护干预

下面以表格问答的形式来了解、分析和识别照护对象尿便失禁的状况，给予其恰当的照护干预，并为其康复训练及治疗提供资料。导致尿便失禁的因素很多，往往与日常生活习惯、身心疾病及服用药物等分不开。从个体的认知程度、自主能力、饮食习惯、身体病症等方面入手分成以下几个部分，详细了解识别个体尿便失禁状况并施以能够满足个体需要、改善状况、促进身体舒适和健康的照护干预。

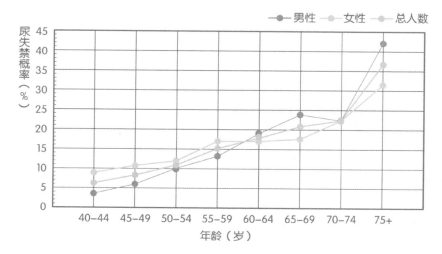

图5-6-2　尿失禁患病率与年龄的关系［数据来源：Milsom et al 2001，Harris Neil（PDF）］www.baun.co.uk/conference/pdfs/Thursday/Harris.pdf

（1）了解照护对象对尿便失禁的认知和自主能力状况（见表5-6-1）

表5-6-1　尿便失禁认知和自主能力

分析识别	照护干预
照护对象是否有自主认知如厕适时使用卫生间？	
□ 是 □ 有时候 □ 否	回答"有时候"或"否"时： 确认照护对象需要排尿排便（如厕）时的身体行为表现，如坐立不安等。 可行的照护干预： □ 监视其如厕 □ 提示其如厕 □ 搀扶其往返卫生间 □ 为其制订如厕时间和次数 □ 按其如厕习惯制订如厕时间和次数
照护对象是否能够叙说或指明卫生间的具体位置	
□ 能 □ 有时候能 □ 不能	回答"有时候能"或"不能"时： □ 向其指明卫生间 □ 确保卫生间标牌醒目和容易看到 □ 确保卫生间灯光柔和光亮，夜间持续亮灯

续表

分析识别	照护干预
照护对象是否能够自主步行往返卫生间	
□ 能	回答"有时候能"或"不能"时：
□ 有时候能	协助其调整居家环境，搬换卧室靠近卫生间方便往返，或将其安置在卫生间附近的居室。
□ 不能	
□ 需要监视其走路	需使用的助行器及帮扶人员：
□ 需要搀扶其走路	□ 拐杖　　　　　　　　□ 轮椅
□ 照护对象需使用助行器走路	□ 助行车　　　　　　　□ 站立助力机
□ 需要轮椅转移	□ 带轮助行架　　　　　□ 移动助力机
□ 需要助力机转移	□ 助行架　　　　　　　□ 其他
□ 完全不能使用卫生间	□ 助行器＋搀扶其步行去卫生间
（全身瘫痪卧床或认知障碍患者）	需要帮扶人员：
	□ 1名照护者　　　　　　□ 2名照护者
	□ 其他
照护对象是否能够自主上下马桶（落坐和起立动作自如吗）	
□ 能	回答"有时候能"或"不能"时：
□ 有时候能	鼓励指导照护对象使用辅助装置：
□ 不能	□ 马桶周边扶手　　　　□ 自动冲洗烘干器
□ 需要监视其上下马桶	□ 马桶座圈　　　　　　□ 其他
□ 需要搀扶其上下马桶	□ 马桶座架
□ 需借用辅助装置上下马桶	□ 辅助装置＋搀扶其上下马桶
□ 完全不能使用马桶	□ 需要帮扶人员：
	□ 1名照护者　　　　　　□ 2名照护者
	□ 其他
照护对象是否能够在使用马桶前后自主穿脱裤子	
□ 能	回答"有时候能"或"不能"时：
□ 有时候能	□ 确保照护对象穿着易于穿脱的裤子（宽松、无拉链或纽扣、有松紧腰带）
□ 不能	
□ 需要监视其穿脱裤子	□ 易于穿脱的裤子＋监视或协助其穿脱裤子
□ 需要协助其穿脱裤子	□ 需要提示照护对象及其家属购买易于穿脱的裤子

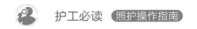
续表

分析识别	照护干预
照护对象是否能够在排尿排便后自主用卫生纸擦拭屁股	
□ 能	回答"有时候能"或"不能"时：
□ 有时候能	□ 监视或提示其擦拭屁股
□ 不能	□ 为其准备好要用的卫生纸
□ 需要监视其擦拭屁股	□ 协助其擦拭屁股和洗手
□ 需要提示其擦拭屁股	□ 为其擦拭屁股
□ 需要协助其擦拭屁股	
照护对象是否能够在照护人员的帮扶下完成使用马桶、更换尿便垫巾、穿脱裤子	
□ 能	回答"有时候能"或"不能"时：
□ 有时候能	咨询护士或专科护士（泌尿科或消化内科）寻求帮助，并根
□ 不能	据照护对象的自主能力制订照护服务措施和计划
照护对象是否有影响排泄活动的身体部位的疼痛症状	
□ 有	回答"有"或"有时候有"时：
□ 有时候有	□ 监视其遵医嘱服用止痛药
□ 没有	□ 如疼痛限制了活动，待疼痛消减后再移动
	□ 为其提供便盆
	□ 为其更换尿便垫巾
	□ 如照护对象无法口头沟通，嘱其指出疼痛部位，或列出可能的疼痛部位向其展示，获得主诉，适当照护
追加内容或特殊状况的描述：	

（2）了解识别照护对象的排泄活动及其控制能力状况

参考照护对象的"三天膀胱功能测试记录"和"七天直肠功能测试记录"（见章末附表5-3、5-4）并完成表5-6-2的问答事项。尿便测试记录是指在单位时间内个体的排泄功能状况的记录。根据测试记录可了解到照护对象的排泄活动及其控制能力，为改善其尿便失禁状况提供照护干预、康复训练及治疗的依据。

表5-6-2　自主控制排泄活动的能力

分析识别	照护干预
照护对象日间（7:00-19:00）平均排尿几次	
□ 少于3次 □ 4~6次（正常标准） □ 6次以上	回答"少于3次"时： 询问护士医生，是否需要进一步诊查治疗 回答"6次以上"时： 询问护士医生，是否需要进一步诊查治疗
照护对象日间（7:00-19:00）平均排便几次	
□ 无 □ 1次 □ 2次以上	回答"1次"或"2次以上"时： ● 确认床头呼叫器伸手可触 ● 适时打开床头照明灯 ● 确认床旁放置厕椅/便盆或靠近卫生间 ● 确认室内监控系统在工作状态 ● 如果照护对象处于清醒状态，搀扶其往返卫生间 照护对象夜间排尿"2次以上"时： 询问护士医生，是否需要进一步诊查治疗
照护对象日间是否有小量尿液外溢（日间尿失禁）	
□ 是 □ 否 回答"是"，单位时间的次数： □ 几天1次 □ 每天1次 □ 一天几次 □ 经常	日间小量尿液外溢（日间尿失禁）： □ 制订适合个体的如厕计划 □ 制订定时如厕计划 □ 制订定时检查更换尿便垫巾计划
照护对象夜间是否有小量尿液外溢（夜间尿失禁）	
□ 是 □ 否	夜间小量尿外溢（夜间尿失禁）： □ 制订适合个体的如厕计划

续表

分析识别	照护干预
回答"是"单位时间的次数： ☐ 几天1次 ☐ 每天1次 ☐ 一天几次 ☐ 经常	☐ 制订定时如厕计划 ☐ 制订定时检查更换尿便垫巾计划
照护对象是否有意识感觉到尿液外溢或排流/滴出尿液	
日间： ☐ 是 ☐ 否	回答"是"时： ☐ 参考其"三天膀胱功能检测记录"，并使用以下表格记录安排其如厕或检查更换尿便垫巾的时间
夜间： ☐ 是 ☐ 否	回答"否"时： ☐ 为其制订合理安排如厕时间（日间不少于4次），并用以下表格监测记录 ☐ 为其制订合理安排检查更换尿便垫巾时间（日间不少于4次），并用以下表格监测记录

如厕或检查更换尿便垫巾的监测记录（按时分记录）												
	凌晨	1	2	3	4	5	6	7	8	9	10	11
如厕												
检查更换尿便垫巾												
	12	13	14	15	16	17	18	19	20	21	22	23
如厕												
检查更换尿便垫巾												

夜间尿液外溢（夜间尿失禁）是否造成照护对象难以回到睡眠状态	
☐ 不确定	回答"有时候是"或"是"时：
☐ 否	☐ 可在其床旁放置厕椅
☐ 有时候是	☐ 为其提供便壶或便盆
☐ 是	☐ 确认其睡眠问题，咨询护士医生，帮助其缓解症状改善睡眠
照护对象是否长期留置导尿管或膀胱造瘘导尿管	
☐ 是 ☐ 否 回答"是"，导尿部位是： ☐ 尿道 ☐ 下腹部膀胱造瘘	回答"是"时： 询问护士了解有关留置导尿管或膀胱造瘘导尿管及周围皮肤照护知识，参阅其导尿管护理计划内容，需知晓更换尿管的时间安排，以配合护士做好更换尿管前的准备事项。 ☐ 可自主清空尿袋 ☐ 督促指导其清空尿袋 ☐ 协助其清空尿袋，指导其家属协助清空尿袋

续表

分析识别	照护干预
照护对象通常排便时间和间隔	
□ 每天1次或2次 □ 每周少于3次	回答"每周少于3次"时： 转到下一个问题
是否在过去的两周内发生过小量便外溢（漏便）、便失禁或完全失控的便外溢	
□ 是 □ 否	回答"是"时： 联系护士医生，专科医生进一步诊查治疗，相关检测如腹部X光片，结肠蠕动频率等 □ 增加饮水量到　　　　毫升/日 □ 增加膳食纤维素至　　　　克/日 □ 增加运动量，参与功能训练（专科医生指导） □ 调整口服药（专科医生参与其中） □ 协助或指导照护对象采取并适应易排便姿势（参阅第六节）
照护对象排便时是否会发生以下症状	
□ 疼痛或不适 □ 腹痛 □ 出血 □ 硬性便球或成型硬便 □ 水样便	回答"是（发生一或多种症状）"时： 联系护士医生，专科医生进一步诊查治疗，若状况严重，及时去医院就诊
是否在过去28天内做过尿常规检测包括试纸尿液检测	
□ 是 □ 否 回答"否"，需试纸尿液检测*： □ 尿PH值 □ 尿糖 尿血　　　　□ 是　□ 否	回答"是"时： 如果试纸尿检显示出以下异常结果，应立即就医诊治，同时鼓励照护对象多饮水排尿，以缓解改善尿路感染症状。 □ PH值≥8 □ 红血球 + - +++ 阳性
尿亚硝酸盐　　□ 是　□ 否 尿白细胞　　　□ 是　□ 否	□ 亚硝酸盐 + - +++ 阳性 □ 白血球 + - +++ 阳性
追加内容或特殊状况的描述：	
*试纸尿液检测（尿液分析试纸）是一种快速简便的尿液检测方法。主要用于判断泌尿系感染。用清洁干燥容器或标本瓶收集新鲜尿液，将试纸浸入尿液中并立即将其取出，15秒钟即可显示结果。尿检标本要求新鲜尿液，室温下放置不超过1小时。	

（3）了解照护对象日常饮食及营养摄入状况

均衡饮食与足量的液体摄入是维持正常排泄的重要条件。除身体病症影响进食饮水外，正常成人每天应有1000~2000毫升液体，即5~10杯水的摄入量，膳食纤维不少于30克的食入量。患有尿失禁的照护对象应注意节制或避免饮用对膀胱有刺激（利尿）作用的饮料，如咖啡、浓茶、酒类（见表5-6-3）。

表5-6-3　日常饮食及营养摄入

分析识别	照护干预
照护对象是否饮用足够的水分以维持体内水电解质平衡及正常排泄活动（参考其三天膀胱功能测试记录，查看其尿液颜色）	
□ 是 □ 有时候是 □ 否	回答"有时候是"或"否"时： □ 鼓励其多喝水，不少于1000毫升/日 □ 监测尿液颜色，特别注意患有糖尿病的照护对象血糖值变化及症状控制 □ 监测尿液颜色，可起到提示督促照护对象多喝水的作用，尤其在炎热的夏天有必要监测尿液颜色
照护对象的日常饮食是否含有足够量的膳食纤维，以维持正常排泄活动	
□ 是 □ 有时候是 □ 否	回答"有时候是"或"否"时： □ 参考其日常食谱，营养成分比例 □ 鼓励其合理安排饮食，荤素搭配，多食用谷类、蔬菜和水果
	□ 少量多餐补充营养，如两餐之间加茶点 □ 通过评估了解影响照护对象进食，正常排泄活动的因素，如吞咽功能、咀嚼能力或佩戴假牙，便秘 * 等。帮助其调整食谱添加膳食纤维，以满足个体需要，维持正常排泄活动
追加内容或特殊状况的描述：	
*便秘，通常把每周排便次数少于3次的称为便秘。便秘的主要表现是大便次数减少，间隔时间延长，粪便干燥，排出困难或粪质不干，排出不畅。可伴见腹胀、腹痛、食欲减退、暖气、大便带血等改变。常可在左下腹扪及粪块。	

（4）了解识别照护对象尿便失禁及其皮肤变化状况

由于尿便失禁，会阴部长期受到尿液便渍的刺激，皮肤潮湿、红肿、表皮脱落，易破损、感染和发生压疮。因此，维护会阴部皮肤完整健康是尿便失禁照护的重点之一（见表5-6-4）。

表5-6-4　尿便失禁及其皮肤变化状况

分析识别	照护干预		
照护对象的臀部、腹股沟、会阴部及周围皮肤看上去/肉眼所见皮肤异常：			
□ 薄或脆弱	发现"皮肤异常"时：		
□ 变红、肿胀	询问护士医生，是否需要进一步诊查治疗		
□ 异常苍白	□ 制订皮肤照护措施和计划，包括使用减压床垫等		
□ 有分泌物	□ 尿便失禁后，及时擦洗、更换尿便垫巾、污染浸湿的衣服和被服		
□ 有恶臭或腥臭	□ 定时检查尿便垫巾湿度线，更换尿便垫巾（参阅第六节）		
□ 破损，有皮疹或肿块斑点	□ 使用无刺激性或PH中性皂液清洁擦洗皮肤		
□ 其他（说明）	□ 敏感皮肤，使用柔软湿润卫生纸擦拭皮肤		
	□ 涂抹皮肤防护膏（有保护隔离作用），以减少尿液便渍刺激皮肤		
照护对象是否正在使用尿便垫巾改善控制其尿便失禁			
□ 是：日间和夜间	回答"是"时：		
□ 是：仅日间	协助其选择适合个体需要的尿便垫巾，以大小薄厚及吸渗尿便液量的多少为标准，达到安全舒适的效果		
□ 是：仅夜间			
□ 否			
	选用适合个体的物品：		
	种类	日间	夜间
	□ 尿便垫巾	□ 是　□ 否	□ 是　□ 否
	□ 纸尿裤	□ 是　□ 否	□ 是　□ 否
	□ 厕椅	□ 是　□ 否	□ 是　□ 否
	□ 便盆/尿壶	□ 是　□ 否	□ 是　□ 否
	□ 接尿套	□ 是　□ 否	□ 是　□ 否
追加内容或特殊状况的描述：			

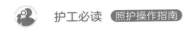
（5）了解照护对象所患疾病及用药状况

某些疾病会出现尿便失禁，药物作用也可导致尿便失禁（见表5-6-5）。

表5-6-5　疾病及用药状况

分析识别
指出照护对象是否有以下潜在可逆性尿便失禁的病症
□ 肢体末梢振颤（酒精中毒）　□ 膀胱感染　　　　　□ 便秘 □ 药物作用　　　　　　　　　□ 不稳定糖尿病　　　□ 前列腺肥大 □ 抑郁症　　　　　　　　　　□ 水样便　　　　　　□ 子宫脱垂 □ 神经抑制类药物
如有以上任何一种病症，此病症是否导致其尿便失禁
□ 否 □ 是（详细注明）
选择以下1~2项，是否可以通过功能恢复训练或物理和药物治疗来改善其尿便失禁
□ 药物治疗　　　　　　　　　□ 膀胱功能恢复训练 □ 电刺激疗法　　　　　　　　□ 骨盆肌群功能训练
联系以下医疗专业人员进一步诊查治疗：
□ 护士医生（一级医疗机构）　□ 消化内科（排泄）　□ 泌尿科 □ 老年病科　　　　　　　　　□ 妇科　　　　　　　□ 理疗科
追加内容或特殊状况的描述：

（6）了解照护对象对自身尿便失禁状况的理解认识及其个人意愿

确认照护对象对自身尿便失禁状况的理解和认识程度及其个人意愿，鼓励引导其积极面对接受功能恢复训练或物理和药物治疗。如果照护对象选择使用尿便垫巾，确认尿便垫巾是否适合其个体需要，能吸渗全部尿液便渍且有效维护其内衣裤与被服清洁干爽（见表5-6-6）。

表5-6-6　理解认识自身状况及其个人意愿

实际尿失禁状况	实际便失禁状况
照护对象对改善自身尿失禁状况的选择	照护对象对改善自身便失禁状况的选择
□ 不需要	□ 不需要
□ 搀扶往返卫生间	□ 搀扶往返卫生间
□ 日间用尿便垫巾	□ 日间用尿便垫巾
□ 夜间用尿便垫巾	□ 夜间用尿便垫巾
□ 寻求专科诊查治疗	□ 口服药剂（作用于肠道）
□ 其他	□ 寻求专科诊查治疗
	□ 其他
照护对象受自身尿失禁影响生活的程度	照护对象受自身便失禁影响生活的程度
□ 没问题	□ 没问题
□ 有一点问题	□ 有一点问题
□ 相当大的问题	□ 相当大的问题
□ 严重问题	□ 严重问题
照护对象使用尿便垫巾，是否能够感觉舒适及清洁干爽	
□ 没感觉或不适用　　　　　　　□ 是　　　　　　　　□ 否	
如果回答"没感觉"，照护对象是否会考虑其他选择或持有个人意愿	
□ 是　　　　　　　　　　　□ 否	
追加内容或特殊状况的描述：	

4. 尿便失禁的照护要点

　　① 在了解确认照护对象尿便失禁状况后，不管其受尿便失禁的影响大不大，都应咨询联系护士医生或专科护士医生，寻求进一步诊查治疗，包括功能

续表

恢复训练或物理和药物治疗，以避免症状恶化造成不可逆的生活困扰。

② 鼓励引导照护对象积极面对自身尿便失禁，接受功能恢复训练或物理和药物治疗。可督促协助照护对象日常功能恢复训练并确认练习动作无误。通过肌体运动可加强肌肉、韧带的收缩力和控制力，减轻改善尿便失禁。

③ 依据尿便失禁状况变化，需制订跟随评估计划（6~12个月一次），以确保照护对象使用的尿便垫巾适合其个体状况变化及需要，能够吸渗全部尿液便渍，并根据状况变化而变换使用尿便垫巾及修改或重新制订照护措施计划。

④ 鼓励督促照护对象摄取足够量液体，每天1000~2000毫升液体即5~10杯水或其他饮料包括粥类饮食，维持一定的排尿量，以加强泌尿道自然抵御作用，有助于预防尿道感染和改变尿液PH值而减轻对会阴部皮肤的刺激性。此外，应节制饮酒、咖啡、浓茶和汽水等有利尿作用的饮料，亦有助改善尿失禁状况。

⑤ 促进照护对象养成良好的排尿习惯，患有尿失禁的照护对象可每隔2~3小时排尿（意识憋尿），来训练膀胱控制能力及提高肌体对排尿的知觉，每次排尿要尽量排空膀胱。

⑥ 保持适当的体重，身体过胖会增加腹部压力，因此保持适当体重，有助预防压力性尿失禁。

⑦ 预防便秘，鼓励照护对象多食用水果、蔬菜和高纤维素食品，以及饮用适量水分，配合适量身体运动，可舒缓便秘，改善因便秘引发的尿便失禁。

⑧ 对有身体活动障碍的照护对象，可通过改善家居环境来避免发生尿便失禁，如卧室与卫生间的距离要靠近集中或床旁放置厕椅。可选择容易穿脱的衣服，如松紧腰带的裤子，方便如厕。

（二）尿潴留的观察与照护

膀胱内积有大量尿液而不能自主排出称为尿潴留。引起尿潴留的原因很多，一般可分为阻塞性和非阻塞性两类。阻塞性尿潴留的病因有前列腺增生、尿道狭窄、膀胱或尿道结石、肿瘤等，膀胱颈或尿道受到压迫阻塞而发生尿潴留。非阻塞性尿潴留即膀胱和尿道并无器质性病变，尿潴留是由神经或肌源性因素导致排尿功能障碍引起的。如脑肿瘤、脑外伤、脊髓肿瘤、脊髓损伤、周围神经疾病以及手术麻醉等均可引起尿潴留。

尿潴留时，膀胱容积可增至3000～4000毫升，膀胱高度膨胀，可至脐部。可见耻骨联合上膨隆，可触及囊样包块，伴随下腹胀痛、排尿困难等征象。阻塞性尿潴留是器质性病变，须及时就医对症治疗。非阻塞性尿潴留则可通过针对性照护措施缓解症状，解除并预防尿潴留。针对非阻塞性尿潴留的照护措施如下。

1. 常见症状与照护干预

（1）心理照护诱导排尿

精神压力会影响会阴部肌肉和膀胱括约肌的放松或收缩，如精神处于过度焦虑和紧张的情形下，有时会出现尿频、尿急的症状，有时也会抑制排尿出现尿潴留。发生这种情况时可以耐心倾听照护对象的诉说，从中找寻导致排尿困难的心理因素。再针对个人心理状况进行心理疏通，如安慰照护对象、分散其注意力等，化解焦虑和紧张情绪。

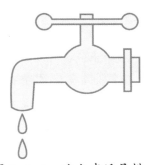

图5-6-3　流水声诱导排尿

排尿受暗示的影响，任何听觉、视觉或其他身体感觉的刺激均可诱发排尿。可以利用条件反射诱导照护对象排尿，尤其是对老年人，柔和的流水声会使其产生排尿冲动（见图5-6-3）。可让照护对象坐在马桶上，用温水冲淋其会阴部，使其自然而然地排尿。

（2）排尿环境或体位改变

人的排尿习惯一般从幼儿时期起就形成了，如晨起第一件事是排尿，晚上就寝前也要排空膀胱。此外，排尿的姿势、排尿的时间及环境等都会影响排尿活动。在照护工作中，应将个体排尿看作隐私行为，去尊重和维护它，应尽量给照护对象提供隐蔽安心的排尿环境，如单人卫生间，并给予充足的如厕时间，不应中途打扰。协助行动不便的照护对象尽量使用卫生间，或将厕椅放置在一个安静不易被打扰的房间，并用屏风遮挡。

对于长期卧床引起的不能用力排尿或不习惯卧床排尿的照护对象，可以将其上身略抬高或帮助其采取坐位，按照个人的习惯姿势排尿。此外，可以针对个体状况制订排尿训练计划，改变照护对象以往的排尿习惯以适应现状，避免因不适应排尿姿势而导致尿潴留。

（3）热敷按摩松弛肌肉

用热毛巾或热水袋置于下腹（耻骨联合上膀胱区）热敷可使肌肉松弛促进排尿（见图5-6-4）。此外，还可以轻揉按压下腹膀胱边侧部位协助排尿。按摩操作手法如下。

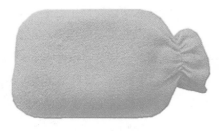

图5-6-4　用热水袋热敷放松肌肉

照护者用温热水洗手温暖双手，伸开手指手掌，避开膀胱中心部位，轻柔向下按压下腹部两侧和脐下部位，助力膀胱排尿。

（4）注意事项

热敷的水温应保持在52℃以下，避免温度过高刺激膀胱导致不良效果。按摩时应轻柔缓慢用力，尽量用全手掌触揉，避免使用强力和指尖揉按。应避开膀胱中心部位揉按，以防膀胱破裂。

在实施了上述照护操作仍不能缓解尿潴留时，应立即联系医生护士进一步诊查治疗或去医院就诊。

2.突发尿潴留的应急救助

突发尿潴留，可见患者下腹部膨胀明显，胀痛难忍，辗转不安，有时也可从尿道溢出部分尿液，但不能减轻下腹部疼痛。突发尿潴留应避免施以上述照护操作尤其是揉按下腹膀胱部位。应协助患者立即去医院就诊或拨打120急救电话。

（三）留置尿管照护

留置尿管，是指在严格无菌条件下操作，将导尿管经尿道插入膀胱并保留在膀胱内，引流尿液的方法。如图5-6-5所示导尿管是以天然橡胶、硅橡胶或聚氯乙烯（PVC）制成的管路，导尿管头端2.5厘米处有气囊，通过封闭气囊注水孔注入无菌注射用水充盈膨胀，固定导尿管于膀胱内，引流孔连接引流管至尿袋收集尿液。

1.相关知识

人体泌尿系统由肾脏、输尿管、膀胱及尿道组成。排尿是人体主要的排泄功能之一，是将机体代谢过程中所产生的各种不为肌体所利用或者有害的物质向体外输送的生理过程。尿道是从膀胱通向体外的通道（起自膀胱内口，止于尿道外口）。男性尿道细长，约为18厘米；女性尿道粗而短，长约5厘米（见图5-6-6）。

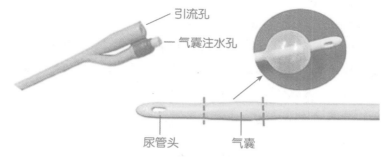

引流孔

气囊注水孔

尿管头   气囊

图5-6-5 导尿管结构

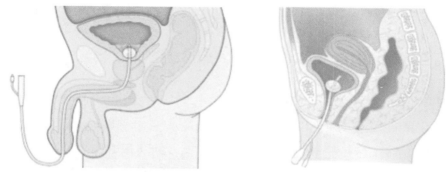

图5-6-6 留置导尿管

2.适用范围

① 各种下尿路*梗阻所致尿潴留的患者。

② 自主排尿功能障碍的患者（多为长期留置尿管）。

③ 昏迷、截瘫或会阴部有皮肤损伤的患者。

④ 泌尿系统疾病手术后，为减轻手术切口的张力可使用置留尿管，利于伤口愈合。

⑤ 用于辅助膀胱疾病的观察、诊断与治疗，以及膀胱内药物灌注。

> * 上尿路和下尿路是以膀胱为分界线，膀胱以上的部位称为上尿路，包括双侧肾脏和输尿管，而下尿路包括膀胱、前列腺（同属泌尿器官，因它是连接膀胱和尿道的腺体）、尿道。

3.常见并发症

（1）泌尿系（尿路）感染

正常情况下尿道是一个无菌环境，完整的黏膜是防止细菌侵入的屏障。导尿管是人体异物，插入留置导尿管会刺激尿道及膀胱黏膜，常可导致尿道黏膜损伤，既破坏了黏膜屏障，削弱了膀胱及尿道对细菌的防御作用，又增加了泌尿系逆行感染*的机会。

（2）疼痛和膀胱痉挛

长期留置尿管会使膀胱长期处于空虚状态，膀胱逼尿肌废用性萎缩，膀胱腔变小，膀胱壁增厚。导尿管刺激尿道及膀胱黏膜，气囊对膀胱三角区*的压迫刺激，尿管堵塞及泌尿系感染等是导致疼痛和膀胱痉挛的主要原因。

（3）导尿管引流不畅

导尿管引流不畅的原因有两点，一是尿管腔被尿液中的血块或沉渣堵塞，二是导尿管反折打结致尿管引流不畅。

（4）导尿管脱落（脱管）

导尿管脱落的原因有三点。第一，气囊注水量过少或因囊内水量自然流失，充盈度不够，未起到固定的作用而脱出。第二，老年人尿道肌肉松弛，导尿管自行脱出，或用力排便致导尿管脱出。第三，裸露体外的部分导尿管固定不妥，可在人体变换体位时受到牵拉而脱出，或因外力拉拽而脱出。

* 逆行感染是感染的一种方式，通常指在有管道的情况下由管道下端向上端、由排泄下方逆流向上、由分泌的排泄口向身体内部感染的情况。
* 膀胱三角区是膀胱底内面的一个三角区域，位于两个输尿管口和尿道内口三者连线之间（见图5-6-7）。此区域黏膜与肌层紧密相连，缺少黏膜下层组织，无论膀胱处于空虚还是充盈时，黏膜都保持平滑状态。

4.照护操作

（1）操作基本要求

①定期试纸尿液检测。

②协助照护对象制订个体所需的日饮水量。

③做好饮食摄入记录。

④做好尿液输出量及尿液状态的记录。

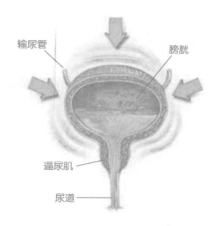

图 5-6-7 膀胱三角区

⑤标注更换导尿管的日期和时间，以便提前做好更换前的准备工作。

（2）操作注重点

①导尿管固定的位置应低于膀胱，并且不要固定得过紧，过于紧绷的导尿管会随体位变动而受到牵拉，可导致疼痛、尿道出血及脱管。

②避免拉拽、挤压和折扭导尿管和引流管，造成尿管位置移动，导致引流不畅、出血或脱管。

③尿袋，如图5-6-8所示为常用日间和夜间尿袋，一周更换一次，有污染时则需及时更换。

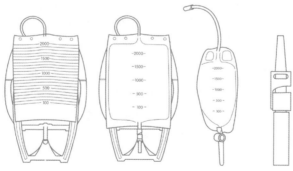

图 5-6-8 常用日夜间尿袋

④更换尿袋时要注意导尿管引流孔衔接尿袋引流管的操作，应清洁消毒引流孔外围管口后，再连接尿袋引流管（清洁封闭包装的尿袋）。

⑤日间尿袋可选择固定在大腿前侧或外侧（见图5-6-9），可使用专用尼龙腿袋或松紧扣带等固定。

⑥尿袋要及时排空，一般尿液至尿袋的2/3时就应排空（见图5-6-10）。过度充盈的尿袋会影响尿液引流，或导致逆行感染。

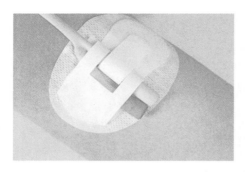

图 5-6-9　导尿管固定在大腿上端前侧

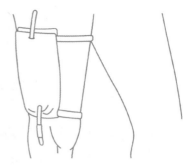

⑦更换导尿管是根据个体状况和不同材质导尿管而定，一般4~10周更换一次。更换导尿管是由专业临床护士操作。照护者应协助照护对象做好更换前的准备工作。如督促或叮嘱照护对象在更换导尿管当日多饮水，促使更换后的大量排尿起到自然冲洗尿路的作用，减少因插尿管致感染的机会。此外，根据个体状况遵医

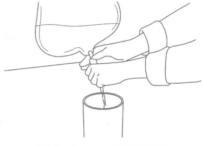

图 5-6-10　排空尿液

嘱督促照护对象在更换前30分钟服用止痛片，减轻因插尿管刺激尿道膀胱所致的疼痛。

（3）尿道口及会阴部清洁擦洗

留置尿管的照护对象每日应进行尿道口、会阴部清洁，祛除异味、尿道及会阴部分泌物，否则尿道会阴部积聚分泌物产生异味，也会形成硬痂包裹牵制尿管。鼓励照护对象淋浴，不提倡盆浴。

（4）尿液观察

①正常成人24小时尿量为1000 ~ 2000毫升，每日尿量多于2500毫升称为多尿，每日尿量少于400毫升称为少尿，每日尿量少于100毫升则称为无尿。

②正常人的尿液大多是呈淡黄色透明液体。尿液颜色变深，则可能饮水量不足，需要多饮水，尿液变红变暗，则可能有膀胱出血，应及时去医院就诊。

③如发现照护对象有尿路感染征象，应即时留取尿液标本，并协助照护对象及时去医院就诊和送检尿液标本。即时留取尿液标本对及时获得治疗十分重

要。临床上是以尿检及**药敏试验***结果来指导医生开具处方抗菌治疗尿路感染。

（5）调整饮食，注意饮水

①督促照护对象多饮水，每天保持1500毫升以上的尿量，可起到膀胱自净作用，减少尿路感染及尿管阻塞的机会。

②应关注照护对象的饮食搭配，避免食用过多动物内脏，以及高钙和含高草酸食物，尽量少喝浓茶、咖啡，防止尿路结石的形成。

> *　药敏试验又称耐药试验，旨在了解病原微生物对各种抗菌素的敏感或耐受程度，以指导临床合理选用抗生素类药物。

5.泌尿系（尿路）感染的征象

① 尿路感染。尿液浑浊、伴有絮状物，尿道口分泌物增多（黄色，有异味），同时可出现频繁的排尿冲动感，下腹部及尿道疼痛，可出现发热、寒颤、食欲下降等症状。

② 漏尿。由于尿路感染或尿管部分阻塞，尿液会从尿道口尿管边缘渗漏出来，形成漏尿。

③ 血尿。由于尿道膀胱感染而致膀胱黏膜出血，形成血尿。

6.脱管、尿管堵塞等引流不畅与照护干预

① 发现尿液混浊、沉淀、有结晶，提示有尿管堵塞的危险，或有结石形成，此时应留取尿液标本送检，同时联系医生护士进一步诊查治疗。

② 不明原因的尿量明显减少，提示尿管可能堵塞，应及时联系医生护士进一步诊查治疗。

③ 发生脱管，应立即联系医生护士进一步诊查治疗并重新插导尿管。

④ 长期留置尿管的照护对象都是依靠导尿管排尿，如发生脱管或尿管堵塞等引流不畅的状况，膀胱存留尿液不能或受阻排出体外，会导致尿潴留或其他严重疾病。因此，须立即联系医生护士或去医院就诊得到医疗护理处置，不能拖延。

（四）造瘘尿管照护

造瘘尿管是一根膀胱与体表皮肤相通的导管，是经由造瘘术，在耻骨联合上方皮肤穿刺进入膀胱放置尿管，将尿液引流到体外，使尿流改道，以维持人体正常的排泄活动（见图5-6-11）。膀胱造瘘留置尿管可作为短期或终身的

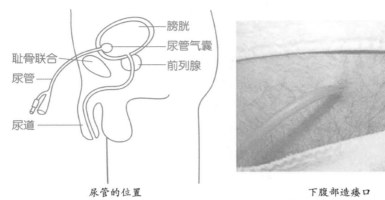

尿管的位置　　　　　　　　　下腹部造瘘口

图5-6-11　造瘘尿管

排尿通道。造瘘尿管照护是一项特殊照护技术，主要内容有造瘘口及周围皮肤、造瘘尿管照护，意外脱管的应急救助及常见并发症与照护干预等。学习掌握这一照护技能，能够帮助或指导照护对象提升自理能力，预防尿路感染，维持正常的排泄活动，促进身体舒适及健康。

1.适用范围

① 梗阻性膀胱排空障碍所致的尿潴留，如前列腺增生症、尿道狭窄、尿道结石及不能插入导尿管等。下尿路梗阻伴尿潴留，但因年老体弱及重要脏器有严重疾病不能耐受手术的患者。

② 阴茎或尿道损伤。泌尿道手术后，如尿道整形、吻合手术及膀胱手术后。

③ 化脓性前列腺炎、尿道炎和尿道周围脓肿。因神经源性膀胱功能障碍不能长期留置导尿管，或留置导尿管后反复出现睾丸炎或附睾丸炎的患者。

2.造瘘口及周围皮肤照护

（1）造瘘术后1~3周

①每日清洁和消毒造瘘口及周围皮肤，并清除分泌物。消毒面积以造瘘口为圆心，向外1.5厘米的范围用生理盐水擦拭，涂碘伏消毒。同时清洁擦拭消毒自造瘘口向远端10厘米的造瘘尿管，用无菌敷料覆盖造瘘口。注意在擦拭时不要过度牵拉扭转尿管，以避免引发创伤出血。

②每日清洗会阴部，清除尿道分泌物，保持内衣裤及床铺清洁干爽，如有污染及时更换。

（2）造瘘术后3~4周

① 造瘘口窦道已基本形成，正常造瘘口应无出血、无肉芽，需保持局部

清洁干燥并可撤掉敷料。

② 每日用热毛巾清洁和擦洗造瘘口，避免水流进入造瘘口窦道。当尿管被造瘘口分泌物包裹形成硬痂时，应擦洗除去硬痂。清洁后需旋转尿管一圈（360°），以避免尿管与造瘘窦道壁粘连，同时利于局部组织分泌物排渗。

③ 注意个人卫生。应督促照护对象经常或每日淋浴，如有必要可在淋浴前使用专用密封胶贴保护造瘘口，淋浴后取下胶贴并清洁造瘘口及周围皮肤。应避免盆浴。

④ 叮嘱照护对象穿宽松内裤并勤换内衣裤，保持外环境清洁，减少衣物摩擦尿管、造瘘口及局部皮肤。

⑤ 注意观察造瘘口及周围皮肤有无异常，以及分泌物的性态。做好记录。

3.造瘘尿管照护

① 固定尿管的位置要低于造瘘口和耻骨联合部位。可以将尿管固定在腹部下方或大腿上部，这样既方便变换体位，又能避免重力下垂牵拉尿管。

② 保持造瘘尿管引流通畅，避免固定位置过高和折扭管道。

③ 要适时排空尿袋，以避免尿袋过度充盈使尿液返流而导致感染。

④ 每周更换一次日间和夜间尿袋，如尿袋有污染则要随时更换。更换尿袋时应先排空尿袋后再更换，避免尿液返流。

⑤ 更换尿管是根据个体状况和不同材质的尿管而定，一般4~10周应更换一次。更换尿管由临床护士操作。照护者应协助照护对象在更换前做好准备工作。如督促或叮嘱照护对象在更换导尿管当日多饮水，促使更换后的大量排尿起到自然冲洗尿路的作用，减少因更换尿管引发感染的机会。此外，根据个体状况遵医嘱可督促照护对象在更换前30分钟服用止痛片，减轻因更换尿管刺激造瘘窦道和膀胱所致的疼痛。

4.膀胱功能训练

依照个体差异进行膀胱功能训练，即定时夹闭、开放尿管储尿和排尿，使膀胱内贮存一定量的尿液，可预防膀胱挛缩变小或过度膨胀，有利于自律和反射性膀胱的建立和维护膀胱功能（见图5-6-12）。具体操作方法如下。

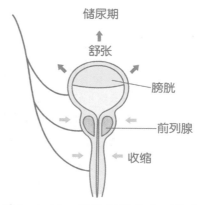

图5-6-12　储尿期膀胱生理状态

① 用夹子夹住造瘘尿管或截止闭合管口阀门，使其暂停排尿（见图5-6-13）。

② 每2~4小时放尿一次，以膀胱不感觉胀为准。

③ 日间大部分时间里可将尿管夹闭并定时放尿，夜间入睡则不必夹闭尿管，避免憋尿时间过长，膀胱过

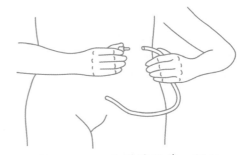

图5-6-13　衔接装置管口阀门

度充盈可造成造瘘口尿液外渗溢出，污染衣物和影响睡眠。

④ 对于一些终身依靠造瘘尿管排尿或已经有膀胱萎缩的患者则无须进行膀胱训练，否则反而会引起造瘘口尿液外渗。

5.意外脱管的应急救助

意外脱管多因尿管固定不妥。尿管可在大幅度运动或变换体位时受到牵拉而脱出，或因外力拉拽而脱出。排便用力，腹压过高也会造成脱管。此外，气囊注水量过少或因囊内水量自然流失，充盈度不够，未起到固定的作用而脱管。应急救助措施如下。

① 无论何种原因脱管，均应立即联系医生护士重新插放尿管，或去医院就诊插放尿管。造瘘术后或已形成造瘘窦道的脱管，均应在1小时内重新插放尿管。否则造瘘口窦道会自然闭合，造成插放尿管困难或无法插放而导致二次造瘘术。需要指出的是，脱管使照护对象失去了排尿通道，如果不能及时得到医疗护理处置，将会导致尿潴留或其他严重疾病。

② 寻找分析脱管原因，修改或重新制订照护措施计划，避免再次脱管。

6.常见并发症与照护干预

（1）尿路感染

正常情况下，人体泌尿系（尿路）是一个密闭的自洁体系，有完整的黏膜屏障防御细菌浸入。膀胱造瘘留置尿管使尿流改道，既破坏了密闭的自洁体系，又失去了黏膜屏障，易发生尿路感染。应鼓励或协助照护对象做好个人卫生。应具备无菌操作意识更换尿袋和清洁擦洗造瘘口及周围皮肤，观察识别尿液颜色及性质状态，能够早期发现感染征象，即时留取尿液标本送检，以便照护对象能够迅速得到治疗，控制感染，缓解病症。

（2）膀胱痉挛和膀胱三角区激惹

膀胱黏膜特别是膀胱三角区对温度、压力和机械刺激非常敏感。由于尿管是人体异物，它对膀胱黏膜的刺激，以及尿管气囊对膀胱三角区和膀胱后壁的压力会突然使人产生排尿或排便欲望（见图5-6-14）。膀胱痉挛和膀胱三角区激惹短时间后多可自行缓解，或有阵发性阴茎和会阴部剧痛，每次持续几分钟至数小时，此时尿道可有尿液及分泌物排出。能够缓解症状的照护操作如下。

①可微调整尿管位置，轻轻推进尿管0.5~1厘米并旋转尿管，避开膀胱三角区。

②时常变换固定尿管的位置，可避免仅刺激膀胱内一个点位。

③正常情况下尿管会随体位变动而上下滑动0.5~1厘米，因此固定尿管时不要过于紧绷，留出1~2厘米的余地用于尿管浮动。

④持续阵发性疼痛且不能缓解的，应及时联系医生护士进一步诊查治疗。

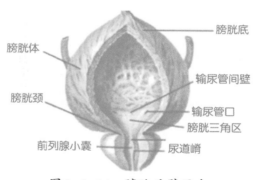

图5-6-14　膀胱后壁压力

（3）造瘘尿管堵塞

造瘘尿管由于长期留置相通于膀胱与体表，常因微生物繁殖、药物结晶、尿液沉淀物和黏膜脱落，以及尿液PH值变化等原因导致堵塞。应鼓励照护对象适当运动，多饮水，长期卧床的照护对象要经常变换体位，以预防尿液沉淀物的形成。很多膀胱造瘘的高龄老人和长期卧床照护对象的自理能力低下，并存在感觉或表达困难等障碍，如不能及时发现并解除尿管堵塞，膀胱存留尿液不能排出体外，会导致尿潴留或其他严重疾病。因此，当发现尿管引流受阻尿量明显减少或无尿时，应立即联系护士进行尿管冲洗或更换尿管。

（4）膀胱萎缩

长期留置造瘘尿管持续放尿，膀胱处于空虚状态，膀胱逼尿肌废用性萎缩，膀胱腔变小，膀胱壁增厚，最终形成膀胱萎缩。应鼓励并协助照护对象做膀胱功能训练，依照个体情况制订日间放尿时间表，摸索规律间歇放尿排空膀胱，促进自律或反射性排尿膀胱的建立，预防膀胱萎缩。

（5）造瘘口周围皮肤炎

长期留置造瘘尿管受到体外异物及环境的侵袭，如尿管表面包裹材料、造瘘口及表皮分泌物等会对周围组织产生炎性刺激，引发周围组织不同程度的损伤和炎性反应。另外，体位变动牵拉尿管等动作会使尿管与周围组织产生摩擦挤压，如此机械物理性刺激也可损伤周围组织产生炎性反应。应经常变换尿管固定位置，减少在同一点位上的刺激和摩擦造瘘口周围皮肤，如左右侧腹部交替固定尿管。保持局部皮肤清洁干燥，造瘘窦道成型后，表面不需覆盖敷料，若皮肤出现潮红、湿疹时可对症涂抹外用药物，如每日2次涂抹15%氧化锌软膏，可用单层干纱布遮盖。

（6）尿路结石

饮食习惯不当是导致尿路结石发生的原因之一，过量食用动物蛋白质可增加尿钙排出和尿酸水平，可形成草酸钙（尿液沉淀物的主要成分）。食用过量含草酸食物，如菠菜、巧克力、豆腐及长期饮用浓茶等均可致结石形成。应协助照护对象调整食谱，适当减少食入高蛋白、钙及含草酸的食品。鼓励照护对象多饮水，排尿清洁尿路排除细菌，起到自然冲洗尿路的作用，预防尿路感染和堵塞尿管。

（五）肠道和尿路造瘘口照护

肠道造瘘口也称人工肛门，用来从肛门以外部位排便，通常是将结肠或回肠经腹壁造口，使粪便改道排出。肠道造瘘口看起来像个小开口，呈深粉红色，是正常结肠内壁组织，它没有感觉。人体内的粪便从造瘘口排出并收集到造口袋中。尿路造瘘口是上尿路经腹壁做的开口，多为尿道肿瘤行下尿路切除尿液改道排泄。如图5-6-15所示为人体内部排泄脏器开口于腹部皮肤表面的结肠和尿路造瘘口。

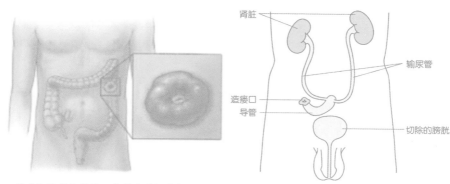

手术切除部分结肠，粪便改道经腹部　　　手术切除膀胱，尿液改道经腹部尿路
结肠造瘘口排出体外　　　　　　　　　造瘘口排出体外

图5-6-15　结肠和尿路造瘘口

1.肠道造瘘口类型

常见病症如结肠、直肠癌、膀胱癌、溃疡性结肠炎和克罗恩病等往往需要外科手术来治疗，而在实施外科手术摘除肿瘤或切除局部病灶器官的同时还需要创建肠道或尿路造瘘口，替代部分肠道和肛门或膀胱尿道完成排泄活动。临床上根据不同病症、治疗目的及用途可建立暂时或永久性的肠道和尿路造瘘口。

暂时性造瘘口多为支持治疗的短期排便改道，一般3个月左右行还纳手术，取消造瘘口，还原肠道恢复肛门排泄。永久性造瘘口多为肠道肿瘤手术切除部分或全部结肠直肠，或摘除膀胱，不具备还纳手术的条件，是患者终身用排泄通道。

依据肠道病变的部位有两种不同形态的造瘘口，即单腔造瘘口和双腔造瘘口。结肠翻转与腹部创口皮肤缝合为单腔造瘘口，在突出腹部创口外的结肠开口为双腔（胖式）造瘘口（见图5-6-16）。一般在手术前，医生会根据患者个体状况与其商谈造瘘口的开口部位及形态，便于患者术后自理。例如右利手的患者，在条件允许下，肠道造瘘口会尽量开在右腹部。此外，照护人员也会在手术前给予患者指导演示更换造口袋和清洁造口及周围皮肤的方法，并协助其练习模仿，以便术后能够自理适应造瘘口排泄。

2.肠道造瘘口分类

消化道由口、咽、食道、胃、小肠（十二指肠、空肠、回肠）、大肠（升结肠、横结肠、降结肠、乙状结肠、直肠）、肛门组成。全长8~10米。食物在

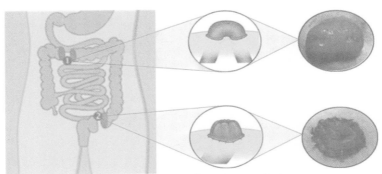

图 5-6-16　肠道单腔或双腔造瘘口

口中咀嚼吞咽后通过食道、喷门，进入胃，再进入小肠，经过十几个小时，缓缓地通过结肠抵达直肠，在结肠下端或直肠时已成半固体状粪便至肛门排出体外（见图 5-6-17）。因此，小肠部位的造瘘口，其造口排泄液状粪便；大肠部位的造瘘口，其造口排泄成型粪便。

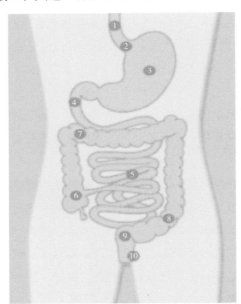

1. 食道
2. 喷门
3. 胃
4. 十二指肠
5. 小肠
6. 回盲部
7. 结肠
8. 乙状结肠
9. 直肠
10. 肛门

图 5-6-17　人体消化器官部位

（1）结肠造瘘口

图 5-6-18 所示为切除部分结肠和全部直肠或只切除部分结肠，乙状结肠端口经腹壁开口于体表的结肠造瘘口，粪便经结肠造瘘口排出。

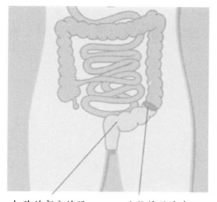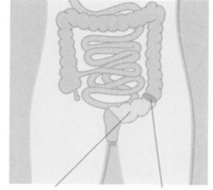

　切除的部分结肠　　　乙状结肠造瘘口　　　　切除的部分结肠　　　乙状结肠造瘘口

图 5-6-18　乙状结肠端口经腹壁开口于体表的结肠造瘘口

（2）回肠造瘘口

图 5-6-19 所示为切除全部的结肠和直肠或只切除部分结肠，回肠端口经腹壁开口于体表的回肠造瘘口，粪便经回肠造瘘口排出。

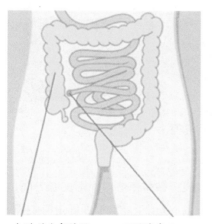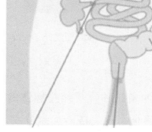

　切除的全部结肠　　　回肠造瘘口　　　　回肠造瘘口　　　残留直肠　　　切除的部分结肠

图 5-6-19　回肠端口经腹壁开口于体表的回肠造瘘口

3.造口袋

造口袋的材质虽不相同但都具备防渗漏及隔绝气味的功用。目前比较畅销的一款造口袋是透明材质的，其特点是随时可看到排泄的尿便状况，易于及时发现问题和掌控更换时间。常见款式造口袋由造口袋托（底盘）和收集袋组成。袋托和收集袋连体或分开体。袋托底层为粘胶层，可直接粘贴在造口周围皮肤表面，分开体袋托和收集袋带有扣环和环扣，可卡扣上收集袋。

当粪便充满2/3收集袋时，可取下造口袋或收集袋丢弃，也可从袋底开口清空粪便后重新叠卷粘封关闭底口。造口袋按照用途有以下几种款型（见图5-6-20）。

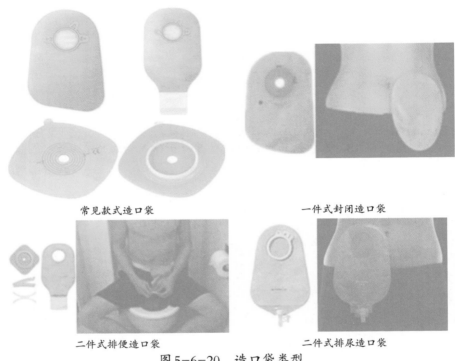

常见款式造口袋　　　　　　　　一件式封闭造口袋

二件式排便造口袋　　　　　　　　二件式排尿造口袋

图5-6-20　造口袋类型

（1）一件式封闭造口袋

这款造口袋的袋托和收集袋是连体的。将袋托粘贴在造口周围皮肤表面，粪便充满时取下丢弃。这类造口袋是一次性使用，适用于能够控制固定时间排便、能够自主更换造口袋、能够自理造瘘口及周围皮肤的人群，对于在职工作和学习人员非常实用。

（2）二件式排便造口袋

这款排便造口袋由袋托、收集袋和封闭夹组成。收集袋底端有排便开放口，可以随时清空粪便。

（3）二件式排尿造口袋

这款排尿造口袋由袋托和收集袋组成。收集袋底端有排尿开放管口，可以随时清空尿液。

4.更换肠道和尿路造口袋操作

① 操作者衣着整洁，洗手，戴手套，必要时穿戴口罩、围裙。

② 用物。一次性测量纸卡尺、画笔、纸巾、纱布棉球、小碗温水、肠道和尿路造口袋、剪刀、**专用护肤粉、隔膜喷剂或膏剂***、祛黏膏、垃圾袋。

③ 体位。平卧或半卧位，以减少腹部压力和粪便外溢的机会。

（1）更换肠道造口袋操作步骤及注重点（见图5-6-21）

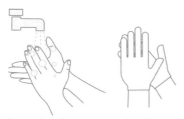

a.洗手，戴手套。准备纸卡尺、画笔、剪刀等用物

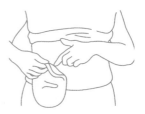

b.手指按压住皮肤剥取下袋托及收集袋

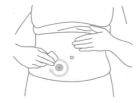

c.顺时针沿造瘘口环形向外擦试造口周围皮肤

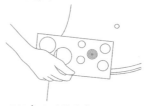

d.用纸卡尺测量造瘘口

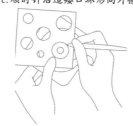

e.在袋托贴纸上绘框线

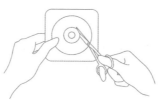

f.按框线轮廓剪裁袋托

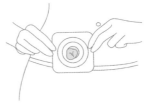

g.袋托圆径下边缘对齐造口皮肤边缘粘贴

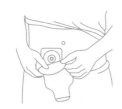

h.逆时针30°对扣位及顺时针30°转扣环卡扣上收集袋

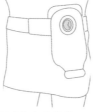

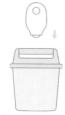

i.生活垃圾处理

图5-6-21　更换肠道造口袋

①剥取造口袋时，需用手指压住局部皮肤，以防撕拉皮肤。若粘贴过紧先用祛黏膏分离再剥取。将取下充满粪便的造口袋丢入污物袋并封扎，放置一旁待完成操作后放入垃圾袋封扎丢弃。

②用湿纸巾擦试造口周围皮肤，干纸巾擦干皮肤。纸巾均为一次性使用，擦拭不能反复，以避免污染造口及周围皮肤。温水擦拭，禁用肥皂或消毒液，以防导致皮肤干裂和损伤肠道黏膜。

③测量以造口边缘的皮肤为准。一般造口形状不完全是正圆，测量要符合其形状和大小，以避免剪裁过大引发粪便渗漏，刺激局部皮肤，或剪裁过小压迫造口。

④按测量结果准确绘出剪裁框线轮廓。

⑤剪裁袋托时，应使用钝圆剪头剪刀，以避免在剪裁过程中尖锐剪头扎破收集袋（一件式封闭造口袋）。

⑥将袋托圆径下边缘对齐造口下方皮肤边缘，吻合贴紧，再由圆径边缘向外围粘贴。轻压贴紧，以避免粪便渗漏刺激局部皮肤。须在皮肤表面干燥无杂屑及污染物的状态下粘贴，粘贴不能存留虚空间隙，否则会引发漏便或造口袋脱开掉落。遵医嘱使用抗过敏、感染类膏剂。水、油类药膏剂均影响粘贴，不易涂抹过多，涂抹后待局部皮肤吸收干爽后再粘贴。

⑦检查确认收集袋卡扣完全。卡扣好的造口袋应呈直线下垂。佩戴专用腰带围绕袋托加固贴合，以避免剧烈运动导致造口袋掉落。造口袋不要超载粪便，当粪便达至2/3造口袋时，及时排空或更换，以避免重力牵拉而致皮肤粘贴分离，粪便外溢及造口袋掉落。

⑧充满粪便的造口袋、污染物、手套等应两次袋装两次封扎后再丢弃。

⑨安置好照护对象，开窗通风，整理用物，洗手记录。

（2）更换尿路造口袋操作要点（见图5-6-22）

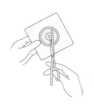

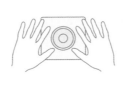
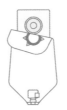
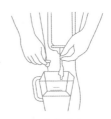

a.剪裁袋托　　　　b.粘贴袋托　　　c.扣上和解扣取下收集袋　　d.清空尿液

图5-6-22　更换尿路造口袋

①根据造口的形状和大小剪裁袋托。

②揭去袋托粘胶表面的贴纸，圆径下边缘对齐造口皮肤下边缘粘贴袋托。

③30°对扣袋托及转扣环卡扣上和解扣取下收集袋。

④清空尿液方法。先捏住管口一字阀或排尿阀门的上端管路，防止尿液冲出污染，然后再慢慢放开排尿阀门排放尿液，清空尿液后，将排尿阀门还原关闭。

⑤更换下的造口袋需清空尿液，用垃圾袋封扎后丢弃。

> * 专用护肤粉、隔膜喷剂或膏剂用于喷洒或涂抹在造口周围皮肤边缘表面，促使皮肤干爽或在皮肤表面形成隔离层，减少粪便对皮肤的刺激并有助于粘贴袋托。是一种既不影响粘胶的黏度，也没有刺激皮肤或损伤皮肤等副作用的护肤品。

5.常见并发症与照护干预

造口周围皮肤长期受到肠腔分泌物、粪便的污染及胶贴皮肤等的刺激，局部皮肤处于不透气、湿度重的状态，消减了皮肤韧性和防御细菌侵入的能力，易产生炎性反应、破损和感染或引发其他并发症（见图5-6-23）。对照表5-6-7可识别造口及周围皮肤的正常与异常状况并施以照护干预。

造口脱垂　　　　　　　造口回缩　　　　　　　周围皮肤瘢痕体

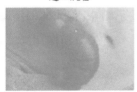 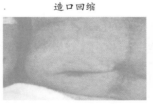  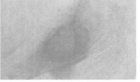

结肠组织自造口脱出　　造口局部萎缩或凹陷，　　瘢痕组织牵拉使局部皮肤挛
　　　　　　　　　　　低于表面皮肤　　　　缩，患者坐位时可见明显皮肤紧皱

造口狭窄　　　　　　　皮肤黏膜分离　　　　　造口旁疝

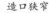 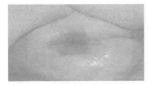 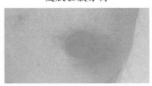 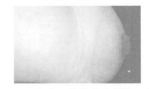

造口径变得狭窄　　　　造口的肠黏膜组织与皮肤　　可见造口周围皮肤鼓胀，是
　　　　　　　　　　在衔接处分离开，这往往是局部　造口周围肌肉壁层薄弱所致
　　　　　　　　　　感染或局部皮肤张力问题所致

图片来源：SecuriCare 2008.

图5-6-23　常见造瘘口并发症

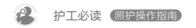

表5-6-7　造口及周围皮肤正常与异常状况描述对比

正常	异常
正常造口（结肠组织）呈深粉红色或红色，触摸可感温暖（温度与体温相似）。	异常造口呈现黑色、深灰色、无血色/苍白或充满混浊似脓样液体。
正常周围皮肤应是完整的，与腹部皮肤色泽一致。	异常周围皮肤出现感染（皮肤呈深红色）、溃疡、破损以及疼痛的症状。
正常造口及周围皮肤在手术后呈局部红肿，红肿现象在术后6周会基本消失。	异常造口及周围皮肤突发无原因的红肿或造口脱垂。
正常造口在清洁擦拭碰触时，肉眼可看到纸巾上有小血点儿。	如果在擦拭碰触造口时看到活动性流血，则血液可能来自造瘘口内部的异常状况。
结肠造瘘术后的正常粪便形态为成型软便。回肠造瘘术后的正常粪便形态为液状便。	结肠造口停止排便48小时以上，或有腹痛、呕吐和腹泻的症状，以及粪便中带血是异常现象。回肠造口停止排便12小时以上，或粪便中带血是异常现象。
肛门处排泄或外溢粘液或极少量的粪便是正常现象，有可能是手术时结肠、直肠内仍存留少量粪便所致。	直肠、肛门排出血液或脓液是异常现象。
照护干预	
观察造口及周围皮肤的状况并详细记录。如发现有异常现象要及时联系医生护士进一步诊查治疗，以避免症状恶化。	

（六）尿便标本采集

尿便标本是指采取受检者的少许排泄物样品，标本经过实验室检验，作为判断受检者身体有无异常存在的依据。正常尿液是无菌液体，但人体的泌尿生殖道外表有各种细菌存在，因此在进行标本采集时，要严格遵循操作规范，防止标本污染。

1.常见尿便标本种类

（1）尿标本

①晨尿

晨尿是清晨起床后第一次排尿时收集的尿标本，这种标本尿较为浓缩，可用于肾脏浓缩能力评价。

②随机尿

标本不受时间限制，可反映某一时间段的结果，易受多种因素（运动、饮食、用药、情绪和体位等）的影响。

③计时尿

按特定时间采集尿标本，如3小时尿（收集3小时的尿液）、餐后尿（收集餐后时间段的尿液）、24小时尿（收集24小时的尿液）及特殊试验尿（用于泌尿系统器官功能测试等）。

（2）便标本

①常规便标本，用于检查大便一般形态。

②大便细菌培养标本，用于检查致病菌。

③大便隐血标本，用于检查大便中肉眼看不到的微量血液。

④寄生虫或虫卵便标本，用于检查寄生虫。

2.采集方法

（1）尿便采集要求

一般采用新鲜的晨尿。常规尿检标本尿量为10毫升（标本尿瓶的1/3～1/2），便标本量约为5克（蚕豆大小）。收集的尿便标本要及时送检，室温下放置不得超过2小时。

（2）排尿留取尿标本

①排尿前清洗会阴部，待排出少量尿液后，再接取中间段尿液，即新鲜中段尿标本。

②留取12小时或24小时尿标本，必须在清晨7:00排空膀胱后开始留尿，即清晨第一次尿液弃去，将规定时间内的尿液都留存在一个大容器（医疗检验专用容器）中，直到最后一次排尿完成为止，封盖送检。

（3）留置尿管留取标本

①清洗会阴部、尿道口及尿管；清洗造瘘尿管及周围皮肤。

②分离尿管和尿袋。

③清洁消毒尿管端口，放出少量尿液后再接取尿液。

④留取12小时或24小时尿标本，必须在清晨7:00排空尿袋后再收集尿液。

（4）排便留取便标本（同造瘘口排便）

①排空膀胱后再排便，避免尿液混入粪便中。

②外观有异常的粪便挑取有脓血、黏液的部分。

③外观无异常的粪便应从中段取样便。

3.注意事项

①留取尿便标本后，需盖紧封闭瓶口，以防渗漏污染。

②需按尿便标本瓶或收集容器标识要求填写完整，清晰注明受检者姓名、性别、出生年月日，以及留取尿便标本的准确日期和时间等。

③应避免月经或阴道分泌物、精液或前列腺液、粪便、清洁剂等各种物质污染标本。

④禁止从便盆或尿壶内采集尿液标本。女性应避免月经期留取标本。

（七）简易通便及人工取便法

简易通便主要有肛门用通便剂和腹部按摩的方法促进排便，缓解便秘。人工取便是通过肛门从直肠抠取出滞留在直肠下部的硬便，促使排便，以维持人体正常排泄活动，达到身体舒适和解除病痛的效果。

1.适用范围

简易通便多用于年老体弱、久病卧床胃肠蠕动减慢不能充分用力排便或排便困难的照护对象。人工取便多用于在服用缓泻药、使用通便剂和进行灌肠通便后仍无法排泄的照护对象，和粪便嵌塞，长期卧床或活动受限，因创伤、疾病导致瘫痪，或直肠下端神经麻痹造成排便功能障碍的患者。心脏病、脊椎损伤、直肠肿瘤、血小板减少或出血性疾病的患者禁用人工取便。

2.相关知识

人体肛管是消化道的末端，上与直肠相连，下与肛门相连，肛门为肛管的末端开口，长约4厘米，被肛门内外括约肌包绕。肛门内括约肌为平滑肌，有协助排便的作用；肛门外括约肌为骨骼肌，是控制排便的重要肌束。粪便嵌塞指粪便滞留堆积在直肠内，大块硬便不能排出（见图5-6-24）。

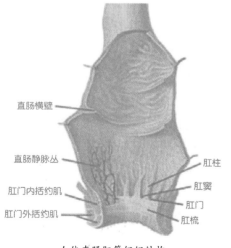

人体直肠肛管组织结构

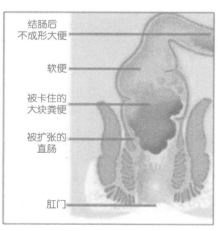

粪便嵌塞

图5-6-24 直肠肛管组织结构及粪便嵌塞

3.简易通便法

（1）常用肛门通便剂及药物作用

常用通便剂开塞露和甘油栓，具有高渗，可促使更多的水分渗入到肠腔，稀释、软化粪便，润滑肠壁，刺激肠蠕动的作用。开塞露是由50%甘油和少量山梨醇制成，密封于小型软质塑料球囊内，前端管径长约5厘米。开塞露包装有20毫升成人量和10毫升小儿量，另外有5毫升微量开塞露为经常用成人剂量，前端管径长约2.5厘米。甘油栓是由甘油、肥皂或明胶制成，为无色透明或半透明、表面光滑的圆锥形软绵质栓剂。常见规格的甘油栓为2克/枚，每次1枚成人量。

（2）操作前评估

了解照护对象身心疾病、排泄状态及自理能力。

（3）操作准备

①操作者衣装整洁，洗手，戴手套，必要时穿戴口罩、围裙。

②用物。开塞露或甘油栓、剪刀、卫生纸、便盆、纸中单或塑料布单、垃圾袋。

③环境。室内整洁、温湿度适宜，关闭门窗，必要时拉帘或用屏风遮挡。

④体位。左侧屈膝卧位（见图5-6-25）。

⑤向照护对象解释操作步骤及目的，取得其合作。

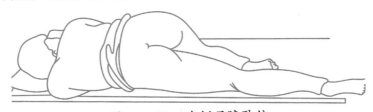

图5-6-25　左侧屈膝卧位

（4）开塞露通便

①协助照护对象将裤子脱至膝部，左侧卧位并屈膝，臀部尽量靠近床边。臀下垫纸中单。

②拿掉开塞露的盖帽，剪开顶端，挤出少许药液润滑端口管径。

③左手往上轻按其臀部暴露肛门，右手将开塞露轻轻插入肛门粪便中（见图5-6-26）。

④嘱其深呼吸，同时用力挤压开塞露球囊，将药液全部挤入粪便分离大块硬便。

⑤撤出开塞露，左手持多层卫生纸堵放在肛门处并按压肛门。

⑥嘱其保持体位并忍耐便意5~10分钟，使药液发挥作用。协助其使用卫生间或便盆。

⑦撤掉纸中单及污物，脱掉手套，洗手。开窗通风，整理用物，记录。

⑧注意事项。

● 使用开塞露前需检查开塞露前端管径是否圆润光滑，以避免划伤刺破肛门。

● 插入肛门动作要轻柔缓慢，尽量避开痔疮创面，以避免损伤肛门和肠道黏膜组织。

● 不要长期单一使用开塞露，应与其他通便剂交替使用，以避免出现耐药性。

● 对甘油、山梨醇类药剂过敏者禁用开塞露。过敏体质谨慎使用，使用时应随时观察照护对象的反应。

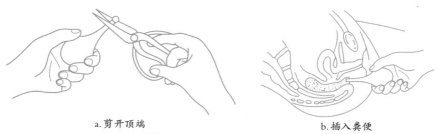

a.剪开顶端   b.插入粪便

图5-6-26   开塞露通便操作

（5）甘油栓通便

①协助照护对象将裤子脱至膝部，左侧卧位并屈膝，臀部尽量靠近床边。

②剥开包裹甘油栓的塑料皮，取出甘油栓。

③左手往上轻按其臀部暴露肛门，右手指捏住栓剂较粗的一端。

④嘱其深呼吸，同时将甘油栓锥尖端塞入肛门，再用食指顶住甘油栓推进肛门内6~7厘米贴靠肠壁处（见图5-6-27）。

⑤抽出食指，左手持多层卫生纸堵放在肛门处并按压肛门2~3分钟。甘油栓需要在肠内化栓，即固体变液体来润滑刺激肠壁，软化大便，一般不会即刻排便。

⑥根据照护对象对甘油栓的敏感程度适时使用卫生间或便盆，便失禁者垫放尿便巾。

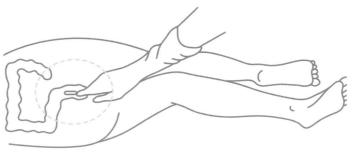

图 5-6-27　用食指顶推甘油栓

⑦脱掉手套，洗手。开窗通风，整理用物，记录。

⑧注意事项。

● 塞入肛门推进甘油栓动作要轻柔缓慢，尽量避开痔疮创面，以避免损伤肛门和肠壁黏膜组织。

● 不要长期单一使用甘油栓，应与其他通便剂交替使用，以避免出现耐药性。

● 对甘油类药剂过敏，有肛门黏膜溃疡、肛裂和肛门痛感敏锐的照护对象均不宜使用甘油栓。过敏体质谨慎使用，使用时应随时观察照护对象的反应。

（6）按摩通便

①腹部按摩。操作者洗手并温暖双手，用食指、中指和无名指端稍稍用力按在腹部，自右下腹盲肠部开始，沿结肠蠕动方向，即依次沿升结肠、横结肠、降结肠、乙状结肠方向进行推压，如此反复按摩。也可以在乙状结肠部由近心端向远心端作环形按摩，帮助排便。排便时用手沿结肠蠕动方向环形按摩，可促进降结肠的内容物向下移动，并可增加腹内压，促进排便（见图5-6-28）。

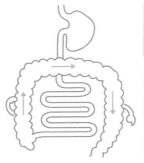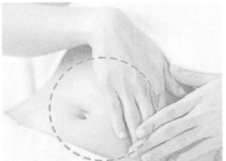

图 5-6-28　腹部按摩通便的部位手法

②肛门按摩。用食指、中指和无名指指腹端轻轻按压肛门后缘部位，促进排便。

③易排便姿势。蹲便的排便姿势符合人体生理结构，优势于坐便而易于排便或帮助排便。由于人体坐姿中的**肛肠角***角度一般为80°~90°，蹲姿则为100°~110°，肛肠道呈相对曲直畅通状态（见图5-6-29）。通常在坐马桶排便（坐便）时，在脚下垫踩矮凳，膝盖高于臀部至上身与大腿约为35°折角，使坐姿排便转变为蹲姿排便，使肛肠角度相应变大，肛肠道相对曲直。如此，肛肠角度越大，直肠越直，排便就越顺畅。同时上身前倾挺直，肘、膝和腿部肢体支撑力点，可起到集聚腹压促进肠蠕动的生理作用并便于排便用力（见图5-6-30）。

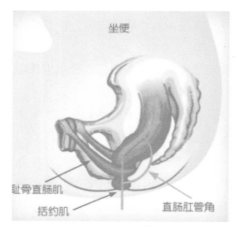
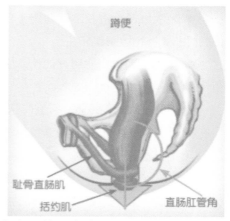

图5-6-29 肛肠角度与排便姿势

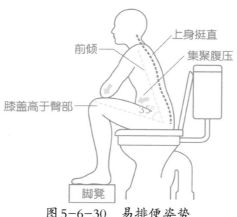

图5-6-30 易排便姿势

> * 肛肠角全称直肠肛管角，它是由人体一条状U形耻骨直肠肌，从一侧耻骨出发，绕过肛管和直肠的连接处到另一侧耻骨，形成一个环构拉住直肠，将肛肠向前牵引形成的一个角度。

4.人工取便法

（1）操作前评估

望诊可看到腹部隆起，触诊可触摸到左下腹部的硬结。肛门指检*可触摸到粪便块，可感觉到粪便的软硬程度和所处位置。倾听腹部肠蠕动/肠鸣音，便秘可致肠鸣音减弱，腹部X光拍片可了解粪便积累的程度和部位。

> * 肛门指检是一种简便易行却非常重要的临床检查方法，是用食指伸进被检者的肛门触摸到距肛缘7~10厘米处。它是肛肠疾病最基本的检查方法之一。

（2）操作准备

①操作者衣装整洁，洗手，戴手套，必要时穿戴口罩、围裙。

②用物。手套若干、润滑剂、纸中单或塑料布单、卫生纸、垃圾袋、便盆、清洗用盆、温水、毛巾等。由于抠便需戴双层手套操作，应至少准备2副手套。润滑剂要多次使用，也应备足量。

③环境。室内整洁、温湿度适宜，关闭门窗，拉上围帘或用屏风遮挡。人工取便是用一根手指往外抠粪便及后续的热敷肛门，花费的时间较长。因此，需要注意避开就餐和约会他人的时间。为了减少排便气味污浊活动空间影响他人，保护照护对象个人隐私和顾及其心理感受，应在处置间或者单间进行取便操作。

④体位。左侧屈膝卧位。

（3）操作步骤

①向照护对象解释操作步骤及目的，取得其合作并根据其个体状况，遵医嘱督促其服用止痛剂，以减轻因取便操作所致的疼痛。

②协助其脱去裤子，左侧卧位并屈膝，臀下垫纸中单，根据需要使用软枕或靠垫稳定体位。向上卷折棉被或被单遮盖其上身。将脱下的内裤等折叠（不要露出里子）放床尾。

③抠便操作手法。

● 戴双层手套，右手食指涂润滑剂。

● 嘱照护对象用口深呼吸，放松身体，腹部不要用力。同时将食指慢慢伸入肛门，待食指碰触到粪便硬块，转动手指将硬结粪便剥离肠壁。

● 先将最外围（靠近肛门）的粪便抠出，再依次抠出剩余粪便，同时注意保护肛门外口。若食指触不到便块，可嘱照护对象做腹部按摩或由随同照护人员为其做腹部按摩，促进直肠内残余粪便向下移动。

● 确认直肠内无便块时，抽出手指，脱去上层手套。用手指轻轻向上推压肛门，使肛门内的黏膜下组织向上返回，不要使肛门处于开放状态。用卫生纸擦净肛门，用温水清洗擦拭肛门及周围皮肤。用热毛巾热敷肛门15～20分钟，促进肛门括约肌的回缩。

● 撤掉纸中单及污物。操作中应将抠出的粪便直接丢入垃圾袋封扎，待全部完成操作再与其他污物一起放入垃圾袋封扎后丢弃。

④协助照护对象穿好裤子并安置其于舒适体位。

⑤脱去手套，洗手。开窗通风，整理用物，记录。

（4）注意事项

①抠便操作前，先用手轻轻按压肛门外周，刺激肠壁，促使肛门内的粪便软化变形。有时在特定体位及身体放松的状态下实施肛门按摩即可促使排便，或许可免去人工取便。

②抠便动作要轻柔稳妥，边操作边询问照护对象的感觉，手指要避开疼痛敏感部位和痔疮创面伸入肛门。抠便时的手指弯曲要适度，以减少碰触直肠黏膜扩张肠壁，增加照护对象疼痛。

③因直肠下端神经麻痹造成排便功能障碍的患者往往会失去痛感，肛门外括约肌松弛缺少阻力，这种状态易造成直肠膨大部堆积兔样便块，抠便操作时要避免过度扩张肛门括约肌。

④操作过程中，注意观察照护对象的反应，如出现心悸、头昏等异常征象，应立即停止操作并适宜照护，若症状无缓解应及时联系医生护士进一步诊查治疗。

（八）便盆使用法

便盆是床上便器，适用于身体虚弱活动障碍或因病卧床，暂时或永久丧失自主能动力且不能使用卫生间的老人、病人和残疾者。

1. 便盆各部分功用

便盆与人体会阴部的接触部位及排泄器官所处的位置见图5-6-31。便盆两边侧为手抓持部位，小型便盆有手持柄多用于接纳尿排泄。

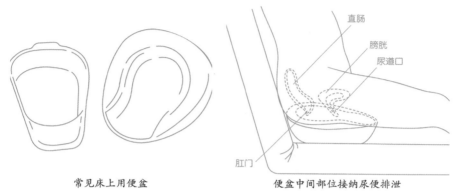

常见床上用便盆　　　　便盆中间部位接纳尿便排泄

图5-6-31　便盆各部分功用

2. 放置便盆

（1）操作准备

①操作者衣着整洁、洗手并温暖双手，必要时穿戴手套、围裙。

②用物。便盆、卫生纸、纸巾、纸中单或塑料布单、冲洗杯、温水、垃圾袋。

③环境。室内整洁、温湿度适宜、关闭门窗，拉帘或用屏风遮挡。

④体位。仰卧或侧卧位。

⑤向照护对象解释操作步骤，取得其合作。

（2）放置便盆

①协助照护对象脱下裤子，臀下垫纸中单。放便盆于床上适宜位置。适合人体的便盆放置位置见图5-6-32。

②仰卧位放置便盆。此放置方法适用于能够屈膝抬臀的肥胖者。

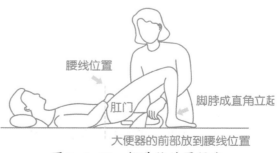

图5-6-32　仰卧位放置便盆

● 协助照护对象仰卧位并屈膝抬臀，将便盆从其两腿之间放于其臀下。

● 对肢体活动障碍的照护对象，协助其仰卧位，膝下垫软枕或支垫支高膝部。操作者一手臂伸进其大腿下方托抬起其腰及骶尾部，一手顺势将便盆从其两腿之间放于其臀下，便盆敞口端朝向足部。

③侧卧位放置便盆（见图5-6-33）。

● 协助照护对象侧卧位，将便盆放置在其腰部以下紧贴臀底中间部位（适用于肥胖者），或紧贴臀底部位侧立于床面（肥胖者不宜使用）。

● 操作者一手按压固定住便盆，一手扶住照护对象的肩部，促使其缓慢翻转躺平，即侧卧位变仰卧位，便盆即可在其臀下。

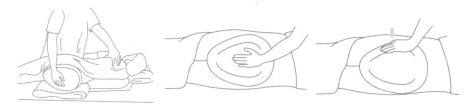

a.便盆放置在人体腰部以下紧贴臀底部位　b.便盆紧贴臀底中间部位　c.便盆紧贴臀底部位侧立于床面

图5-6-33侧卧位放置便盆

④便盆放好后，用大毛巾或被单遮盖其腹部及会阴部，保护隐私，避免着凉。

⑤保持其排尿排便时的身体稳定和利于排便用力，必要时可抬高床头或床上坐便盆，可垫软枕或支垫支撑手臂和下肢以稳定体位。

⑥给予照护对象独自排便的时间，3～5分钟后返回确认情况。离开前要做到如下事项。

● 将床铺降至最低，拉起床挡，将卫生纸放在照护对象伸手可取的位置。

● 叮嘱照护对象排泄完成后或有特殊情况时按压床头呼叫器。

（3）撤出便盆（见图5-6-34）

①协助照护对象借助床挡从仰卧位翻转至侧卧位，撤出便盆，或一手臂伸进其大腿下方托起其腰及骶尾部，一手从其臀下撤出便盆。将撤出的便盆放置在床旁椅子上并用纸巾遮盖。

②排便后为肢体活动障碍的照护对象擦拭肛门，用温水冲洗或清洗会阴部并擦干皮肤。

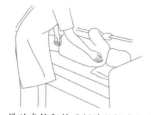
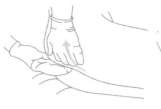
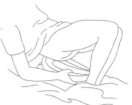

a.借助床挡翻转至侧卧位撤出便盆　　b.由前往后擦洗会阴部　　　　c.抬高臀部撤出便盆

图5-6-34　撤出便盆

③协助照护对象穿好裤子，安置其舒适体位。

④将纸巾遮盖的便盆移至卫生间处理，倾倒粪便，清洗便盆，丢弃污物。

⑤脱掉手套，洗手。开窗通风，记录。

3.注意事项

①操作前要先检查便盆质量，禁用破损便盆。使用新便盆时，也要先检查，可用手摸便盆敞口边缘，如果发现便盆粗糙或有裂缝则不能使用。

②放置和撤出便盆时，需充分抬高照护对象臀部，不要强行放撤，以免刮伤皮肤。

③倾倒粪便时，不要将合成纤维纸巾等物品倒进马桶，以免管道堵塞。

④要分清便盆各个部分及手抓持部位，避免手抓便盆敞口前端。

⑤不要戴手套试水温，以避免误感水温造成烫伤事故。

⑥观察尿便的性状并记录，若发现异常征象及时联系医生护士进一步诊查治疗。

（九）男性接尿套放置方法

接尿套是套放在男性外生殖器（阴茎）皮肤表面，用来收集尿液的卫生用品。接尿套通常是用天然橡胶或聚亚安酯类材料制作，质地轻薄、柔软，为一次性使用产品。通常用于腰椎骨折术后活动受限或瘫痪卧床功能障碍，以及尿失禁的老人、病人和残疾者，以避免尿液外泄影响睡眠和休息。

1.接尿套种类

接尿套种类繁多，新型的接尿套上半部分布满微小透气孔，其内壁绕衬隔湿层，可避免尿液浸渍和保持局部皮肤干爽，顶端管口下的空间囊用于尿液缓冲和避免反流。接尿套为单个压缩卷叠封闭包装，易于携带使用。常见接尿套见图5-6-35。

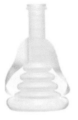
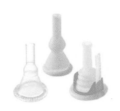
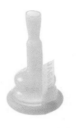
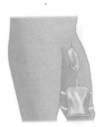

抽拉粘条放卷套　　　带有手指捏持柄套　　　衬纸粘面放卷套

图5-6-35　常见接尿套及使用

2.阴茎测量法

接尿套有大小不同的尺码，过大过松和过小过紧都会引发局部皮肤不良反应可导致严重后果。因此在使用前需用产品专用测量纸卡尺测量阴茎，确认选择适合个体的接尿套。老年人阴茎萎缩不宜测量使用接尿套。如图5-6-36所示为阴茎测量方法。

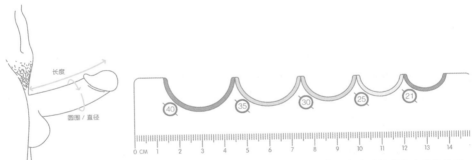

测量阴茎的长度和粗细，将长度尺端（0cm）贴近阴囊阴茎根部，由此开始到龟头的长度测量。将圆围/直径卡尺端紧贴套卡阴茎的粗细测量。

图5-6-36　阴茎测量法

3.放置取下接尿套

（1）操作准备

①操作者衣着整洁，洗手，戴手套，必要时穿戴口罩、围裙。

②用物。清洗用盆、温水、毛巾、接尿套、纸巾、尿袋、绑带或挂兜、尿袋架。

③环境。室内整洁，温湿度适宜，关闭门窗，拉帘或用屏风遮挡。

④体位。坐位、仰卧或站立体位。

⑤向照护对象解释操作步骤及目的，取得其合作。

（2）操作步骤及注重点（见图5-6-37）

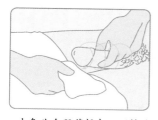
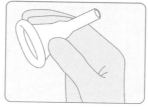
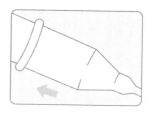

a.由龟头向阴茎根部环形擦洗　b.一手捏拿接尿套，一手捏住　c.留出空间囊，向根部推放开
阴茎　　　　　　　　　　　　龟头下缘套上接尿套　　　　全部卷曲的接尿套

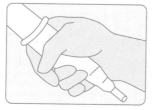

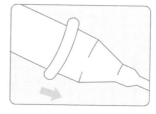

d.轻握阴茎合贴接尿套　　　　e.连接日间或夜间尿袋　　　　f.向龟头返卷取下接尿套

图5-6-37　接尿套使用

①放置接尿套。

● 清洗会阴部。用纸巾擦干龟头及周围皮肤。

● 用干纸巾围裹住阴茎向根部推。将阴毛隔离在纸巾下方。需确认阴茎无阴毛围绕。

● 左手指拨开包皮露出龟头，捏住龟头下缘，右手指捏拿住接尿套，留出空间囊套上龟头，贴紧。龟头不要堵占空间囊，以避免尿液反流外渗。

● 向阴茎根部滑推打开，卷曲部分需全部打开。需确认皮肤干爽、无杂屑及阴毛围绕后方可推放开卷曲部分，以避免影响贴合或粘扯住阴毛引发疼痛。

● 接尿套与阴茎皮肤贴合完全，以避免返卷及脱开掉落。

● 确认接尿套与尿袋引流管衔接紧密，管道无打折扭曲，引流通畅。应根据照护对象个体习惯及睡眠姿势妥善放置尿袋，以避免身体活动和重力牵拉而致接尿套脱开掉落。

②取下接尿套。

● 不要强行返卷或拉扯取下接尿套，以避免损伤皮肤和引发疼痛。若接尿套与皮肤过于粘合紧密，先用温水湿润阴茎周围皮肤或涂抹专用祛黏剂分离后再返卷取下接尿套。长期使用者可采取剃剪阴毛的办法，以避免损伤皮肤和拉揪阴毛引发疼痛。此办法必须获得照护对象的同意方可实施。此外，老年人阴茎萎缩是衰老过程中的正常现象。阴茎萎缩不宜使用接尿套，应选择使用其他类型的集尿器或尿便垫巾等卫生用品。

● 接尿套应每日更换一次，不能重复使用。戴套不宜超越24小时，以避免发生不良后果。

● 使用过的接尿套、尿袋等污物均作为生活垃圾处理。

4.常见不良反应与照护干预

（1）局部皮肤炎性反应

由于长期使用接尿套，局部皮肤处于不透气、湿气重的状态，加之接尿套、分泌物及尿液的浸渍极易发生炎性反应。若见局部皮肤红肿、皮疹、破损等异常征象，应立即停止使用接尿套，选用其他类型集尿器或尿便垫巾等卫生用品，待症状完全消失后，可再次使用接尿套。

（2）局部皮肤组织水肿

由于接尿套过小过紧影响到局部血液循环而造成局部皮肤组织水肿。若见阴茎被接尿套包裹其中，其周围皮肤组织发亮、积液肿胀等异常征象，应立即取下接尿套并停止使用，并注意观察局部皮肤变化。严重水肿应立即联系医生护士进行紧急处置。待症状完全消失后，可考虑重新使用接尿套，但要认真测量阴茎，选择合适的接尿套。

（十）尿便垫巾的使用及放置方法

尿便垫巾是垫放在会阴部兜托排泄器官、用于收集尿液粪便的卫生用品。通常用于因排泄功能退化或功能障碍所致尿便失禁的老人、病人和残疾者。尿便垫巾看似简单，但使用不当却会影响健康、引发疾病，如泌尿系感染、皮肤炎性反应、溃疡和压疮等一系列问题。使用及放置尿便垫巾是尿便失禁照护的重点环节和内容，是照护人员必须熟练掌握的一项基本照护技术。

1.尿便垫巾产品构造

尿便垫巾产品的种类很多，虽说有尿便巾、纸尿裤等系列产品，但基本构造适合人体排泄活动和身体舒适的需要。尿便垫巾的内表层是柔软不粘体层或称隔湿层，可避免尿液浸渍和保持会阴部皮肤干爽；其底层透气防水防漏，表面有湿度显示线，便于照护观察评估（见图5-6-38）。

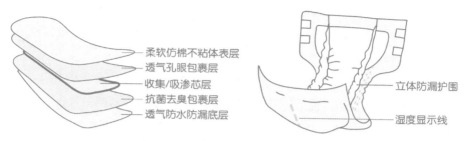

柔软仿棉不粘体表层
透气孔眼包裹层
收集/吸渗芯层
抗菌去臭包裹层
透气防水防漏底层

立体防漏护围
湿度显示线

图5-6-38　尿便垫巾基本构造

2.常见成人用尿便垫巾

如图5-6-39所示，常见成人用尿便垫巾有尿便巾、纸尿裤、男性纸尿巾和纸中单等，其中尿便巾分普通和包裹型，有薄、厚和大、小的区别，也有日间和夜间的不同款式。除此以外，还有专用于尿便垫巾的辅助产品如尼龙网眼弹力内裤，用于普通型尿便巾的合体稳固。

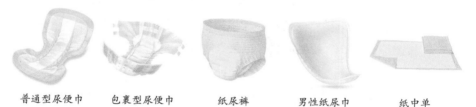

普通型尿便巾　　　包裹型尿便巾　　　纸尿裤　　　男性纸尿巾　　　纸中单

图5-6-39　常见成人用尿便垫巾

3.尿便垫巾款式与用途

常见几种款式与用途（见图5-6-40）。

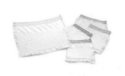

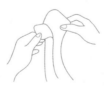

尼龙网眼弹力内裤，合体稳固　　　　　　　男性纸尿巾，粘贴于内裤

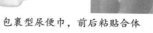
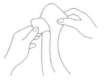
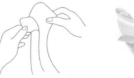

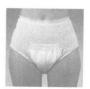

包裹型尿便巾，前后粘贴合体　　　　　　纸尿裤，穿脱自如

图5-6-40　常见款式与用途

①尼龙网眼弹力内裤，是与普通型尿便巾一起使用，用它的弹力松紧度包裹稳固尿便巾。尼龙网眼弹力内裤的尺码是以不同颜色区分，是根据照护对象的体型选择大小使用，用以合体稳固尿便巾。

②男性纸尿巾，带有粘贴条，揭去贴纸直接粘贴在内裤里面托住阴茎，方便携带和更换使用。使用局限于轻度尿失禁并能够自理的照护对象。

③包裹型尿便巾，具备安全性高，易于调整及可体合身的特点，用途较为广泛。长期卧床尿便失禁的照护对象，多选择夜间使用包裹型尿便巾。

④纸尿裤，多用于失能失智的照护对象，有利于维护其如厕和脱穿衣裤等活动的自主能力。使用局限于轻度尿便失禁和缺乏自理能力的照护对象。

4.放置尿便垫巾

（1）人体排泄器官与放置尿便垫巾

如图5-6-41所示为男女性会阴部及排泄器官的生理位置。放置尿便垫巾必须符合人体生理解剖，准确垫放位置及松紧适度，如操作中需留出一定的间隙空间，适合兜托外生殖器和吸渗尿液盛托粪便，以避免尿便外泄，满足个体排泄的需要，达到促进照护对象身体舒适和卫生健康的目的。

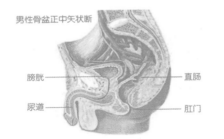
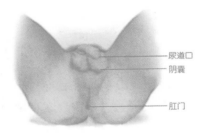

男性骨盆解剖及尿道、阴囊和肛门的生理位置

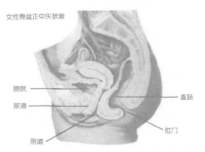
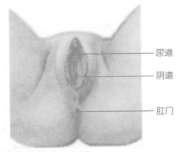

女性骨盆解剖及尿道、阴道和肛门的生理位置

图5-6-41 人体骨盆解剖及排泄器官的生理位置

（2）操作步骤及注重点（见图5-6-42）

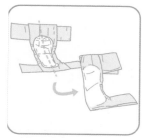

a.对折显现中间凹陷柔软性质

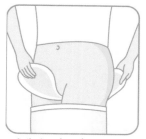

b.立体尿便巾，中间凹陷部位

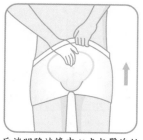

c.尿便巾后端凹陷边缘中心点与臀沟始点
对齐

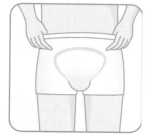

d.尿便巾侧端边缘呈上弯兜状，兜托会阴部排
泄器官

图5-6-42　操作步骤及注重点

①从包装袋中取出尿便巾展平，沿内面中线对折，轻抚后再展开（见图5-6-42a）。对折后的尿便巾显现中间凹陷和柔软性质。注意手不要触摸污染尿便巾内面，保持内面清洁干燥。

②尿便巾内面中间部位呈凹陷状态，可见围绕凹陷边缘的立体防漏护围（见图5-6-42b）。凹陷部位是接纳外生殖器、尿道口和肛门，收集尿液和粪便的部位。因为排尿是瞬间活动，大量液体渗透需缓冲时间，所以中间凹陷部位作为尿液缓冲的空间部位，不要与尿道、肛门对接过于紧贴，要充分利用中间凹陷和立体防漏护围的吸渗尿液盛托粪便和防止外溢的功能作用。

③以尿便巾后端凹陷边缘中心点对齐尾椎骨即臀沟始点，向前垫放兜托会阴部，尿道口、肛门都应处在凹陷内部。应留出适当宽松的间隙空间兜托男性外生殖器，因此不要将尿便巾裹得太紧，以避免人体活动时摩擦挤压会阴部及生殖器，造成身体不适（见图5-6-42c）。

④垫放好的尿便巾应呈上弯兜状，尿便巾两侧边及立体防漏护围紧贴人体大腿根股骨沟包裹兜托会阴部（见图5-6-42d）。尿便巾虽类型款式多种多

样，但都具备这一基本特征，只有垫放正确才能起到实际效果。

（3）站立体位放置尿便巾（见图5-6-43）

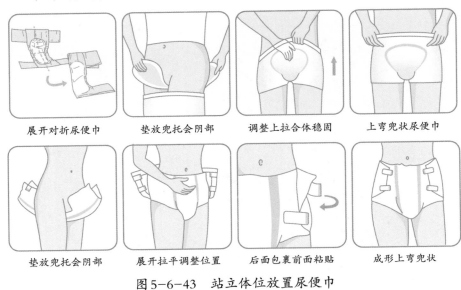

展开对折尿便巾　　　垫放兜托会阴部　　　调整上拉合体稳固　　　上弯兜状尿便巾

垫放兜托会阴部　　　展开拉平调整位置　　　后面包裹前面粘贴　　　成形上弯兜状

图5-6-43　站立体位放置尿便巾

（4）卧床体位放置尿便巾（见图5-6-44）

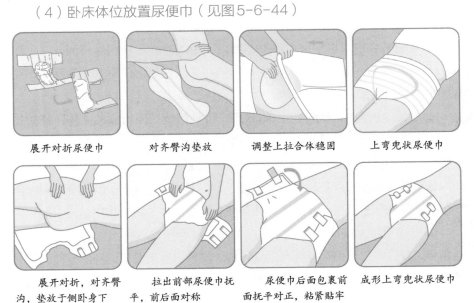

展开对折尿便巾　　　对齐臀沟垫放　　　调整上拉合体稳固　　　上弯兜状尿便巾

展开对折，对齐臀　　　拉出前部尿便巾抚　　　尿便巾后面包裹前　　　成形上弯兜状尿便巾
沟，垫放于侧卧身下　　　平，前后面对称　　　面抚平对正，粘紧贴牢

图5-6-44　卧床体位放置尿便巾

5.注意事项

会阴部皮肤由于受到尿液便渍的刺激易发生皮疹、皮炎、破损、溃疡、压疮和感染，并可引发败血症、营养不良及贫血等严重病症（见图5-6-45）。正确使用及放置尿便垫巾能够起到早期发现异常征象和防护皮肤健康的作用。

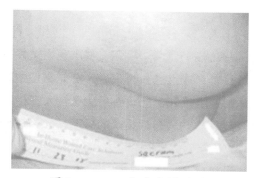

图5-6-45　皮肤炎性反应

①正确选择和使用尿便垫巾，垫放要松紧适度，避免挤压和摩擦外生殖器及会阴部皮肤。

②适时更换尿便垫巾，对缺失自理能力的照护对象，要依据其生活起居和个体习惯安排更换尿便垫巾的时间，使其感觉舒适。

③保持会阴部皮肤清洁干爽，应每日用温水擦洗会阴部及周边皮肤，并遵照个体习惯使用护肤品。

④保持床铺衣物整洁干燥，及时更换污染的衣物，避免排泄物刺激皮肤引发皮肤炎性反应、感染或其他疾病。

⑤注意观察会阴部及周边皮肤变化，若发现皮肤红肿、皮疹、破损、溃疡等异常征象，应及时联系医生护士进一步诊疗护理。

七、睡眠照护

睡眠是人的生理需要。人的一生大约有1/3的时间是在睡眠中度过的。睡眠是休息的一种重要形式，通过睡眠可以使人的精力和体力得到恢复，睡眠能够缓和骨髓肌肉（呼吸肌除外）的紧张状态，保护大脑神经细胞的生理功能，稳定神经系统的平衡，睡眠还可以促进生长激素分泌，修复受损细胞，提高肌体免疫力。因此，高质量、有规律的充足睡眠对人体健康至关重要。睡眠照护从身体舒适的需要和改善睡眠环境入手帮助照护对象克服不利于睡眠的障碍，促使其能够拥有足够的高质量睡眠。

（一）相关知识

人的正常睡眠结构分两个时相，即正相睡眠（慢波睡眠）和异相睡眠（快波睡眠）。两个时相交替出现，交替一次称为一个睡眠周期，两个时期循环往复。成人进入睡眠后，首先是正相睡眠，持续80～120分钟后转入异相睡眠，维持20～30分钟后，又转入正相睡眠。整个睡眠过程中有4～5次交替（睡眠周期），越近睡眠的后期，异相睡眠持续时间越长。两种睡眠时相状态均可直接转为觉醒状态，但在觉醒状态下，一般只能进入正相睡眠，而不能进入异相睡眠。

人的不同年龄的睡眠时间是不同的，通常睡眠时间与年龄成反比，即随年龄的增长，个体睡眠时间逐渐减少。一般成人合理的睡眠应该是每晚7～9小时，这是睡眠质量的保证。每晚7～9小时，恰好是由入睡到睡醒需要的有规律的睡眠时间。

1.睡眠周期各阶段

一个睡眠周期经历五个不同阶段的分期。正相睡眠阶段分为Ⅰ期、Ⅱ期、Ⅲ期和Ⅳ期，即入睡期、浅睡期、熟睡期和深睡期；异相睡眠阶段为Ⅴ期，即快速动眼期。正相睡眠的四个阶段共要经过80～120分钟，而且均不出现眼球快速跳动现象，故统称为非快速动眼睡眠；异相睡眠阶段除了脑波的改变之外，眼球会出现快速跳动现象，称为快速动眼睡眠。睡眠周期各阶段征象见表5-7-1。

表5-7-1 睡眠周期各阶段征象

正相睡眠（非快速动眼睡眠）			
阶段	特征	生理表现	脑电波变化
Ⅰ	睡眠开始，昏昏欲睡的感觉，可被外界的声响或说话声惊醒。	全身肌肉松弛，呼吸均匀，脉搏减慢。	脑波开始变化，频率渐缓，振幅渐小。
Ⅱ	正式睡眠，属于浅睡阶段，进入睡眠状态，但仍易被惊醒。	全身肌肉松弛，呼吸均匀，脉搏减慢，血压、体温下降。	脑波渐呈不规律进行，频率与振幅忽大忽小，其中偶尔会出现被称为"睡眠锭"的高频、大波幅脑波，以及被称为"K结"的低频、很大波幅脑波。

续表

阶段	特征	生理表现	脑电波变化
III	沉睡阶段，睡眠逐渐加深，熟睡状态，需要巨大的声响才能觉醒。	肌肉十分松弛，呼吸均匀，心跳缓慢，血压、体温继续下降。	脑波变化很大，频率只有每秒1~2周，但振幅增加较大，呈现变化缓慢的曲线。
IV	沉睡阶段，睡眠至深，深睡状态，很难被唤醒。	全身肌肉松弛，无任何活动，脉搏、血压、体温继续下降，呼吸缓慢均匀，体内分泌大量生长激素。	同上。
异相睡眠（快速动眼睡眠）			
阶段	特征	生理表现	脑电波变化
V	会有翻身的动作，易被唤醒，似乎又进入阶段I的睡眠。眼肌活跃，眼球迅速转动，梦境出现。	心率、血压、呼吸大幅度波动，肾上腺素大量分泌，除眼肌外，全身肌肉松弛。	脑波迅速改变，出现与清醒状态时的脑波相似的高频率、低波幅脑波，但其中会有特点鲜明的锯齿状波。

2.有梦睡眠与无梦睡眠

从脑电波的形态来看，睡眠可以分为有梦睡眠和无梦睡眠，并且这两种睡眠形态是反复交替进行的。无梦睡眠基本都发生在正相睡眠阶段，无梦睡眠使大脑在深睡中得到休息。这个睡眠阶段，肌肉松弛、心跳缓慢和呼吸均匀平稳，生长激素就产生于这一熟睡阶段。

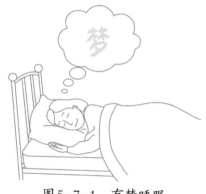

图5-7-1　有梦睡眠

做梦是异相睡眠的表现特征之一（见图5-7-1），对精神和情绪上的平衡最为重要，因为充满感情色彩的梦境可以舒缓精神压力，让人们面对内心深处的事情和感受，消除意识中令人忧虑的事情。有梦睡眠往往发生在接近睡醒时，伴随有快速的眼球运动（眼球在眼睑下活动），这阶段的心跳和呼吸加快且不规则，但睡醒时的感觉良好。总的来说，无梦睡眠出现在睡眠初期或深睡期，然后有梦睡眠逐渐增多，容易醒来。

觉醒和睡眠是一种昼夜节律性的生理活动（见图5-7-2）。睡眠是一种周期性现象，一般发生昼夜性节律的最低期，与人的生物钟*保持一致。昼夜性节律是指人体根据内在的生物性规律，在24小时内规律地运行它的活动，相当于一个人的生物时钟，每天24小时周期规律运转，形成一个人的日常生活节奏，反映出人体在生理与心理方面的起伏变化，如激素分泌的变化，血压、体温的变化等，并随个体疾病和情绪的不同而改变。如果人的睡眠不能与昼夜节律协同一致，长时间频繁地夜间工作或航空时差，会造成生物节律失调，产生疲劳与不适。适度

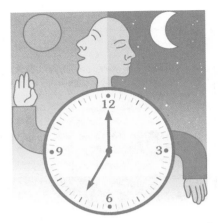

图5-7-2 昼夜节律性的生理活动

的疲劳有助于入睡，但过度疲劳反而会使人入睡困难，通常3~5天才能恢复。

* 生物钟又称生理钟，它是生物体生命活动的内在节律，由生物体内的时间结构序所决定。

（二）影响睡眠质量的因素

睡眠质量是睡眠周期各阶段持续的时间、睡眠深度及睡眠效果三方面协调一致的综合表现。世界卫生组织质量评估标准如图5-7-3所示。影响睡眠质量的因素很多，如关节肌肉等部位疼痛、肌体组织和器官出现疾病时会影响正常睡眠，精神紧张、焦虑会出现入睡时间延长即入睡困难；抑郁会造成睡眠中断，出现早醒，影响睡眠的连续性，某些药物和食物可增加浅睡，减少沉睡或延长入睡时间，缩短睡眠的总时数，适当的运动或活动能促进睡眠，不活动或过度运动都会降低睡眠质量，甚至使入睡困难。此外环境和作息时间改变也会破坏个体睡眠节律，影响睡眠。

1.常见睡眠障碍*的诱发因素

失眠*是睡眠障碍的一种表现形式，是临床上最常见的睡眠障碍，与不健康的生活方式有密切关系，多由慢性疾病、精神心理问题、环境、饮食及个体习惯等多方面因素引起。

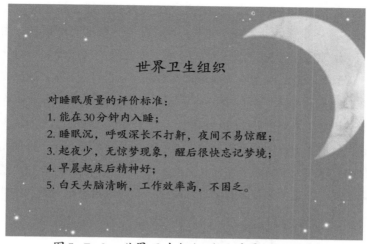

图5-7-3 世界卫生组织睡眠质量评估标准

①饮食不当：进食过度或处于饥饿状态、饮水过多、饮酒过度等。

②精神心理：精神紧张、情绪低落、恐惧、焦虑、抑郁等。

③环境：空气污浊、环境嘈杂、灯光过强、房间温度过低或过高、床铺不舒适等。

④疾病：疼痛、气喘、咳嗽、皮肤瘙痒、多尿等。

⑤个人习惯：居住环境、生活节奏、作息时间的改变。

⑥其他：生活无规律，缺乏适当的运动和休息，睡眠姿势不适等。

* 睡眠障碍是指睡眠量及质的异常，或在睡眠时发生某些临床症状，也包括影响入睡或保持正常睡眠能力的障碍，是睡眠和觉醒正常节律性交替紊乱的表现。

* 失眠是睡眠障碍的一种表现形式，常表现为难以入睡、维持睡眠困难、过早或者间歇性觉醒等，可产生一些不适的感觉，如疲倦、乏力、头痛、情绪不佳、注意力不集中等并影响社会及职业功能。

2.老年人的生理睡眠特点

由于老年人生理节律改变，总的睡眠时间减少且睡眠深度降低。睡眠时间减少，首先是正相睡眠中的第Ⅳ阶段时间减少；睡眠过程中醒来的次数增多；正相睡眠第Ⅰ、Ⅱ阶段所占的睡眠时间增加。老年人的正常睡眠已与青壮年时不同。在觉醒和睡眠方式上，老年人的睡眠程度浅、易唤醒，男性老年人深睡眠的消失要较女性老年人更早。入睡前的觉醒期有所延长，由青壮年时的5~15分钟延长为10~25分钟。睡眠中途觉醒的次数增加，青壮年人在睡眠中可觉醒1~2次，而老年人觉醒的次数甚至可能超过5次。睡眠效率（睡眠中睡着时间占总卧床时间的百分比）随年龄增长而下降。青壮年人的睡眠效率一般达95%，而老年人为80%~85%。由于老年人深睡眠大为减少，睡眠中醒来的次数增多，夜间睡着时间约为6小时，睡眠效率下降，致使精力恢复不佳，势必要以白天打瞌睡来弥补。总的来说，老年人夜间睡眠特点是深睡减少、浅睡增加、中途觉醒较多及睡眠片段化，而白天出现以微睡为主要表现的打盹。

（1）睡眠问题（障碍）

进入老年期以后，睡眠问题普遍存在。不易入睡、睡眠过浅、容易惊醒，醒后不易再睡，清晨醒来过早，而白天昏昏沉沉，总打瞌睡，这些情况几乎是老年人共同的苦衷（见图5-7-4）。老年人会出现睡眠时间相对提前，即有早睡和早起的倾向。这种改变可能是由社交、健康需要和心理社会因素的基本变化引起，也有可能是由于老年人孤独、缺乏社交活动造成的，还可能是由于老年人户外活动减少，就寝时间、进餐时间或服药时间等因素造成的，或日间瞌睡多导致夜间睡眠时间缩短且多梦、不安定、易醒，整夜累计睡眠总数少于5小时。

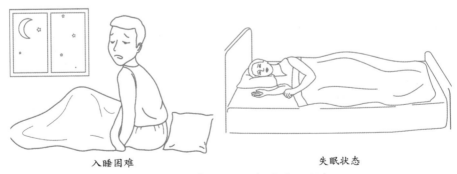

入睡困难　　　　　　　　　　　　失眠状态

图5-7-4　常见睡眠障碍（问题）

（2）睡眠误区

①睡"回笼觉"。有些老年人晨练回家后喜欢继续睡觉，这样的习惯不仅会影响晨练效果，还不利于心肺功能恢复。此外，晨练时肌肉产生的代谢物

（乳酸）不易消除，反而会使人感到精神恍惚，四肢松弛无力。

②睡眠过多。有些老年人每天睡眠时间超过10个小时。其实，嗜睡与老人血管硬化有关，睡眠时间过长的老人比睡眠少的同龄老人心脏病发生率高出1倍。此外，睡眠时间长的老年人入睡时心率较慢，血液流动速度减慢，容易出现血栓。

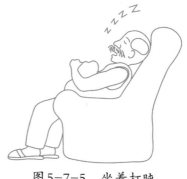

图5-7-5　坐着打盹

③午睡时间长。老年人午睡时间不宜过长，以30~60分钟为宜。其实饭前午睡效果更好，即使只睡半小时也比饭后睡两小时消除疲劳的效果好。

④坐着打盹（见图5-7-5）。有些老年人饭后常坐在椅子或沙发上打盹，醒来却时有头晕、耳鸣、腿软、视物模糊及面色苍白等症状，需要经过一段时间才能恢复。这是因为饭后较多血液流经胃肠，如果坐着打盹脑部供血不足，很容易出现"脑贫血"。

3.个体睡眠状态的评估

①耐心倾听照护对象的诉说，了解其对于睡眠的感受。

②观察照护对象日常生活节奏及睡眠状态，如每晚要睡几小时、几点就寝、几点起床，以及睡前是否服用药物助眠等。要擅于观察了解和识别照护对象的睡眠状态，有时观察到的与其主诉的情况并不相符，应全面了解分析。

③注意疾病对睡眠的影响。如阿尔兹海默症患者都存在不同程度的认知障碍，这使其沉睡减少，睡眠的持续性很难保证。一些人的睡眠状态与血管神经受损相关。还有人指出抑郁症也与生物钟异常有关。睡眠呼吸暂停综合征患者往往会在睡眠中途憋醒，感觉总是睡不好。此外，也有照护对象主诉足部发痒而导致觉醒。

④注意精神心理对睡眠的影响。情绪变化及不良反应，如焦虑、紧张、喜怒、悲哀、恐惧、抑郁等均可影响正常睡眠。由于生病及住院产生情绪及心理变化，如对疾病的担忧、经济压力、角色转变等都可能造成睡眠障碍。

⑤评估药物对照护对象睡眠的影响。某些药物可影响睡眠或造成失眠，如某些降压药、类固醇药、抗癌药、支气管哮喘及甲状腺激素类药等。

（三）促进睡眠的照护措施

1.满足身体舒适的需要

（1）缓解疼痛

对因慢性疾病引起的疼痛给予适当照护处置，包括联系医生护士进一步诊查治疗原发病灶，以缓解疼痛控制病症。

①遵医嘱督促照护对象在准确的时间服用准确剂量的药物，包括睡前止痛药、安眠药及外用药剂。若因大便秘结引起身体不适应通便，皮肤瘙痒应涂抹药剂止痒，必要时对身体受压部位、头部、颈部和肩部实施按摩减轻疼痛。对于疼痛剧烈且不能入睡的照护对象，应及时联系医生诊治。

②协助照护对象变换卧床体位减缓病痛，如对哮喘、心脏病患者应适当抬高床头缓解气喘、胸闷的症状，对腰部或关节疼痛的照护对象应协助其舒适睡姿能够充分放松身体减轻疼痛。

（2）做好睡前个人卫生

包括清洁口腔、排空大小便、用温热水擦洗身体，或协助照护对象做好睡前身心放松。

①轻拍翻动枕头至蓬松并调整高度，平整床铺，展开棉被或被单。应随季节选择厚薄、松软适中、质轻的棉被，避免盖过于厚重的棉被。

②协助照护对象穿好睡衣睡裤并确认衣裤系带宽松。对尿便失禁的照护对象，应协助其睡前如厕并垫放尿便垫巾或其他卫生用品。

③睡前身心放松的方法（见图5-7-6）。

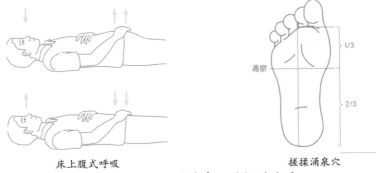

床上腹式呼吸　　　　　　搓揉涌泉穴

图5-7-6　睡前身心放松的方法

● 深呼吸法。在正常呼吸的基础上，有意识地增加吸气和呼气量，放缓呼吸速度。深呼吸能够使吸入的氧气量更多，有助于放松心情。

● 腹式呼吸法。床上平卧，先深呼吸 1～2 次；然后慢慢地从嘴呼气；随后用鼻吸气约 4 秒；同时有意识地鼓起腹部。屏气约 2 秒；再用约 8 秒的时间慢慢地将肺内的气体呼出；放松腹部；最后放松全身。做腹式呼吸，有利于缓解紧张情绪。

● 睡前热水泡脚搓揉脚心。水温（≤52℃）至脚能忍受，泡至脚踝部，双脚互相搓脚心。保持水温，泡 15 分钟，用手搓揉脚心，然后出水再行干搓揉脚心（足底从根部上量一寸，用双手拇指向上搓至涌泉穴），反复搓揉双脚 5 分钟。此方法可使人感觉温暖舒适身心放松。

（3）稳定情绪舒缓心理压力

①对于不安、疑惑及精神紧张而导致失眠的照护对象应多加安慰，使其情绪稳定、消除顾虑、心情舒畅。对于严重失眠，或同时具有精神症状的照护对象，应及时联系医生护士进一步诊查治疗，并要特别注意安全，防止意外发生。

②睡前听音乐、轻柔的波浪声或闻喜欢的香味等都可舒缓紧张情绪，使身体放松，利于入睡。

（4）与家属沟通获取支持

很多失眠症的照护对象是由其家庭、社会问题，以及与此相关的经济问题引起的，因此如果得不到家属等关键人物的支持，就很难保证照护对象精神上的稳定。为了使家属能够全力地支持照护工作，照护人员不仅要与照护对象而且要与其家属建立相互信赖的合作伙伴的关系，必要时可寻求社会工作者的帮助。

2.改善睡眠环境

①依照护对象的个体习惯及要求调节室内温度和光线。一般夜间睡眠时的室温和湿度低于日间，夏季适宜温度为 26℃～30℃，冬季为 18℃～22℃，相对湿度为 50%～60%。调节室内光线，关闭房间大灯，必要时打开地灯。夜晚室内光线暗淡有助睡眠。

②睡前应在照护对象允许的情况下，开窗通风 20～30 分钟。新鲜的空气有助睡眠（相关内容参阅本章第四节）。

③关闭门窗拉上窗帘。规整照护对象室内设备，靠墙摆放，尽量避免占用过道，以防止夜起如厕时碰伤或绊倒。

④睡眠的环境要保持安静，避免有噪音。有时脚步声、滴水声即可造成照护对象觉醒。因此，照护人员在夜间要做到走路轻、动作轻和说话轻，尽量避免制造声响。

⑤维护照护对象规律的生活节奏。依据个体生活习惯调整日常作息，注意合理搭配运动与休闲，尽量避免破坏照护对象的生活节奏及作息时间。

● 对生活无规律缺乏适当的运动与休息的照护对象，协助其自行调整个人生活节律，如制订日间活动计划和作息时间。充实日间活动，如鼓励引导其参与社交与他人交往，做动脑动手的活动，如书法绘画、下棋、制作糕点等，改变单调乏味和缺少必要刺激的生活，白天兴致满满夜间睡个好觉。

● 对已经出现明显生活节奏紊乱睡眠障碍的照护对象，除鼓励引导其参与社交与他人交往外，应及时联系医生护士进一步诊查治疗，或许可借助药物进行短期调整。

⑥调整日常饮食。一些食物及饮料的摄入会影响睡眠状况，长时间饮食无规律会造成胃肠消化不良和身体疲劳也会影响睡眠。肉类、乳制品和豆类食物含有较多L-色氨酸，可以促进入睡、缩短入睡时间，是天然的的催眠剂。晚餐七八分饱有助睡眠。

● 午后应尽量减少饮用浓茶、咖啡或可乐饮料，尤其在睡前4~5小时应避免饮用。浓茶、咖啡中含有咖啡因，饮用后使人难以入睡，即使入睡也容易中途醒来，且总睡眠时间缩短。睡前喝温热的牛奶有助睡眠。

● 睡前不要过度饮酒。酒精可加速入睡时间，少量饮酒能促进身体放松和睡眠，但大量饮酒会抑制脑干维持睡眠的功能，干扰睡眠结构，使睡眠变浅。

● 注意定点吃饭和进食易消化的食品。晚餐不宜选择油炸、高热量、糯米类等难以消化的食品，因它们可增加胃肠负担、使胃肠消化不良及身体不适影响睡眠。

3.服用药物助眠的照护要点

①协助照护对象对其服用的药物及副作用做详细的了解，必要时为其阅读说明书，以提高其注意药物对自身睡眠的影响及副作用。

②遵医嘱督促照护对象在准确的时间服用准确剂量的安眠药。必要时寻求护士帮助。

③注意观察照护对象在服药期间的睡眠情况及夜起如厕活动，必要时需搀扶其往返卫生间，以避免发生眩晕跌倒等意外事故。

④应与医生护士保持联系，及时报告照护对象睡眠时间及失眠等实际状况。

应用表格模板

附表5-1　鼻饲管喂食记录单

姓名:		性别:		出生年月日:		
鼻饲开始日期:						
鼻饲食谱:	流质食物 □		要素饮食/肠内营养液 □			
灌注方式:	定时滴注 □		持续滴注 □		间断滴注 □	
灌注营养泵:		毫升/小时				
灌注总量:		持续时间:	日　　夜			
日期	时间	胃内容物及量	饮食内容及量	备注		签名

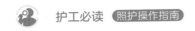

附表5-2　胃造瘘管喂食记录单

姓名：		性别：		出生年月日：		
管饲开始日期：						
管饲食谱：		流质食物 □		要素饮食/肠内营养液 □		
灌注方式：		定时滴注 □		间断滴注 □		持续滴注 □
灌注营养泵：		毫升/小时				
灌注总量：		持续时间：	日　　　夜			

日期	时间	胃内容物及量	饮食内容及量	备注		签名

附表5-3　三天膀胱功能测试记录

文件号码：

每次排尿后请按下列表格各项要求填写记录 请完成连续三天（72小时）记录 开始日期： 时间：				姓名： 性别： 出生年月日：		
生活习惯/时间		液体摄入量、种类	正常排泄：是/否（如在厕所）	尿失禁：是/否 湿度： 尿便巾 尿便巾和内裤 尿便巾、内裤和衣裤	更换尿便巾及衣裤的次数	备注（发生状况的形式，对个人生活的影响）
举例	8:00	一杯茶	否	是，尿便巾	一次尿便巾	无自主能力使用卫生间
晨起喝茶/喝水						
早餐/午餐茶水或饮料						
下午茶点						
茶点/晚餐茶水或饮料						
晚餐/睡前茶水或饮料						
夜间液体摄入（包括酒水）						

附表5-4　七天直肠功能测试记录

文件号码：

每次排便后请按下列表格各项要求填写记录 请完成连续七天（168小时）记录 开始日期： 时间：					姓名： 性别： 出生年月日：	
日期	时段	时间	大便形态（参考大便形态图）	便失禁：是/否	更换尿便巾及衣裤的次数（分类记录：尿便巾、内裤、衣裤等）	备注（发生状况的形式，对个人生活的影响）
	上午					
	下午					
	晚间					
	上午					
	下午					
	晚间					
	上午					
	下午					
	晚间					
	上午					
	下午					
	晚间					
	上午					
	下午					
	晚间					
	上午					
	下午					
	晚间					
	上午					
	下午					
	晚间					

第六章

安全给药
的照护

一、安全给药

为确保照护对象安全用药，照护人员应了解一些有关安全给药的知识，提高药物安全意识，降低风险。安全给药的照护是照护人员在各种照护环境中和特定的照护条件*下遵医嘱帮助或督促照护对象服用处方药。安全给药的照护学习内容包括药物保管，口服、吸入用药，眼药滴入，外耳道、鼻腔给药及皮肤外用药的方法。由于照护服务与安全用药有密切关系，因此照护人员必须学习掌握安全给药这一特殊照护技术，做到能够识别照护对象在用药过程中可能存在的安全隐患并给予适当的照护干预。

> *   特定的照护条件，指一个通过评估经家属或监护人同意并备有个体药物封闭药盒及药物摄入记录表的操作准则。封闭药盒是由药剂师或临床护士将医生开具的处方药，按药物服用次数、剂量等依次摆好核对装盒封闭的口服药（见章末附表6-1、6-2）。

（一）基本知识概念

药物治疗是治疗疾病不可或缺的一个手段。随着医学科技的不断发展，临床上所用的药品不仅种类繁多，而且用药方法也多种多样。给药的程序很复杂，要准确地完成给药的整个过程，需要医生、药剂师、护士以及病人的共同合作。安全给药作为一项专业临床护理技术广泛应用于医疗、疗养机构和居家住宅等环境下的老人、病人和残疾者。临床护理安全给药的操作程序包括核对医嘱、备药、对药、发药和服用药、观察药物反应及疗效等系列步骤，其中每一步骤都有特定的标准和制度，如核对医嘱、药物的双人查对、发药的三查七对一注意的程序环节等。

临床护理与照护服务相互支持密切关联。通常在疗养机构或居家照护的环境下，照护人员可在特定的照护条件下，遵医嘱帮助或督促照护对象在准确时间服用正确剂量的处方药物，观察用药反应，及时发现问题并能恰当应对。因此，安全给药的标准环节适用于照护服务，可使照护对象服用处方药的过程安全，也可防范用药风险（见图6-1-1）。

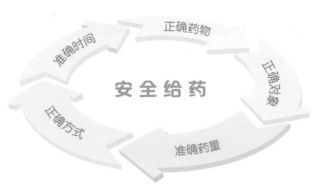

图6-1-1　安全给药的标准环节

（二）安全给药的标准环节

安全给药的标准环节是照护人员帮助或督促照护对象服用药物必须遵循的标准程序，以确保照护对象用药安全。照护对象所用药物是医生针对其个体病症开具的处方药物。照护人员帮助或督促照护对象服用药物的范围限定在口服药物包括含服、雾化喷雾吸入等；滴眼药、鼻腔和外耳道给药；以及外用药物包括皮肤和某些黏膜部位用药。

为确保患者安全用药，各地区（社区）药房药剂师调剂处方后，依据患者个体状况的需要将口服处方药以封闭药盒的方式发出。封闭药盒式的口服处方药不仅方便患者用药，也为照护人员帮助或督促照护对象安全服用药物创造了必要的条件。

1. 正确的药物

处方上的药名与药盒或药瓶包装、药盒或药瓶的药品标签*上药名及片剂封闭包装印标药名一致。各种形式的封闭药盒除详细注明患者姓名、性别、出生日期外，都粘贴着每种药物的药品标签或附有药物卡片。

> *　药品标签是药房药剂师在调剂处方后在发出的药品上粘贴的标签。药品标签有注明患者姓名、药品名称、药剂用量、用药时间次数和服用方法，并提示药品特定的服用和存放要求等。

2. 正确的对象

处方上的姓名与药盒或药瓶的药品标签上的信息一致。照护对象的处方及其所用药物（封闭药盒）的药品标签的姓名等个人信息一致，表示这药物只归属这个人。

3. 准确的药量

处方上的药剂用量与药盒或药瓶的药品标签上的药剂用量一致。如一次1片，一日3次；或一次1滴，一日4次；或每次1片，睡前服用等。患者须按药物标签上的药剂用量口服药物。

4. 正确的方式

处方上的用药方式与药盒或药瓶的药品标签上的用药方式一致。如口服、含服和雾化吸入或外用肛门置药、局部皮肤涂抹或湿敷等。患者须按药物标签上的用药方式用药。

5. 准确的时间

处方上的用药时间与药盒或药瓶的药品标签上的用药时间一致。如餐前、餐后或餐间口服、睡前口服或发烧时服用等。患者须按药物标签上用药时间口服药物。

二、药物保管

临床应用的药物依据给药的不同方式可分为内服药（包括溶剂、合剂、酊剂、片剂、丸剂、散剂、胶囊等）、注射药（包括水溶剂、油剂、混悬液、结晶、粉剂等）和外用药（包括软膏、溶液、酊剂、搽剂、洗剂、滴剂、粉剂、栓剂等）。另外，我国还有一类特殊的药物种类，即中药包括中成药，它在我国传统医学中占据重要地位，随着近些年科学技术水平的提高，药物提纯工艺技术逐步完善，中药剂型也发展为口服药、外用药和注射针剂等多种剂型。

（一）药物的保存

1. 药物性质与保存

①遇空气易氧化变质的药品，如维生素C、鱼肝油和氨茶碱等，均应密封保存。

②遇阳光易分解变质的药品，如灭吐灵、氯丙嗪、西地兰等应避光保存。

③有些容易受热破坏的生物制药品，如疫苗、胰岛素等，应放在2℃~15℃低

温处保存。

④甘油栓等遇热易融化变形的药物，一般需用蜡纸包裹，再装入纸盒中，放在25℃以下环境保存。

⑤容易挥发、受潮或风化的药物须装入瓶内，用木塞或胶塞封闭，将盖旋紧，如酒精、糖衣片和酵母片等。

⑥易燃的药物应放在远离火源处，如乙醚、酒精等。

2. 药物变质与识别

①一般可借助药品外观的变化来进行观察，当药物出现以下现象时，即使在有效期内也不得继续使用，应退回药房或当作废弃药品处理。

● 胶囊剂有软化、碎裂或表面发生粘连现象。

● 丸剂变形、变色、发霉或有臭味。

● 药片出现花斑、发黄、发霉、松散或出现结晶。

● 糖衣片表面已褪色露出底色、出现花斑、变成黑色，或药片崩裂、粘连和发霉。

● 冲剂已受潮结块或融化、变硬、发霉。

● 药粉已受潮或发酵变臭。

● 软膏剂有油层析出或出现异味。

②内服药液尤其是糖浆剂，不论颜色深浅，一般过了有效期均已变质。即使未过有效期，如出现絮状物、沉淀物，甚至发霉变色或产生气体，也应视作变质药品处理。

③眼药水除了少数混悬液剂外，一律应是澄清的，不能有黑色或纤维物质，也不能有浑浊、沉淀和变色。

④注射液不得有结晶析出，或有变色、浑浊和沉淀现象。

3. 注意事项

①疗养区/机构的常备药除由专人负责管理外，新领药物要认真核对药物信息，定期检查药物质量。

②贵重药、麻醉药、剧毒药应有明显标记，分开放置，加锁保管，使用时清点基数和登记，做好交班。

③药柜应放在光线明亮处但不宜透光，要保持整齐清洁。

● 各种药品应分别定位放置。

● 药瓶上按药物的分类贴不同颜色的瓶签（例如内服药用蓝色、外用药用红色、剧毒药用黑色边的瓶签）。

　　● 药名书写应中英文对照，字迹清晰，瓶签需涂蜡加以保护。

　　④有使用时限的药物应按有效时限排列放置并取用。凡没有瓶签或瓶签模糊不清、药物有异常现象的均不能使用。

　　⑤同类药品应根据有效使用期限放置，并定期检查，已过有效期的药品不能使用。

　　⑥各类药物根据不同性质应妥善保存。

　　⑦个体专用的特种药物，应注明使用者床号、姓名、用药时间等，并单独存放。

（二）处方药家庭保存

　　处方药是必须凭医生处方才可调配、购买和使用的药品。处方药的适应症大都是一些复杂而严重的疾病，患者难以自我判断、自我药疗。例如，所有的注射剂和抗生素均属于处方药。因此，处方药家庭保存与安全用药及身体康复密切相关。以下是处方药家庭保存办法及注意要点。

　　①口服药与外用药分开放置。外用药要用明显颜色标明，以免误服中毒。

　　②口服药应按原装药盒或药瓶放置。可将日常服用的药物归整一起放在一个专用小药箱里存放。小药箱存放在显眼、方便拿到的地方，并且存放地点要通风干燥，无阳光直射，还要防止幼儿轻易取到。

　　③奎宁、硝酸甘油等药物须避光保存。

　　④胰岛素注射剂、栓剂和生物制剂要存放在冰箱内。

　　⑤不得更换药物标签或混装药片，以免造成误服。

　　⑥药瓶要盖严拧紧放置，否则易变质。

　　⑦保持处方药品标签清晰，标签上姓名、服用剂量、服用次数和时间标注明确。如哮喘喷雾剂、硝酸甘油舌含片等常用紧急药品要放入特备药盒中随身携带。

　　⑧如发现药物过期或发霉、变色、浑浊等现象则禁止使用。失效变质的药物极可能毒副作用增大。

（三）废弃药品处理

废弃药品指过期、变质药品和剩余处方药品。家庭不宜存放过期和剩余处方药（已经超过或结束治疗周期的药物），以确保患者安全用药和避免发生药物意外事件。自2013年以来，为保证公众用药安全，防止不法分子收购家庭过期药品再次流入市场，同时也防止家庭过期药品丢弃造成环境污染，全国各地普遍建立了规范化、制度化的回收家庭过期药品长效机制。市区街心医药商店都设立了家庭过期药品回收站并备有家庭过期药品回收箱（见图6-2-1）。废弃药品处理办法如下。

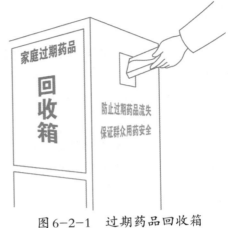

图6-2-1　过期药品回收箱

①将废弃药品交给过期药回收站或直接投入过期药品回收箱。

②家用毒麻药品（多用于晚期癌症止痛）是在医护人员的监管下用药，家庭存放药品数量极少，剩余药品清点后应如数交还医院药房处理。

③抗菌药、抗癌药、治疗血液疾病的药品比较危险，剩余药品应如数退回药房处理。

④针剂、水剂类注射药品切勿擅自开启，应连同完整外包装一起投入过期药品箱或退回药房处理。

⑤残留废弃药品的生活垃圾处理办法如下。

● 分散无包装的口服片剂、颗粒剂、丸剂、胶囊剂等过期药应先捣碎，然后与生活垃圾混合一起处理。

● 滴眼液、外用药水、口服液等液体制剂药品应在彼此不混合的情况下分别倒入下水道冲走，药品容器封包后丢入垃圾桶。

● 软膏制剂药品应将药膏从容器中挤出来收集在信封内，封好后与生活垃圾混合一起处理，药品容器封包后丢入垃圾桶。

● 喷雾剂药品应在户外空气流通较好且远离明火的地方彻底排空药液，药品容器封包后丢入垃圾桶。

三、用药方法

（一）口服用药法

口服药物是最常用的用药方式，药物经胃肠道黏膜吸收而产生疗效。

1.口服药物的主要优点

①用药方式简便。

②不直接损伤皮肤或黏膜。

③口服用药在应用上亦因某些原因而受到一定限制，如意识不清或昏迷病人不宜采用；吸收较慢且不规则，药效易受胃肠功能及胃肠内容物的影响；某些药物会对胃肠产生不良刺激作用；某些药物，如青霉素、胰岛素口服易被胃酸破坏和不能直接被吸收，只能注射用药。

2.常见口服药物种类及服用方式

不同种类的药物有不同的服用方式和时间。常见口服药物种类及服用方式见表6-3-1。

表6-3-1　常见口服药物种类和服用方式

餐前服用药	餐前空腹	迅速对全身起作用药物，如泻药、驱虫药、抑酸药
	餐前	促进胃液分泌、增进食欲的药，止吐药，健胃药，胃黏膜保护药，抗酸药，胃解痉药，收敛药，吸附药，肠溶片，滋补药
餐后服用药	餐后即服	易刺激胃黏膜的药，吸收缓慢的药，如铁剂等
	餐后30分钟	易刺激胃肠的药，促进消化吸收的药
餐间服用药	两餐之间（一般餐后2~3小时）	吸收迅速，对胃肠刺激小的药物，直接作用于胃壁的药物
定时（固定时间）服用药物	为了维持药物在血液中的浓度，需要按时服用和完成整个服药疗程，如抗菌素等	
睡前服用药	安眠镇静药，抑酸药	
随时服用药	发热、疼痛等的对症药	

3.帮助或督促照护对象口服处方药

帮助或督促照护对象口服处方药是较为常见的照护内容。通常在照护对象无家属陪伴且自主能力低的居家环境下，这种帮助或督促照护对象口服处方药的照护内容是必要的也是十分重要的。照护人员在帮助或督促照护对象服用处方药时应遵循安全给药的标准环节操作。

①明确口服药物。

● 清楚照护对象所服用的处方药是温水冲服、含服还是雾化吸入等。

● 了解药物的相关不良反应或药物的副作用。

● 清楚照护对象服药时间是餐前、餐后、餐间还是其他固定时间。

②服药前与照护对象一起核对药物名称、服用剂量及时间后服药。如在核对时发现药品标签模糊不清不能服用，应联系医生护士查对后再服用。

③为照护对象准备温开水服药。

④观察照护对象的服药过程随时给予帮助。观察照护对象有无吞咽问题，如发现药片大不能吞咽，不能擅自切开碾碎服用，以免破坏药性或伤害胃黏膜，须及时联系医生护士更换其他药剂型。观察照护对象服药后有无出现胃肠症状、皮疹、发热、困倦、头晕、口渴、出血等。发现异常及时联系医生护士诊查治疗。

⑤详细记录口服药物摄入，吞咽状况和服药后反应等信息。

⑥注意事项。

● 严格按照医嘱处方服用药物。

● 药物一般用温开水冲服，不能用茶水、饮料或啤酒冲服。

● 对牙齿有腐蚀性或染色作用的酸类、铁剂等药物在服用后应漱口。

● 口服咳嗽糖浆后不要饮水，以达到药物安抚呼吸道黏膜的效果，口服磺胺药、抗菌素后要多饮水，以防泌尿道结晶。服用退烧药后也应多喝水，促进发汗散热，降低体温。

● 服用地高辛等强心药物前必须先测脉搏、心率。心率低于60次/分钟或突然节律不齐时，暂时不要服用。及时联系医生护士进一步诊查治疗。

● 注意服用药物时不要改变药物性状，如不要把胶囊药拆开吃，如需鼻饲此类药物，应先咨询医生或药剂师，合理配制后再予鼻饲。

● 服用抗菌素类药时不要擅自中途停药，需要完成整个服药疗程，以确保治疗效果。

● 在服用药物过程中，如发现药物有发霉、变色、浑浊等现象不能服用，及时联系医生护士补处方发药。

● 服用处方以外的中西药物时要仔细看说明书，了解药物的不良反应以及副作用，必要时要先咨询医生再服用。照护人员不宜参与处方以外用药，必要时给予适当的照护干预，如帮助照护对象联系或咨询医生护士并详细记录。

（二）药物吸入法

吸入疗法是指将挥发性药物或气体经口鼻吸入，由呼吸系统吸收，从而达到局部或全身治疗目的的方法。吸入药物除了对呼吸道局部产生作用外，还可通过肺组织吸收而产生全身性疗效。雾化吸入用药具有奏效快、药物用量小、不良反应较轻的优点，临床应用广泛。呼吸道局部药物浓度高，患者只需被动配合，就能保证药物的发挥，已成为当今较为理想的一种给药途径。常用方法有雾化吸入和喷雾吸入药物。

1.雾化吸入药物

雾化吸入药物是应用雾化装置将药液分散成微小颗粒（雾滴）以气雾状喷出，使其悬浮在气体中随呼吸吸入的方式进入呼吸道（终末支气管、肺泡）和肺部，从而达到抗菌、消炎、解痉、湿化气道黏膜、稀化痰液、促进排痰、减轻呼吸道黏膜水肿的目的，雾化吸入给药无痛、迅速且有效。超声波雾化器是最常见的雾化器机型（见图6-3-1），它普遍应用于医院临床、疗养机构和居家住宅治疗疾病。

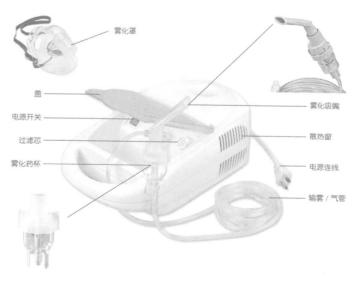

图6-3-1　雾化器图解

（1）操作

①操作顺序（见图6-3-2）。

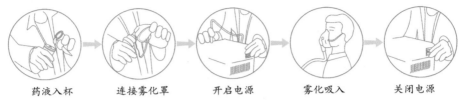

药液入杯　　连接雾化罩　　开启电源　　雾化吸入　　关闭电源

图6-3-2　雾化吸入操作顺序

②操作步骤（见图6-3-3）。

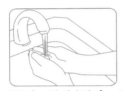

a. 用肥皂、流动水洗手；用毛巾或纸巾擦干

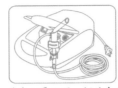

b. 准备好雾化器；摆放在平稳不易碰撞的平面上

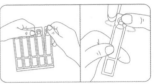

c. 分离药液瓶、旋转拧开瓶口

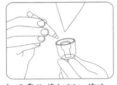

d. 打开雾化药杯倒入药液，加入适量无菌注射用水或生理盐水

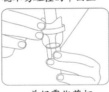

e. 盖好雾化药杯

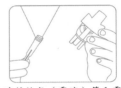

f. 连接输气（雾滴）管和雾化药杯；连接雾化吸嘴或雾化罩

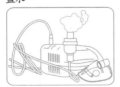

g. 打开电源开关；观察雾气喷出；开始雾化吸入

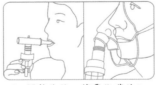

h. 调整体位，将雾化嘴放入口唇或戴好雾化罩，雾化吸入直到雾气消失

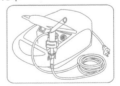

i. 关闭雾化器、拔掉电源插头、撤回电线、整理用物，雾化器放回原位。洗手、记录

图6-3-3　雾化吸入操作步骤

（2）注意事项

①使用前，先检查雾化器各部件有无松动、脱落等异常情况。

②如遇特殊情况需连续使用，中间须间歇30分钟。

③每次使用后清洗雾化药杯、雾化吸嘴或雾化罩。使用餐具洗涤液、凉水冲

洗、晾干备用。必要时浸泡于消毒溶液内60分钟后再用凉水冲洗，晾干备用。

（3）紧急状况应对措施

①雾化期间出现皮疹、荨麻疹、手脚振颤、心跳加快、感觉眩晕、发热发烧、咽喉疼痛，应停止雾化并及时就诊。

②雾化期间突发呼吸困难或突感胸闷，立即停止雾化，同时拨打120急救电话。

2.喷雾吸入药物

喷雾吸入药物是通过挤压气雾药瓶喷出雾滴随呼吸吸入的方式进入呼吸道，可起到控制呼吸道感染、消炎、镇咳、祛痰的治疗作用，也可快速解除支气管痉挛，使气道通畅，改善通气功能。

（1）定量喷雾剂吸入药物操作步骤（见图6-3-4）

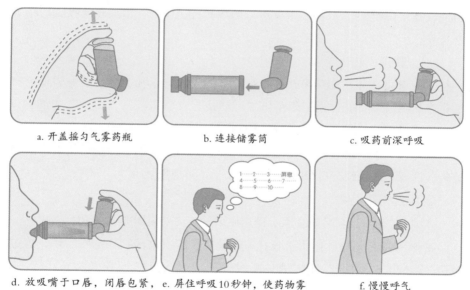

a. 开盖摇匀气雾药瓶　　　b. 连接储雾筒　　　c. 吸药前深呼吸

d. 放吸嘴于口唇，闭唇包紧，　e. 屏住呼吸10秒钟，使药物雾　　f. 慢慢呼气
　用力按压气雾药瓶并深吸气　　滴随吸气流入呼吸道

图6-3-4　定量喷雾剂吸入药物操作步骤

（2）注意事项

①遵医嘱用药，严禁超剂量用药。

②一次吸入后，需间隔1分钟后才能第二次吸入。

③完成药物吸入后应用清水漱口并将漱口水吐出，以避免药物刺激口咽黏膜。

④长期用哮喘喷雾剂的照护对象应注意哮喘药物的副作用，如使心率加快等。

⑤照护人员应注意提示患有哮喘的照护对象随身携带其哮喘喷雾剂，以便紧急状况下使用。

（三）眼药滴入法

1.常用局部眼药剂型

（1）滴眼液

①滴眼液的优点是方便、舒适。

②标准滴眼液每滴药液25～56微升（ul），人体正常结膜囊最多可容纳药液约20微升。

③滴眼液的滴入位置，通常是下眼睑内（下方结膜囊内）。滴药后按压鼻泪道以及闭眼睑2～3分钟，减少泪道的唧筒排泄作用，增加眼部吸收、减少全身吸收。

（2）眼膏（油膏）

①眼膏可明显增加脂溶性药物在眼部的吸收，以凡士林、羊毛脂和矿物油作为基质，增加眼药与眼表结构的接触时间。

②眼膏可减缓眼刺激症状，眼表病损时，起润滑和衬垫作用。

③眼膏的涂入位置同滴眼液位置，药量为1厘米眼膏。涂药后闭眼睑3～5分钟。注意，涂入眼膏后暂时的视物模糊是正常现象。

2.眼部常用药物

①常用的"三素"：抗生素、糖皮质激素（皮质类固醇）、维生素。

②眼科特有药物：作用于瞳孔（缩瞳、扩瞳）的药物，降眼压药，抗过敏药，麻醉剂，生物制剂和检查诊断用药等。

3.滴眼药操作

（1）滴眼药操作步骤（见图6-3-5）

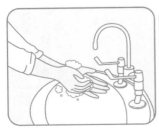 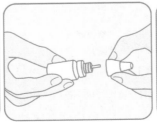 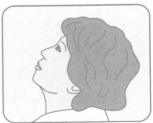

a.洗手。用清洁湿毛巾、纱布　　　b.打开药瓶　　　c.将头后仰，眼向上望
或绵球清除眼部分泌物

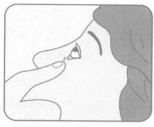
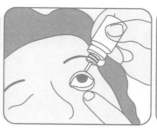
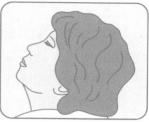

d. 手指轻轻按下眼皮（下眼　　e. 药瓶距离眼睑上1～2厘　　f. 切勿使眼药瓶口碰触到眼
　睑部）向下拉成袋状　　　　　　米，手指轻挤压药瓶将1　　　睑或眼球，以免损伤眼睛
　　　　　　　　　　　　　　　滴眼药滴入下眼睑内　　　　及污染眼药，滴药后轻闭
　　　　　　　　　　　　　　　　　　　　　　　　　　　　眼睛

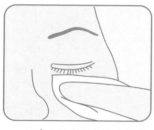
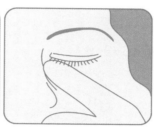
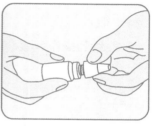

g. 用清洁纸巾拭去流出眼外　　h. 用手指轻压眼角鼻梁处　　i. 用后立即盖好药瓶，避免
　的多余药液　　　　　　　　　2～3分钟　　　　　　　　污染药液

图6-3-5　滴眼药操作步骤

（2）注意事项

①仔细核对阅读药品标签，根据处方将药液滴入指定的眼睛，确保准确的用药时间、药量，不可过量用药。遵医嘱用药，切勿胡乱使用眼药，或与其他人共用眼药。

②滴药后需按压鼻梁处2～3分钟，以减少泪道的唧筒排泄作用，增加眼部吸收药液。同时使用两种或两种以上眼药水时，其滴入间隔时间为3～5分钟。眼药水与眼药膏同用时，应先滴眼药水，3～5分钟后再涂眼药膏。

③滴涂眼药后视力可能会变得模糊，要避免立即驾车及进行户外活动，直至视力恢复正常。

④按药品标签注明存放眼药水和眼药膏。药瓶或膏剂开启一个月后不可再使用，必须丢弃。

⑤如用眼药后，发生眼红或痕痒加剧、感到头痛或身体不适，立即停止使用，及时联系医生护士诊查治疗，或去医院就诊。

（四）鼻腔给药法

鼻腔给药法是指在鼻腔内用药，药物经鼻黏膜吸收而发挥局部或全身治疗作用的制剂。

1. 鼻腔用药的特点

①生物利用度高且副作用小，如抗心律失常药心得安（普萘洛尔），口服后受肝脏代谢影响较大，生物利用度仅为7%～19%，而改用鼻腔给药后，生物利用度接近100%。

②使用方便，易被患者接受。

③速效，如速效冠心滴鼻剂治疗心绞痛可使患者在2～5分钟内疼痛消失缓解症状。

2. 给药操作步骤（见图6-3-6）

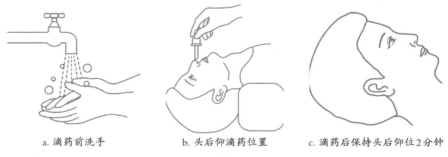

a. 滴药前洗手　　　　　b. 头后仰滴药位置　　　　　c. 滴药后保持头后仰位2分钟

图6-3-6　鼻腔滴药体位

①洗手，滴鼻前先排除滴管内空气。

②坐在椅上，背靠椅背头向后仰；躺在床上，垫放枕头于肩背下，头向后仰。

③将滴管对准鼻孔，手指轻捏滴管球囊，将药液滴入鼻孔内。切勿将滴管碰触到鼻内壁，以避免刺激鼻黏膜导致打喷嚏和污染滴管。

④滴药后，维持头后仰姿势2～3分钟，使药液充分流入鼻腔。

⑤滴药后，不要冲洗或抹干滴管，应立即放回药瓶并扣盖药瓶。

3. 注意事项

①仔细核对药品标签，根据处方将药液滴入指定的鼻孔，每次滴入药液1滴为限，不可过量。按药品标签注明存放滴鼻剂。

②切勿长期使用滴鼻剂以避免损坏鼻黏膜及产生不良副作用。

③变色、过期、变质的药液不可使用。药瓶开启一个月后不可再使用，必须丢弃。

（五）外耳道给药法

滴耳剂是可直接滴耳而发挥局部治疗作用的制剂。一般起到抗菌、消炎、清洁、消毒、止痒、收敛、润滑等作用。

1.常用滴耳剂

（1）水溶剂

用水来溶解药物而制成滴耳液。药液作用缓和，但穿透力差。不适用局部糜烂、化脓等病症状态。

（2）乙醇溶剂

用乙醇来溶解药物而制成的滴耳液。药液杀菌和穿透作用强，但有刺激性。用于鼓膜穿孔时而引起的疼痛。

（3）甘油溶剂

用甘油（或丙二醇）溶解药物而制成的滴耳液。药液作用缓和、疗效持久并有吸湿性。药液穿透性差，而且使用时易使病变处堵塞。

2.给药操作步骤

①用棉棒轻擦清洁外耳，拭去耳道内分泌物。

②坐位头部微向一侧或侧卧体位，患耳朝上。轻拉耳廓，充分暴露耳道，抓住耳垂轻拉向后上方使耳道变直（见图6-3-7）。

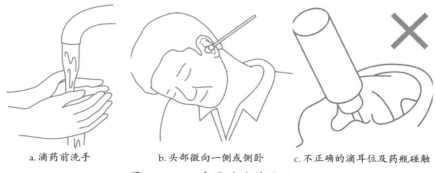

a.滴药前洗手　　　　b.头部微向一侧或侧卧　　c.不正确的滴耳位及药瓶碰触

图6-3-7　外耳道滴药体位

③将瓶口滴管对准耳道，轻捏药瓶将药液滴入耳道。滴药后轻压耳屏，使药液充分进入中耳道。维持头部微向一侧或侧卧姿势3～5分钟。将流出的

药液擦净。若药品标签注明，可在滴药后立即用少许药棉塞住耳道。

④如需要双侧耳用药，一侧耳滴药后3～5分钟换滴另侧耳。方法同上。

⑤耳浴法。耳浴是滴耳液常用的给药方式，其目的是使药液在中耳病变处充分作用，以增加疗效。操作步骤如下。

● 侧卧体位，外耳道口朝上，轻拉耳廓，充分暴露耳道。

● 将滴耳液滴入外耳道（4～5滴），使药液充满外耳道。

● 维持侧卧姿势10～15分钟，而后变换体位，将耳道内药液倒出来，即完成一次耳浴。

3.注意事项

①仔细核对阅读药品标签，根据处方将滴耳液滴入指定的耳朵，确保准确的用药时间、药量，不可过量用药。若滴耳液为混悬液时，用前要摇匀。

②按药品标签注明存放滴耳液。注意滴耳时的药液温度不宜过低，若冰箱存放滴耳液应提前取出室温下静置30分钟后再滴入耳道，以避免刺激耳道内壁引发不适。

③切勿将瓶口滴管碰触到耳道内壁，滴药后需立即扣盖药瓶，以避免污染药液。

④滴药后如产生刺痛或灼烧感及疼痛时间较长（几分钟）时，应停止用药，及时联系医生护士诊查治疗，或去医院就诊。

⑤生霉、过期、变质的滴耳液不可使用。药瓶开启一个月后不可再使用，必须丢弃。

（六）外用药物

外用药物是用于人体体表或某些黏膜部位的药物。

1.皮肤外用药

皮肤有吸收功能，局部应用药物，可以达到治疗的目的。皮肤外用药常见剂型有洗剂、酊剂、霜剂、软膏、粉剂及喷雾性药剂等。常用方法有涂擦法、喷雾法。

（1）涂擦法

①操作要求。

涂擦药物前，注意评估局部皮肤的状况。用清水或中性清洁剂清洁皮肤，清洁后开始涂擦药物。洗剂、酊剂、霜剂和软膏只需要涂抹薄薄一层即可。

②操作步骤及手法。

● 置少量药物于掌心，双手轻轻按揉。

● 顺着皮肤毛发生长的方向按揉，由上向下；也可用纱布蘸少量药物或将药物滴于皮肤上，再用纱布轻轻按揉涂擦。

● 涂擦粉剂时，只需要将药物洒于干燥的皮肤上，注意整个病变处都应洒到并洒均匀，不宜太厚。

（2）喷雾法

①操作要求。

皮肤应处于清洁、干燥状态。

②操作步骤。

● 喷药雾时，嘱照护对象转头避离喷雾器，如果病变在脸面或脸的四周，应用纱布遮盖住照护对象的眼、口、鼻，或戴口罩、眼镜防护。

● 嘱照护对象在喷药雾时做呼气运动，以避免刺激或损伤呼吸道黏膜。

● 操作者也应注意采取措施避免自身吸入喷雾性药剂，如戴口罩等。

2. 肛门置药法

将药物栓剂放入肛门以达到治疗作用。

（1）置药步骤

①嘱照护对象排便。

②嘱照护对象侧卧屈膝，暴露肛门。

③操作者戴手套，手指捏拿住栓剂较粗的一端，尖端涂少许润滑剂。

④嘱照护对象深呼吸，同时将药栓剂轻轻塞入肛门。

⑤药栓剂塞入后，轻轻按压肛门处至照护对象无便意为止。

（2）注意事项

①置药前，需向照护对象解释操作步骤及目的，取得其合作。

②药栓剂塞入肛门后，嘱照护对象尽量忍耐消解便意，不能忍受或消解便意时再行排便活动。

3. 湿敷药法

将药液浸泡的敷料敷于病变部皮肤，以达到消炎、止痒及减少渗出液的作用。常用于皮肤疾病。

（1）操作步骤

①清洁病变部皮肤，擦干或自然干燥。

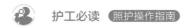

②将4～6层无菌纱布浸入药液中。取出浸湿纱布拧至不滴水程度，敷盖于病变部位。

③每30分钟至2小时更换一次，以保持潮湿和清洁。如病变部皮肤分泌物多，遵医嘱视情况增加药物湿敷次数。

（2）注意事项

①遵医嘱使用湿敷药物。

②湿敷纱布大小应与病变部皮肤大小相一致。

4. 伤口敷盖及包扎

（1）伤口敷盖

①目的。抵御机械因素（如脏物、碰撞）损伤，抵御污染和化学刺激，防止二度感染，防止热量丢失，保持伤口处于湿润的愈合环境。

②伤口评估。清洁伤口后，针对伤口创面不同阶段选用合适的敷料。

③选择敷料的原则。

● 能保持生理环境，防止干燥。

● 有利于坏死组织脱落，保持创面洁净，减少感染。

● 有利于引流，除臭。

● 舒适，防擦伤，能保护创面。

● 有利于细胞移入和肉芽形成。

● 方便、省时，易揭除而不伤肉芽组织，利于保持伤口湿润，促进愈合。

④常用吸水性敷料。保护肉芽组织敷料，凡士林油纱，**优拓***等。

> * 优拓，是一种水胶体与凡士林结合共同覆盖在有孔聚脂网上的新一代伤口换药敷料，对伤口创面起到保护作用，从而促进伤口愈合。

（2）伤口包扎

指用绷带环形（缠绕）包扎来稳固病变部敷料，达到保护伤口免受外源性细菌污染和避免伤病者活动时造成伤口表面擦伤或崩裂出血的目的。适用于大范围伤口、关节部位的伤口。

①包扎操作

一手将绷带按压固定在敷料上，另一手持绷带卷绕肢体缠绕，将伤口包扎。可适度绷紧（加压）包扎以能稳固伤口敷料为宜。

②注意事项

● 局部绷带包扎的松紧要适度，过松伤口敷料会脱落，过紧会影响局部组织血液循环引发不良后果。

● 局部绷带包扎不要过厚，一般绕2~3圈即可稳固伤口敷料。因绷带缠绕的厚度与压力成正比，所以应尽量减少绷带缠绕层次，以避免影响局部组织血液循环引发不良后果。

应用表格模板

附表6-1　口服药摄入记录单（处方药封闭药盒用）

药物过敏史：

姓名：　　　　性别：　　　　出生年月日：

入户□　日托□　全托□　　院舍名称/地址：　　床/房间号：

日期	服药时间								备注	签名
	早		午		晚		夜			
	时间	签字	时间	签字	时间	签字	时间	签字		

页：

附表6-2　口服药摄入记录单（水剂处方药用）

药物过敏史：

姓名：　　　　　性别：　　　　　出生年月日：

入户□　　日托□　　全托□　　　院舍名称/地址：　　　床/房间号：

药物名称剂型剂量	次/日				毫升/次	次/日				毫升/次	次/日				毫升/次	备注	签名
服用次数	早晨	午间	下午	晚间		早晨	午间	下午	晚间		早晨	午间	下午	晚间			
服用时间																	
1																	
2																	
3																	
4																	
5																	
6																	
7																	
8																	
9																	
10																	

药物存放：

页：

第七章

生命体征的检测方法

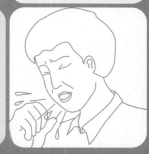

生命体征是体温、脉搏、血压及呼吸的总称。生命体征受大脑皮质控制，是肌体内在活动的一种客观反映，是衡量肌体状况的指标。正常人生命体征在一定范围内相对稳定，变化很小。而在生病的情况下，生命体征变化极为敏感。测量生命体征有利于观察病情，协助诊断治疗，也为制订照护服务措施和计划提供可靠的资料和依据。因此，生命体征的检测方法是照护人员需要学习和掌握的基本照护技术。

一、体温、脉搏、血压、呼吸的检测

（一）体温

体温是身体内产热与散热平衡的结果。通常所说的体温是指身体内部的温度又称体核温度，身体表层/皮肤的温度称为体壳温度。

1. 体温的产生、调节及影响因素

（1）体温的产生与调节

体核温度指身体内部，包括心、肺、脑和腹腔内器官的温度，体核温度比体壳温度高，且比较稳定。人体细胞、组织和器官通常在36℃~38℃环境中进行正常活动，体温过高或过低都会影响各系统的正常功能。此外，人体各器官因代谢水平不同温度略有差异，肝脏因代谢旺盛所以温度最高（38℃左右），大脑其次。

体壳温度即皮肤温度低于体核温度，可随环境温度和衣着厚薄而变化。正常情况下，人的体温保持在相对恒定的状态，通过大脑和丘脑下部的体温调节中枢的调节及神经体液的作用，使人体的产热和散热保持动态平衡。人体产热主要是通过内脏器官的代谢和骨骼的运动而进行的；散热则是通过辐射、传导、对流、蒸发等方式进行的。

（2）影响体温的因素

人的体温虽然比较恒定，但在正常生理状况下，受昼夜交替、性别、年龄、肌肉活动及其他因素的影响，仍可产生一定幅度的波动。

①昼夜变化。人的体温一般在清晨2~6时最低，午后13~18时最高，但变化范围不超过1℃。这种周期性变化，可能与人体的昼夜周期活动规律有关。如长期夜间工作的人，其体温就会出现夜间偏高，而日间偏低的

变化。

②性别。成年女性体温比男性高约0.3℃，且女性的基础体温还随月经周期波动，即在月经期后至排卵前体温逐渐降低，排卵日的体温至最低，排卵后至下次月经前体温又逐渐回升。女性在妊娠期体温也略高于孕前，这种变化可能与体内黄体素或其代谢产物的作用有关。

③年龄。新生儿，尤其是早产儿，由于体温的神经调节机制尚未成熟，其体温的变化受外环境温度的影响比较大，需数月才能逐渐趋于稳定，故必须加强其体温的保护。幼童的体温略高于成年人，老年人的体温有轻微偏低倾向，这可能与不同年龄的基础代谢率有关。

④肌肉活动。随体力劳动或运动强度的增加，骨骼肌的产热量大增，体温可暂时地轻度升高。但由于散热机制的调节，体温不会过度升高，并在活动停止后随即恢复正常。

⑤其他因素。外界环境温度一般对体温的影响较小，但当外界温度过高或过低而超过人体的散热或产热能力时，则可使体温发生较大变化（见图7-1-1）。此外，进食或一些药物有时也会影响体温。

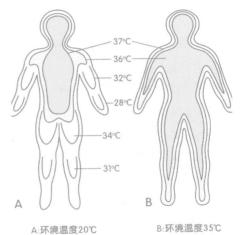

A:环境温度20℃   B:环境温度35℃

图7-1-1　不同温度环境及体温分布状态

2.正常体温

正常体温值通常以口腔、腋窝和直肠部位的温度为标准，几个部位的温度差一般不超过0.5℃～1℃。成人体温正常范围见表7-1-1。温度用摄氏温度（℃）、华氏温度（℉）来表示。

表7-1-1　成人体温正常范围

部位	正常范围
口腔（舌下）	36.3℃～37.2℃（97.3℉～99.0℉）
腋窝（腋下）	36.0℃～37.0℃（96.8℉～98.6℉）
直肠（肛门）	36.5℃～37.7℃（97.7℉～99.9℉）

3.体温测量

（1）体温计

体温计一般分为水银体温计和电子体温计两种（见图7-1-2）。水银体温计类型有口表、腋表和肛表，其表型的区别在于水银聚集端的长短和表体的粗细，口腔表和腋下表长且细，肛门表则短而粗。细长的体温表有助于测温时扩大接触面；短粗的则可防止插入肛门时折断或损伤肠黏膜。电子体温计又称温度传感器，由液晶显示器、纽扣电池、专用集成电路及其他电子元器件组成。

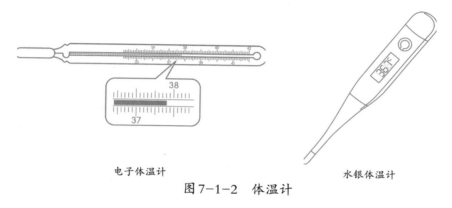

电子体温计　　　　　　　　　　　　　　　　水银体温计

图7-1-2　体温计

（2）测温部位及时间

①口腔。水银端斜放于舌下，紧闭口唇，用鼻呼吸，勿咬体温计，测温时间为3分钟（见图7-1-3）。

②腋窝（腋下）。水银端放于腋窝处，擦干汗液，体温计紧贴皮肤，屈臂过胸，夹紧手臂，测温时间为10分钟（见图7-1-4）。

③直肠（肛门）。侧卧体位，暴露肛门，将体温计插入肛门3～4厘米（婴幼儿插入1.25～2.5厘米），测温时间为3分钟。

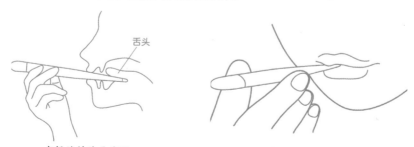

a.水银端斜放于舌下　　　　　　　　　　b.紧闭口唇含住体温计

图7-1-3　口腔测温

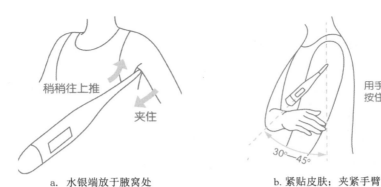

稍稍往上推

夹住

用手轻轻
按住胳膊

30°~45°

a. 水银端放于腋窝处

b. 紧贴皮肤；夹紧手臂

图7-1-4 腋窝测温

（3）体温计消毒

①水银体温计。

先用纱布擦净体温计上的体液，将水银体温计浸泡于消毒液（如75%浓度的酒精、2%碘伏或2000毫克/升有效氯）内5分钟取出，用清水冲洗后擦干，将水银柱甩至35℃以下。然后将体温计再放入另一盛有消毒液的容器内浸泡30分钟，取出用冷水冲洗，用消毒纱布擦干，存放在清洁盒内备用。

②电子体温计。

常用的口腔、耳温计可根据其材质不同，选择相应的消毒方法。一般探头以外部位可用75%浓度酒精浸湿的纱布擦拭消毒，耳温计则只需消毒电子感温探头和耳套部分，耳套是电子耳温计配套件，测耳温要求一人一耳套，避免交叉感染。

（4）注意事项

①测体温前，需确认体温计完好，水银柱在35℃刻度以下。

②对危重病症、躁动不安的受检者，应守护在其床旁测温，防止意外发生。

③测温前20~30分钟内不要剧烈运动、进食、洗澡、吸烟、冷热敷、喝冷热饮等，以避免影响体温测量的准确性。

4. 常用物理降温的方法

人体正常体温应在37℃以下，体温超过37℃为发热低烧，体温38℃以上为高烧，超过39℃为高热（范围39℃~40.9℃）。高热患者代谢率和氧消耗量增加，易引起肌体内环境的改变，可导致一系列并发症的发生。因此，当人高烧高热时应及时采取降温措施，物理降温是高烧高热患者首选的降温方法。

（1）冷刺激降温

敷冷袋和温水擦浴，是用低温物直接与皮肤接触，通过物理作用，使体内的热通过传导与蒸发的方式散发，先是毛细血管收缩，继而血管扩张，促进散热，降低体温。

①敷冷袋。水温20℃~30℃，或冷袋中加少许冰块，适用于高热患者。冷袋或冷湿毛巾敷于头前额部及脖颈大血管部位；每3~5分钟更换一次，30分钟后测量体温。

②温水擦浴。水温34℃~36℃，擦拭15~20分钟，适用于低热患者。擦浴前要先搓热患者双脚心，然后擦拭全身，重点擦拭腋下、脖颈、腘窝、腹股沟等血管丰富的地方，擦浴后30分钟测量体温。

（2）高热照护干预

①测温。高热患者应每4小时测量体温一次，特殊情况下可随时测量，体温恢复正常后仍应连续测量3次。测温的同时应密切观察患者的状态，以了解降温效果，如患者出现寒颤、大汗、咳嗽、呕吐、腹泻、出疹或出血等异常症状，应立即与医生护士联系。

②饮食。高热患者体内消耗热量增加，同时食欲减退，摄入减少，应进食高营养易消化的流质或半流质食物，宜少食多餐。禁食油腻、荤腥和辛辣的食物。此外，鼓励患者多饮水以补充体内水分，同时注意盐分的补充。

③口腔清洁。注意患者口腔清洁，每日用复方硼酸溶液或温淡盐水漱口3~4次。高热昏迷的患者，每日应清洁擦洗口腔2~3次，口唇干燥可涂抹石蜡油，有疱疹者可涂龙胆紫。

④皮肤照护。高热患者在退热过程中往往大量出汗浸湿衣衫，汗腺代谢物刺激皮肤易产生瘙痒，因此应每日早晚清洁皮肤，及时更换衣服，保持衣被清洁干燥。清洁皮肤时要注意着重擦洗腋下、会阴部等汗腺分布多的部位。

⑤心理照护。配合医生护士多巡视并与患者多交流，寻找发热原因，了解疾病进展并给予患者精神安慰。在身体状况或病情允许的条件下，鼓励患者去户外活动，呼吸新鲜空气，放松心情。

（3）注意事项

①冰袋冷敷不要直接接触皮肤，要用袋套或毛巾包裹，并选择身体多个

部位交替冷敷。

②对冷刺激敏感和患有心脏病的高热患者不宜采用过冷降温。可用温水擦浴，水温调至稍高的适宜温度，因过冷刺激可导致寒颤，使横纹肌产热，影响降温效果。

③温水擦浴前，应给患者搓双脚心预热，这有利于脑组织充血，促进散热，增加舒适度。

④敷冷袋和温水擦浴降温禁忌的部位：枕后、耳廓、阴囊处、心前区、腹部、足底。

（二）脉搏

心脏是一个跳动的泵，它有规律地把血液射入动脉，动脉管壁随着心室的收缩和舒张，相应地出现扩张和回缩。这种动脉管壁随心脏的舒缩而出现周期性（有节律）的起伏搏动形成动脉脉搏，简称脉搏。

1. 脉搏及其生理变化

①脉率，即每分钟脉搏搏动的次数。正常情况下脉率与心率一致，是呼吸速率的4倍。正常成人的脉率为60～100次/分。脉率可随年龄、性别、活动和情绪等因素变动。婴幼儿的脉率比成人快，老年人的脉率稍慢，同龄女性比男性脉率稍快。人在进食、运动和情绪激动时可出现暂时性的脉率加快，在休息和睡眠时脉率较慢。

②脉律，指脉搏的节律性。它反映了左心室的收缩情况，正常脉律跳动均匀规则，间隔时间相等。

③脉搏的强弱，是指触摸时血液流经血管的一种感觉。正常情况下每搏强弱相同。脉搏的强弱取决于动脉的充盈度和周围血管的阻力，即与心搏量和脉压的大小有关，也与动脉管壁的弹性有关。

2. 异常脉搏

（1）脉率异常

在安静状态下，成人的脉率小于60次/分钟称为缓脉（心动过缓）。缓脉常见于颅脑压增高、房室传导阻滞、甲状腺功能减退的病人。药物也是引发缓脉的因素之一。相反，在安静状态下，成人的脉率大于100次/分钟称为速脉（心动过速）。速脉常见于发热、甲状腺功能亢进、心力衰竭、大出血前期和血容量不足等病症。心动过速的脉率一般不超过150次/分钟。

（2）节律异常

节律异常的表现为脉搏间隔时间不等，跳动力量不均。

①间歇脉是指在一系列正常的脉搏中，出现一次提前而较弱的搏动，其后有一段延长的间歇（代偿间隙），亦称过早搏动或期前收缩（见图7-1-5）。间歇脉

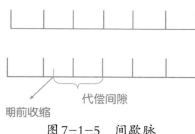

图7-1-5　间歇脉

多见于各种心脏病或洋地黄中毒病人，少数健康人在过度劳累、情绪激动、体位改变时也可出现。间歇脉发生机制是由窦房结以外的异位起搏点过早地发生冲动而引起的心脏搏动提早出现。

②脉搏短绌，在单位时间内脉率少于心率，称为脉搏短绌，简称绌脉。发生原因是由于心收缩力强弱不等，当心收缩力弱时，心输出量少的搏动只产生心音，而不能引起周围血管的搏动，造成脉率低于心率。其特点是心律完全不规则，心率快慢不一，心音强弱不等。常见于心房纤维颤动的病人。绌脉越多，心律失常越严重，病情好转，绌脉可以消失。

（3）动脉管壁异常

早期动脉硬化，表现为动脉管壁变硬，失去弹性，呈条索状；严重时则动脉纡曲甚至有结节。其原因为动脉管壁的弹力纤维减少，胶原纤维增多，使动脉管壁变硬，呈条索，迂曲状。触摸时有紧张条索感，如同按在琴弦上。

3.脉搏测量

临床上多选择表浅，且靠近骨骼的大动脉作为测量脉搏的部位，如图7-1-6所示桡动脉、颞动脉、颈动脉、肱动脉、腘动脉、足背动脉、胫后动脉和股动脉等。其中桡动脉是最常用测脉部位。

（1）操作准备

操作者洗手并温暖双手。有秒针的表、记录本和笔，必要时备听诊器。

（2）操作步骤

①操作者以食指、中指和无名指的指端按压在桡动脉处，按压力度以能清楚感觉得到脉搏搏动为宜（见图7-1-7）。

②测量时间一般为30秒，结果乘以2即为1分钟脉搏数。脉搏异常或危重患者的脉搏细弱难以感触时，应测1分钟。脉搏细弱实在无法感触时，可用听诊器测心率1分钟。

③记录测脉时间及详细状况，脉搏或心率数。

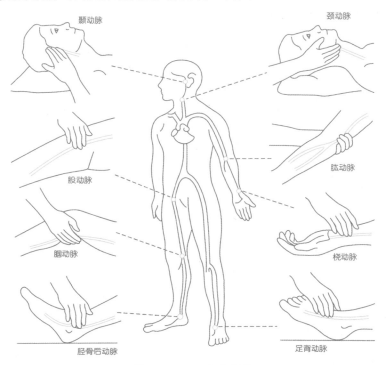

颞动脉　颈动脉　股动脉　肱动脉　腘动脉　桡动脉　胫骨后动脉　足背动脉

图7-1-6　测脉部位

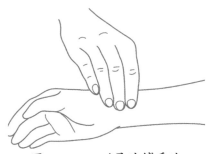

图7-1-7　测量脉搏手法

（3）注意事项

①勿用拇指测脉，因拇指小动脉的搏动较强，易与被检者的脉搏相混淆。

②被检者在剧烈运动、紧张、恐惧、哭闹等状态时，需休息15~20分钟后测量，以保证测量脉搏的准确性。

③偏瘫患者测脉，应选择健侧肢体。

4. 异常脉搏与照护干预

配合医生护士遵医嘱督促照护对象服用处方药并观察用药反应；注意在测脉时感觉其脉率、脉律变化，脉搏强弱及动脉管壁的弹性，如发现异常及时联系医生护士，或去医院就诊；应特别关注植有心脏起搏器的照护对象如有需要应陪伴其做进一步诊查治疗（心功能监测等），并做好持续观察照护，进行针对性的心理照护并了解相关健康知识，以缓解照护对象的紧张情绪。此外，可指导照护对象自测脉搏，提高其对异常脉搏的判断能力。

（三）血压

血压是指血液在血管内流动时作用于单位面积血管壁的侧压力，它是推动血液在血管内流动的动力。在不同血管内被分别称为动脉血压、毛细血管压和静脉血压，通常所说的血压是指体循环的动脉血压。心室收缩时动脉内最高的压力称为收缩压，心室舒张时动脉内最低的压力称为舒张压，两者之差称为脉压。

1. 影响血压的因素

①每搏输出量，即心脏收缩力与排血量。

②主动脉和大动脉管壁的弹性。

③全身各部细小动脉的阻力及血液的黏稠度。外周阻力增加，可使血压升高，主要是影响舒张压。如果其他因素不变，而小动脉中阻力增加，使动脉血流速度减慢，心舒张末期存留在动脉中的血流量增多，致使舒张压上升，脉压减小。

④心率改变对舒张压影响最大。当心率增加时，由于心舒期缩短，心舒期内有大动脉流至外周的血液量减少，所以舒张压升高。此时虽然收缩压也随着升高，但不明显，因此脉压减小。反之，当心率减慢时，舒张压明显降低，脉压加大。

⑤循环血量与血管容量。

2. 血压及其生理变化

（1）正常血压

正常血压以测量肱动脉为标准，按照国际标准计量单位规定，以mmHg（毫米汞柱）*或kPa（千帕）*为准。正常成人安静状态下的血压范围比较稳定。成人正常血压范围见表7-1-2。

表7-1-2　成人正常血压范围

血压	正常范围
收缩压（高压）	90～139mmHg（12～18.5kPa）
舒张压（低压）	60～89mmHg（8～11.8kPa）
脉压（高低压之差）	30～40mmHg（4～5.3kPa）

（2）血压的生理变化（见表7-1-3）

表7-1-3　血压的生理变化

影响因素	生理变化
年龄	随年龄的增长，收缩压和舒张压均有逐渐增高的趋势，但收缩压比舒张压的升高更为显著。
性别	更年期前，女性血压低于男性；更年期后，差别较小。
昼夜和睡眠	通常清晨血压最低，然后逐渐升高；傍晚血压最高；睡眠不佳时血压也可略有升高。
体型	高大、肥胖者血压较高。
体位	卧位＜坐位＜立位血压。若由卧位坐起或站立时，可出现头晕、心慌、站立不稳甚至晕厥等体位性低血压的体征表现。
身体不同部位	右上肢高于左上肢10～20mmHg；下肢血压高于上肢20～40mmHg。其原因与动脉的分支部位、管径粗细和血流量大小有关。
环境	寒冷环境，血压略升高；高温环境，血压略下降。这与末梢血管的收缩和扩张相关。
其他	运动、情绪激动、紧张、恐惧、兴奋、吸烟等可使血压升高；饮酒、摄盐过多、药物对血压也有影响。

> * mmHg（毫米汞柱），作为读数单位，是指单位面积上所受的重量。
> * kPa（千帕），是指单位面积上所受力的大小（即压强）。
> 按计量单位换算：1mmHg=0.13332kPa；1kPa=7.5mmHg。

3. 血压测量

血压测量有两种方法，即直接测量法和间接测量法。直接测量法是将特制导管经皮肤穿刺进入周围动脉至主动脉，直接测量主动脉内压力。这种方法需要专门设备，有创伤，仅适用于临床特殊情况。间接测量法是应用血压计测量血压，是普遍的测量血压的方法。间接测量法的优点是无创伤，简便易操作，无须特殊设备，适用于任何伤病者。但此方法容易受到周围动脉舒缩及其他因素的影响。

（1）常用血压计类型（见图7-1-8）

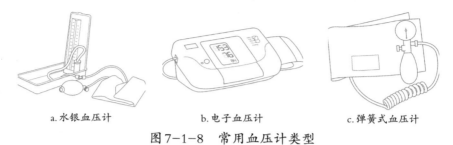

a.水银血压计　　　　　　b.电子血压计　　　　　　c.弹簧式血压计

图7-1-8　常用血压计类型

（2）操作步骤

测量血压应在被检者体位舒适、情绪稳定状态下操作。此外，测量坐位到站立或卧位到坐位血压需要分别进行两次，这样做是为了了解被检者在即刻变换体位时的心脏动态血压反应和变化，所以需注意掌控时间持续操作。

①使用电子血压计测量坐位血压（见图7-1-9）。

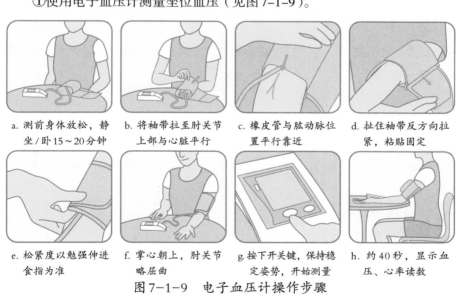

a. 测前身体放松，静　　b. 将袖带拉至肘关节　　c. 橡皮管与肱动脉位　　d. 扯住袖带反方向拉
　坐/卧15~20分钟　　　上部与心脏平行　　　　置平行靠近　　　　　　紧，粘贴固定

e. 松紧度以勉强伸进　　f. 掌心朝上，肘关节　　g.按下开关键，保持稳　　h. 约40秒，显示血
　食指为准　　　　　　略屈曲　　　　　　　　定姿势，开始测量　　　压、心率读数

图7-1-9　电子血压计操作步骤

②使用电子血压计测量坐位到站位或卧位到坐位血压。

● 协助被检者静坐/卧15~20分钟。

● 测量坐位或卧位血压，记录读数，关机并仍保持着袖带绑裹和血压计连接状态。协助被检者站立或坐起，同时开机，即刻测量血压。注意血压计摆放位置与心脏平行。测量站立或坐起血压时，应将血压计移至相对高处摆放或操作者双手平稳端起血压计。

● 记录读数，关机，撤掉袖带及血压计。

4.异常血压

（1）高血压

18岁以上成年人收缩压大于或等于130mmHg和/或舒张压大于或等于85mmHg被认定为高血压（以《中国高血压防治指南》为标准）。高血压分为原发性高血压和继发性高血压，原发性高血压是原因未明的血压增高，一般认为与遗传和环境等多种因素有关，继发性高血压是其他疾病引起的继发血压增高。

（2）低血压

低血压是指收缩压小于90mmHg和/或舒张压小于60mmHg。常见的低血压原因有大量失血、休克和急性心力衰竭等。

（3）脉压异常

造成脉压增大的主要原因有主动脉硬化、主动脉瓣关闭不全、动静脉瘘和甲状腺功能亢进等。造成脉压减小的主要原因有心包积液、缩窄性心包炎和末梢循环衰竭等。

5.高血压与照护干预

高血压是一种以动脉血压持续升高为特征的进行性"心血管综合征"，常伴有许多危险因素，如靶器官受损或其他临床病症，因此照护人员需对患有高血压的照护对象给予更多关注，针对多种心血管危险因素进行多方面综合照护干预。

（1）改变不良生活方式

高血压是一种"生活方式病"，应认真改变不良生活方式，做到合理饮食，选择易消化、低盐、低脂、低胆固醇、高维生素、富含纤维素的食物，控制烟、酒、浓茶、咖啡等的摄入。生活规律，良好的生活习惯是保持健康、维持血压正常的重要条件，如保证足够的睡眠、养成定时排便的习惯，注意保暖，避免冷热刺激，保持正常身体质量指数等，有利于控制改善血压和预防并发症。

（2）适宜的身体锻炼

坚持运动，积极参加力所能及的体力劳动和适宜的身体锻炼，如室外散步、晨练等，有利于改善血液循环，增强心血管功能和长期持续地稳定血压。

（3）定期测量血压

督促照护对象遵医嘱服用处方药并接受持续规范的治疗。帮助其正确使用血压计及居家自测监控血压，做到定时间、定部位、定体位和定血压计，以便能够及时掌握自己血压的动态变化并配合医生治疗调整用药，有利于长期平稳有效地控制血压。

（4）控制情绪

精神紧张、情绪激动、烦躁、焦虑、忧愁等都是诱发高血压的精神因素。因此，需引导患有高血压的照护对象认真阅读有关高血压防治指南等官方刊物，如2010年《中国高血压防治指南》等，能够从中得到系统的指导与帮助，做到自我调整，控制情绪和舒缓心情。

（四）呼吸

人体在新陈代谢过程中需要不断地从外界环境中摄取氧气，并把自身产生的二氧化碳排出体外，这种机体与环境之间所进行的气体交换过程称为呼吸。

1. 呼吸及其生理变化

（1）呼吸的全过程由四个环节组成（见图7-1-10）

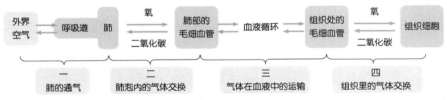

图7-1-10　呼吸全过程图解（来源：Carline 2010，PubMed Health 2016）

①外呼吸即肺呼吸。指外界环境与血液之间在肺部进行的气体交换，包括肺通气和肺换气两个过程。肺通气指通过呼吸运动使肺与外界环境之间进行的气体交换。实现肺通气的相关结构包括呼吸道、肺泡和胸廓等。呼吸道是气体进出的通道，肺泡是气体交换的场所，胸廓的节律性运动则是实现肺通气的原动力。肺换气指肺泡与肺毛细血管之间的气体交换。其交换方式通过分压差扩散进行，即气体从高分压处向低分压处扩散。如肺泡内氧分压高于静脉血氧分压，而二氧化碳分压则低于静脉血的二氧化碳分压。交换的结果使静脉血变

动脉血，肺循环毛细血管的血液不断地从肺泡中获得氧，释放二氧化碳。

②气体在血液中的运输。通过血液循环将氧由肺运送到组织细胞，同时将二氧化碳由组织细胞运送至肺。

③内呼吸即组织换气。指血液与组织细胞之间的气体交换。交换方式与肺换气相同，交换的结果使动脉血变成静脉血，体循环毛细血管的血液不断地从组织中获得二氧化碳，释放出氧气。

肺通气的直接动力是肺内压与大气之间的压力差，肺通气的原始动力是呼吸肌的收缩和扩张引起的节律性呼吸运动，平静呼吸（安静状态下的呼吸）时吸气是主动的，呼气是被动的；用力呼吸时，吸气和呼气都是主动的。

（2）呼吸运动的调节

呼吸中枢指中枢神经系统内产生呼吸节律和调节呼吸运动的神经细胞群。延髓和脑桥是产生基本呼吸节律的部位，大脑皮质可随意控制呼吸运动。呼吸的反射性调节通过肺牵张反射，这是一种负反馈调节机制，其生理意义是使吸气不致过长、过深，促使吸气转为呼气。呼吸肌本体感受性反射参与正常呼吸运动调节，呼吸肌收缩力增强，克服增加的气道阻力，以维持肺通气。防御性呼吸反射包括咳嗽反射和喷嚏反射，它们是对身体有保护作用的呼吸反射，其目的是排除呼吸道刺激和异物。呼吸的化学性调节是指动脉血氧分压（PaO_2），而二氧化碳分压（$PaCO_2$）*和氢离子浓度（H^+）的改变对呼吸运动的影响称为化学性调节。其中二氧化碳分压是调节呼吸中最重要的生理性化学因素。

> * 二氧化碳分压（$PaCO_2$），是衡量肺通气状况，反映酸碱平衡中呼吸因素的重要指标。$PaCO_2$下降，出现呼吸运动减弱或暂停；$PaCO_2$升高，导致呼吸加深加快，肺通气增加；若$PaCO_2$超过一定水平，则抑制中枢神经系统活动，包括呼吸中枢，出现呼吸困难、头痛头晕，甚至昏迷。

（3）正常呼吸

正常成人安静状态下呼吸频率为 16 ~ 20 次 / 分，节律规则，呼吸运动均匀无声且不费力。呼吸与脉搏速度比约为 1∶4。男性及儿童一般以腹式呼吸为主，女性一般以胸式呼吸为主。

（4）呼吸的生理变化受多种因素影响（见表7-1-4）

表7-1-4 呼吸的生理变化

影响因素	生理变化
年龄	婴幼儿呼吸频率较成年人快，但老年人稍慢
性别	女性比男性稍快
活动	剧烈运动可使呼吸加深加快；休息和睡眠时呼吸减慢
情绪	情绪激动时可使呼吸增快
血压	血压升高呼吸减慢减弱；血压降低呼吸加快加强
环境	温度升高时可使呼吸增快

2. 异常呼吸

异常呼吸及其表现特点见表7-1-5。

表7-1-5 异常呼吸及其表现特点

频率异常	
呼吸过速（气促）	呼吸过缓
特点：呼吸频率超过24次/分钟。 多见于发热、心肺疾病、严重贫血及甲状腺功能亢进等。体温每升高1℃，呼吸频率增加3~4次/分钟。	特点：呼吸频率低于10次/分钟。 多见于呼吸中枢受抑制时，如药物中毒、颅内压增高等。

深度异常	
深度呼吸［库斯莫氏（Kussmaul's）呼吸］	浅快呼吸
特点：深而规则（深而长）的大呼吸。 多见于肾功能衰竭尿毒症或糖尿病酮症酸中毒。	特点：浅表而不规则的呼吸，呈叹息样*。 多见于呼吸肌麻痹、肺与胸膜疾病，也可见于濒死者。

节律异常	
潮式呼吸［陈-施（Cheyne-Stokes）呼吸］	间断呼吸［毕奥氏（Biots）呼吸］
特点：呼吸过程依次表现为浅慢-深快-浅慢-暂停，周而复始。 多见于中枢神经系统疾病。	特点：规律呼吸和突发呼吸暂停现象交替出现。 常在临终前（呼吸完全停止前）发生。

声音异常	
蝉鸣样呼吸	鼾声呼吸
特点：吸气时产生一种极高的似蝉鸣样音响。 多见于喉头水肿、喉头异物等。	特点：呼吸时产生一种粗大的鼾声。 多见于昏迷状态或濒死者，以脑出血昏迷者更常见。

续表

形态异常	
胸式呼吸减弱、腹式呼吸增强	腹式呼吸减弱、胸式呼吸增强
多见于肺、胸膜或胸壁的疾病。	多见于腹膜炎、大量腹水、肝脾极度肿大、腹腔内肿瘤等疾病。

呼吸困难		
主观上感到空气不足，客观上表现为呼吸费力，出现发绀、鼻翼煽动、端坐呼吸，辅助呼吸肌参与呼吸活动，造成呼吸频率、深度、节律的异常。		
吸气性呼吸困难	呼气性呼吸困难	混合性呼吸困难
特点：吸气显著困难，吸气时间延长，有明显的三凹征*。常见原因为气管阻塞、异物、喉头水肿等。	特点：呼气费力，呼气时间延长。常见于支气管哮喘、阻塞性肺气肿。	特点：吸气、呼气均感费力，呼吸频率增加。常见于重症肺炎、广泛性肺纤维化、大面积肺不张、大量胸腔积液。

* 叹息样呼吸表现为在一般正常呼吸节律中插入一次深大呼吸并常伴有叹息声的呼吸。患者多自述胸闷，呼吸困难，但并无引起呼吸困难的客观指标。

* 三凹征指吸气时胸骨上窝、锁骨上窝、肋间隙出现明显凹陷，这是由于上呼吸道部分梗阻所致吸气性呼吸困难。

3. 呼吸测量

了解照护对象的呼吸状况，判断呼吸有异常，配合医疗护理并为预防疾病和身体康复提供依据。测量呼吸应在被检者体位舒适、情绪稳定和自然呼吸状态下操作。

①操作者洗手并温暖双手。

②操作者将手放在被检者的诊脉部位，眼睛观察被检者胸部或腹部的起伏。

③观察呼吸频率、深度、节律、音响、形态及有无呼吸困难等症状。

④观测30秒，所得呼吸计数乘以2即为1分钟的呼吸频率，呼吸异常者观

测1分钟。

⑤记录日期和时间，将测量结果标在呼吸曲线图上。

4.异常呼吸与照护干预

①保持舒适的生活环境，利于身心放松和休息。做到起居环境整洁、安静和舒适，室内空气流通、清新、温度及湿度适宜。

②遵医嘱督促照护对象服用处方药并观察用药反应。注意观察照护对象呼吸的频率、深度、节律、声音及形态的变化，有无咳嗽、咳痰、咯血、发绀、呼吸困难及胸闷胸痛等异常表现。如发现异常状况及时联系医生护士进一步诊查治疗，必要时吸氧及拨打120急救电话。

③注意营养和水分的摄入。选择营养丰富、易于咀嚼和吞咽的食物，注意水分的摄入，避免过饱及食用产气食物（指容易胀肚的食物，如红薯、豆类食物），以避免膈肌上升影响呼吸。

④减轻精神压力，保持心理平衡。多与照护对象交流，了解其内心感受并适时给予针对性安抚。引导照护对象了解相关健康知识，戒烟限酒可减少对呼吸道黏膜的刺激，促其养成良好的生活方式。在身体状况或病情允许的条件下，鼓励照护对象去户外活动，呼吸新鲜空气，接触大自然，放松心情。此外还可帮助指导照护对象进行呼吸训练，如深呼吸运动。

5.异常呼吸的照护措施

（1）有效咳嗽

咳嗽是一种防御性呼吸反射，可排出呼吸道内的异物、分泌物，具有清洁、保护和维持呼吸道通畅，减少反复感染，改善肺功能的作用。有效咳嗽是为了排除呼吸道阻塞物并保持清洁，也是呼吸疾病康复治疗的一个组成部分。帮助照护对象有效咳嗽操作如下。

①协助照护对象变换身体姿势，使其处于舒适和放松的体位。采取坐位或半卧位，屈膝，上身前倾，双手抱膝或在胸部和膝盖之间置一枕头并用两肋夹紧。

②缓慢深呼吸数次（吸气时腹肌上抬），深吸气后屏气3~5秒钟，然后张口，用力收腹（腹肌用力），两手抓紧支持物（脚和枕）或双手稳定地按压胸壁下侧，将气体排出，同时爆破性咳嗽，咳出痰液。1次深吸气，可连续咳嗽3次。

③停止咳嗽，缩唇将肺部余气尽量呼出。再次深吸气，重复上述咳嗽动

作，连续有效咳嗽2~3次后，休息和正常呼吸几分钟后可重新开始，必要时结合拍背。

④注意事项

● 避免阵发性咳嗽，连续有效咳嗽2~3次后应注意平静呼吸片刻。有脑血管破裂、栓塞或血管瘤病史者应避免实施有效咳嗽。

● 根据照护对象的体形、营养状况、咳嗽的耐受程度，合理采用有效咳嗽训练。有效咳嗽应在餐前1~2小时或餐后2小时，持续鼻饲的照护对象有效咳嗽前30分钟应停止鼻饲。

● 检查胸腹部有无伤口，并采取相应的保护措施，避免或减轻因咳嗽而加重伤口的疼痛。可手掌轻轻按压或用枕头挡按住伤口部位，以抵消咳嗽引起伤口局部的牵拉和疼痛。

（2）叩击排痰

用手叩打胸背部，借助振动，促进附着在气管、支气管、肺内的分泌物松脱而排出体外。帮助照护对象叩击排痰操作如下。

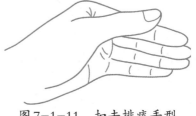

图7-1-11　扣击排痰手型

①协助照护对象取坐位或侧卧位。

②叩击排痰手型（见图7-1-11）。手指合拢成杯状（背隆掌空），依靠手腕的力量，均匀有节奏地叩拍胸背部。

③叩拍的顺序由胸背部自下而上、由外至内的轻轻叩拍。叩拍的力度以不使照护对象产生疼痛感为宜。边叩拍边鼓励照护对象咳嗽。

④叩击排痰应3~4次/日；10~15分钟/次。若痰多，可增加次数。痰液黏稠，叩击排痰前应雾化吸入稀释痰液，易于咳出。

⑤注意事项

● 叩击排痰的时间和力度应根据照护对象个体状况而定。应在餐前30分钟或餐后2小时进行。

● 叩拍的相邻部位应重叠1/3。注意不可在裸露的皮肤、肋骨上下、脊柱、乳房等部位叩拍。

● 扣拍过程中注意观察照护对象咳嗽后心率、呼吸变化及有无缺氧状况。如心率增加20次/分，喘息，缺氧应暂缓叩击咳痰，必要时给予吸氧。

（3）体位引流

体位引流是置伤病者于特殊体位，将肺与支气管所存积的分泌物，借助重力作用使其流入大气管并咳出体外。

如图7-1-12所示患肺处于高位，其引流的支气管开口向下，便于分泌物顺体位引流而咳出。临床上根据病变部位不同采取相应的体位进行引流。一般联合使用叩击排痰、深呼吸、有效咳嗽来提高疗效。痰液黏稠者可药物雾化吸入稀释痰液或服用祛痰药来帮助咳出痰液。

体位引流的时间与次数，2~4次/日，15~30分/次。监测观察内容包括：

①照护对象的反应，如出现头晕、面色苍白、出冷汗、血压下降等，应停止引流。

②引流液（痰液）的色、质、量，并做好记录。

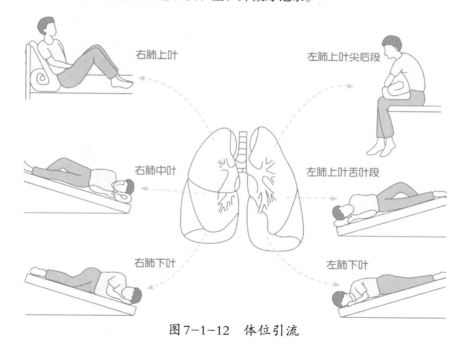

图7-1-12 体位引流

（4）口咽吸痰

口咽吸痰是使用负压吸引装置（吸痰器）经口、鼻腔将呼吸道的分泌物吸出，以保持呼吸道通畅，预防吸入性肺炎、肺不张、窒息等并发症的发生。口咽吸痰多用于各种原因引起的不能有效咳嗽和主动排痰者，如年老体弱、病情危重、昏迷和麻醉未清醒的照护对象。

吸痰器是利用负压吸引原理，连接导管吸出痰液的一种辅助装置（见图7-1-13）。在医院内一般使用中心负压装置（吸痰器），使用时只需在床单位的吸引装置管道口接上吸痰导管，按下启动按钮即可吸痰操作。电动吸痰器由马达、偏心轮、气体过滤器、压力表、安全瓶和贮液瓶组成。贮液瓶可贮液1000～1500毫升，瓶塞上有两个连接孔，通过塑胶管连接负压装置、输液管和吸痰导管。接通电源后马达带动偏心轮，从吸气孔吸出瓶内空气，并由排气孔排出，不断循环转动，使瓶内产生负压，将痰液吸出。

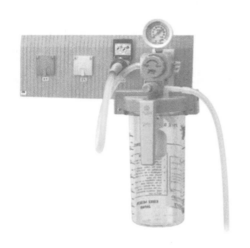 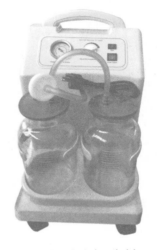

墙壁吸痰器（中心负压装置）　　　　　　　电动吸痰器（可移动）

图7-1-13　吸痰器

一般家庭使用的吸痰器为小机型，只配备贮液瓶，有手动和电动两种类型，简易安全、方便携带和使用，解决那些患有呼吸道疾病或无力咳痰照护对象的实际需求（相关内容参阅本书第八章）。紧急情况下，可用50～100毫升注射器连接吸痰导管抽吸痰液，解除呼吸道梗阻。口咽吸痰操作如下。

①操作准备。

● 操作者洗手，戴口罩、手套。

● 用物：墙壁中心吸引装置或电动吸痰器、吸痰导管、广口杯或小碗盛放蒸馏水或凉白开水、清洁纱布，必要时备压舌板、手电筒。

● 向照护对象解释操作步骤及目的，取得其合作。

● 检查其口腔、鼻腔，取下活动义齿。协助其平卧或半卧位，头转向一侧面对操作者。

②操作步骤。

● 接通电源，按下开关，调节负压为300mmHg（一般成人设置300～400mmHg/40.0～53.3kPa即可）。连接吸痰管。

● 试吸少量蒸馏水，同时滑润吸痰管前端。

● 一手返折吸痰管末端，另一手捏住吸痰管10～15厘米处插入口咽部，然后放开返折吸痰管末端，先吸口咽部分泌物，再吸鼻腔分泌物。

● 吸痰管退出后，抽吸蒸馏水冲管，以免分泌物堵塞吸痰管。

● 观察气道是否通畅，照护对象的反应，如面色、呼吸、心率，痰液的色、质、量等。

● 擦净照护对象脸部分泌物，安置其至舒适体位。整理用物，洗手，记录。

③注意事项。

● 吸痰前，检查吸痰器或中心吸引装置性能是否完好，管道是否有误折，连接瓶、管口是否严紧。

● 口咽吸痰管每次使用后需要清洁消毒处理后再次使用。

● 吸痰时，每次抽吸时间小于15秒，吸痰间隔2~3分钟。吸痰动作要轻柔快速，尽量缩短吸痰操作时间，以减少刺激呼吸道，避免黏膜损伤。

● 痰液黏稠时，可协助照护对象变换体位，配合叩击胸背、蒸气吸入或药物雾化吸入稀释痰液，使之易于吸出。

● 贮液瓶内吸出液应及时倾倒，不得超过2/3贮液瓶。

二、血糖检测

血液中的葡萄糖称为血糖。葡萄糖是人体的重要组成成分，也是能量的重要来源。正常人体每天需要很多的糖来提供能量，为肌体组织、脏器的正常运作提供动力。所以血糖必须保持一定的水平才能维持体内各脏器和组织的需要。高血糖是指血糖高于正常范围，空腹血糖正常值为3.61～6.05mmol/L*（65～109mg/dl*），餐后两小时血糖的正常值应小于7.77mmol/L（＜140mg/dl）。如果高于这一范围称为高血糖；高血糖和糖尿病有着密切联系。低血糖是多种病因引起的血浆（或血清）葡萄糖水平降低，并引起相应症状和体征的临床综合征；一般引起低血糖的血浆葡萄糖阈值为2.8～3.9mmol/L，低血糖是糖尿病常见并发症之一。

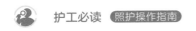
糖尿病是由多原因引起的胰岛素分泌和（或）利用障碍所导致的以慢性高血糖为特征的代谢性疾病，是常见病也是多发病并可导致多种慢性病发生，遍及全身重要器官，如酮症酸中毒、糖尿病肾病、糖尿病视网膜病变、糖尿病心血管病变等。

> * mmol/L（毫摩尔/升）和mg/dl（毫克/分升）是通用的血糖浓度单位。这两个血糖浓度单位可以相互转换，转换系数为18，即1mmol/L=18mg/dl。

（一）血糖监测

血糖监测是帮助糖尿病患者观察饮食和运动怎样影响体内的血糖水平并了解药物或胰岛素对血糖水平的控制效果。

1.血糖监测的意义

糖尿病治疗的疗效主要靠血糖监测来观察，血糖监测结果是糖尿病控制状况的重要指标。医生根据血糖改变来调整药物及治疗方案，患者通过血糖监测参与自身疾病的防护，以此提高治疗的安全性、有效性和自我血糖控制管理的能力，评价药物治疗、饮食、运动的效果，并及时发现低血糖。

2.各时间阶段血糖指标及其含义

血糖水平的高低受到饮食、运动和药物等多方面因素的影响，各时间阶段血糖指标及其含义见表7-2-1。

表7-2-1　各时间阶段血糖指标及其含义

各时间阶段	血糖指标及其含义
空腹测血糖（禁食8小时以上，次日早餐前）	反映人体基础胰岛素分泌的水平； 了解夜间血糖的控制情况。
餐前测血糖	利于发现低血糖，了解前一餐的治疗情况。
餐后2小时测血糖（进餐后2小时）	帮助调整饮食计划，调整药物剂量。
睡前测血糖	预防夜间低血糖，保证夜间安全。
夜间凌晨3:00测血糖	判断早晨高血糖的原因，以便调整药物剂量。

（二）检测血糖

1. 常见血糖检测仪

常用血糖检测仪由血糖仪和采血棒两部件组成。血糖检测仪是以针刺指尖取血样（0.7微升血液）的方式来检测血糖。血糖仪结构及各部件功用见图7-2-1。

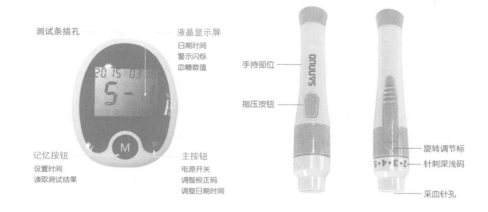

图7-2-1　血糖仪结构及各部件功用

2. 操作步骤（见图7-2-2）

①操作者洗手，必要时戴手套；检查血糖仪电池量是否充足，仪器是否完好，试纸盒是否封闭良好，采血棒性能完好并更换采血针，准备清洁纸巾少许，以及锐器收集盒。

②嘱被检者洗手，自然干燥或用纸巾擦干。若使用75%浓度酒精局部皮肤消毒，须待酒精完全挥发至皮肤干燥后再检测。协助被检者取舒适体位。

③开启血糖仪，自动屏示检测信号。核对显示屏出现的试纸序号后插入试纸，此时显示屏会出现可滴血的信号，注意手指不可触摸试纸测试区。

④将采血棒针孔紧贴指腹后，按压针刺后手指按压出血点周边，挤出血滴。第一滴血用纸巾擦干净，用第二滴血测检。试纸测试区对准血滴吸取血样，血滴要盖满测试区，如试纸未吸满血仍有黄色区域，可在5秒内追加一滴血。

⑤等待5秒后，屏示检测结果。

⑥整理用物，洗手，记录。

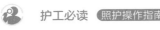
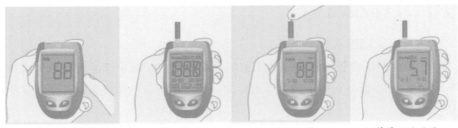

a. 屏示检测信号　　　b. 插入试纸　　　c. 吸取血样　　　d. 等待测试结果

图 7-2-2　检测血糖步骤

3. 注意事项

①确保采血针一次性使用，用过的采血针丢入医用锐器收集盒，以防感染和意外损伤。

②选择使用与血糖仪相匹配的试纸（每盒试纸中都自带试纸序号卡，拆封新试纸须验证试纸序号才能使用）。如需更换使用试纸或拆封新试纸，需先关机再重新开启验证试纸序号。关机状态下安装更换电池。

③试纸应在避光、干燥环境存放，从盒中取试纸后要立刻盖紧盒子。

④采血部位是除拇指、食指外的8根手指的指腹部位并需要两侧端采血，以免影响手捏持物碰磨针孔造成疼痛。采血部位要交替轮换，不要长期用同一部位及过分挤压出血点，以免导致局部皮肤损伤（见图7-2-3）。

⑤血糖仪监测结果的读数范围为0.6～33.3mmol/L。血糖仪屏示LO则表示血糖低于0.6mmol/L；屏示HI则表示血糖高于33.3mmol/L。LO和HI警示血糖极低或极高水平，须立即采取升高或降低血糖救助措施并联系医生护士，必要时拨打120急救电话。

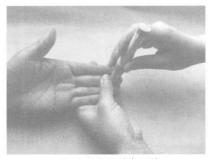
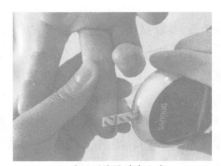

a. 指腹侧端针刺采血样　　　　　　　　b. 试纸测试区对准血滴

图 7-2-3　指腹采血

三、身高体重检测

（一）体重测量

体重是人体各部分的质量总和。如图7-3-1所示不同款式的体重测量仪器，适用于不同身体功能障碍的受检者。

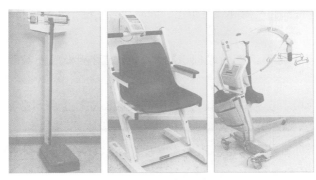

图7-3-1　体重测量仪器

1.测量的意义

通过体重测量获得健康相关指标，为评价健康状况提供依据。其测量结果是反映人体营养状况的灵敏指标。体重是探索营养与疾病关系的桥梁，从中可了解营养摄入和营养不良的状况，计算能量供给。对比计算身体质量指数（BMI）来确定体型是否正常。

2.测量的基本要求

①在清晨空腹状态下进行。

②应提前通知受检者，向其解释测量要求和给予建议，尤其对患有糖尿病的受检者应随身携带早餐。

③测量所用仪器设备应符合计量标准要求。

④需由至少两名测试操作人员完成。

（二）身高测量

1.测量前准备

（1）测量仪器准备

①立柱与踏板垂直，靠墙置于平坦整洁地面上。

②立柱与滑侧板垂直，滑动自如。

（2）对受检者的要求

①脱去鞋、帽子和外衣，女性要解开发辫。

②取立正姿势站在踏板上，挺胸、收腹、两臂自然下垂；脚跟靠拢，脚尖向外分开约60°；双膝并拢挺直，两眼平视正前方。眼眶下缘与耳廓上缘保持在同一水平。

③脚跟、臀部和两肩胛间三个点，同时接触立柱，头部保持正直。

2.测量操作

①操作者手持滑侧板轻轻向下滑动，直到滑侧板底面与受检者颅顶点相接。

②确认受检者姿势正确后，读取滑侧板底面立柱上所示数字，读取时以厘米为单位记录到小数点后一位。

③操作者的眼睛应与滑侧板底面立柱上所示数字在同一水平面上进行读数，必要时使用垫脚梯。

（三）注意事项

①测量每一位受检者体重前须将体重仪重量刻度置零后再开始测量。

②身高测量时要轻轻提拉侧滑板，测量后要收起侧滑板，以免发生磕碰。

③不要将测量仪器放置在过于潮湿的地方，避免水渍浸湿仪器。

（四）身体质量指数（BMI）量表

身体质量指数（BMI）简称体质指数，计算方式是以体重（公斤）除以身高（米）的平方。BMI指数是目前国际上常用的衡量人体胖瘦程度以及健康与否的一个标准。

大多数国家和地区以BMI指数大于或等于25为超重，超过30为肥胖。但是在一些国家和地区BMI指数的标准不一致，如中国香港和新加坡都把超重界限定为23，中国内地成人的BMI指数理想范围是18.5~23.9。根据世界卫生组织（WHO）的标准，亚洲人的BMI若高于22.9便超过正常范围。亚洲人和欧美人属于不同人种，为此世界卫生组织制定了亚洲及中国BMI参考标准（见表7-3-1）。

表7-3-1 身体质量指数（BMI）量表/参考标准

人体形态	WHO标准	亚洲标准	中国标准	相关疾病发病风险性
偏瘦	＜18.5			低于常态（其他疾病发病风险性增加）
正常范围	18.5～24.9	18.5～22.9	18.5～23.9	平均水平（常态）
超重	≥25	≥23	≥24	适度增加
偏胖	25.0～29.9	23.0～24.9	24.0～27.9	适度增加
肥胖	30.0～34.9	25.0～29.9	≥28.0	中度增加
重度肥胖	35.0～39.9	≥30.0	≥30.0	高度增加
极重度肥胖	≥40.0	≥40.0	≥40.0	超高度增加

体质指数值是与体内脂肪总量密切相关的指标，该指标考虑了体重和身高两个因素，并以此计算出BMI指数，反映身体超重和肥胖。例如，一个人的身高为1.75米，体重为68公斤，那么他的BMI=68/1.75^2=22.2，在正常健康范围内。当需要了解肥胖是否对某一疾病有致病影响时，可依据其个体的身高及体重换算出BMI指数（见图7-3-2），再研究该指数值与发病率是否有线性关系*。在测量身体因超重而面临心脏病、高血压等风险时，BMI指数比单纯的以体重为标准来衡量更具准确性。

身高（厘米）\ 体重（千克）	45.5	47.7	50.0	52.3	54.5	56.8	59.1	61.4	63.6	65.9	68.2	70.5	72.7	75.0	77.3	79.5	81.8	84.1	86.4	88.6	90.9	93.2	95.5	97.7
152.4	19	20	21	22	23	24	25	26	27	28	29	30	31	32	33	34	35	36	37	38	39	40	41	42
152.9	18	19	20	21	22	23	24	25	26	27	28	29	30	31	32	33	34	35	36	37	36	38	39	40
157.4	18	19	20	21	22	22	23	24	25	26	27	28	29	30	31	32	33	33	34	35	36	37	38	39
159.0	17	18	19	20	21	22	23	24	24	25	26	27	28	29	30	31	32	32	33	34	35	36	37	38
162.5	17	18	18	19	20	21	22	23	24	24	25	26	27	28	29	30	31	31	32	33	34	35	36	37
165.1	16	17	18	19	20	20	21	22	23	24	25	25	26	27	28	29	30	30	31	32	33	34	35	35
167.6	16	17	17	18	19	20	21	21	22	23	24	25	25	26	27	28	29	29	30	31	32	33	34	34
170.1	15	16	17	18	18	19	20	21	22	22	23	24	25	25	26	27	28	29	29	30	31	32	33	33
172.7	15	16	16	17	18	19	19	20	21	22	22	23	24	25	25	26	27	28	28	29	30	31	32	32
175.2	14	15	16	17	17	18	19	20	20	21	22	22	23	24	25	25	26	27	28	28	29	30	31	31
177.8	14	15	15	16	17	18	18	19	20	20	21	22	23	23	24	25	25	26	27	28	28	29	30	30
180.3	14	14	15	16	16	17	18	18	19	20	21	21	22	23	23	24	25	25	26	27	28	28	29	30
182.8	13	14	14	15	16	17	17	18	19	19	20	21	21	22	23	23	24	25	25	26	27	27	28	29
185.4	13	13	14	15	15	16	17	17	18	19	19	20	21	21	22	23	23	24	25	25	26	27	27	28
187.9	12	13	14	14	15	16	16	17	18	18	19	19	20	21	21	22	23	23	24	25	25	26	27	27
190.5	12	13	13	14	15	15	16	16	17	18	18	19	20	20	21	22	22	23	23	24	25	25	26	26
193.0	12	12	13	14	14	15	15	16	17	17	18	18	19	20	21	21	22	22	23	23	24	25	25	26

体重偏低 体重正常 超重 肥胖

体重指数BMI= $\frac{体重（千克）}{身高（米）^2}$ 正常：18.5≤BMI＜24 超重：24≤BMI＜28 肥胖：BMI≥28

图7-3-2 体质指数（BMI）对照表（18~65岁成人）

* 线性关系，也称正比例关系，是数学函数两个变量之间的关系。通俗理解上文中"线性关系"一词，就是人体体重与健康之间有着相互影响的关联因素。

四、冷、热疗法的物理作用及其应用

冷、热疗法是临床上常用的物理治疗方法。冷、热对人体是一种温度的刺激，借助低于或高于人体体温的物质作用于体表皮肤，通过神经末梢的传导，引起皮肤和内脏器官血管收缩或扩张，从而改变肌体各系统体液循环和新陈代谢（产生不同的生理效应），达到治疗的目的。照护人员应了解冷、热疗法的物理作用及其应用的基本知识，掌握应用冷、热疗法的操作方法及禁忌，以确保照护对象安全有效地使用冷、热疗法概念。

（一）冷、热疗法的作用原理

人体皮肤分布着多种感受器，如冷觉感受器、温觉感受器、痛觉感受器等。冷觉感受器位于真皮上层，温觉感受器位于真皮下层。冷觉感受器比较集中在躯干上部和四肢，数量较温觉感受器多4～10倍。因此人体对冷刺激的反应比热刺激更敏感。冷、热刺激信息传导见图7-4-1。

（二）常用冷、热疗法

冷、热疗法分为干热法和湿法两类。湿法具有穿透力强、不易使皮肤干燥、体液丢失较小，且人的主观感觉较好等特点，而干热法具有保温时间较长、不会浸软皮肤、烫伤危险性较小及人体更易耐受等特点。使用冰袋和热水袋是冷、热疗常见的方法。

1. 冰袋使用方法

用低于人体温度的物质，作用于肌体的局部或全身，达到止血、止疼、消炎和退热的疗效。

（1）冷疗及其生理效应（见表7-4-1）

①冷可使毛细血管收缩，防止局部组织肿胀、减轻局部充血、出血。

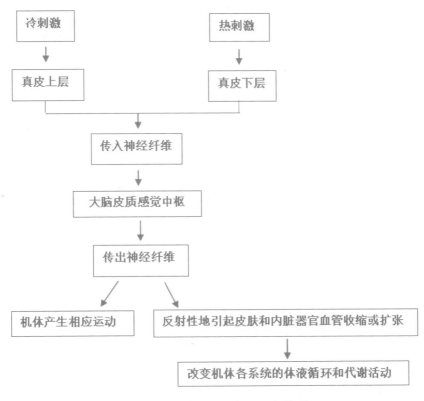

图7-4-1　冷、热刺激信息传导

②冷疗可抑制细胞的活动，使神经末梢的敏感性降低而减轻疼痛。

③冷疗可减慢局部血液循环，降低细菌的活动力和细胞的代谢，因而可以防止炎症和化脓的扩散。

④冷疗可降低体温。

表7-4-1　冷疗及其生理效应

生理效应	冷疗后的效应
细胞代谢	减少
需氧量	减少
血管	收缩

生理效应	冷疗后的效应
毛细血管通透性	降低
血液黏稠度	增加
血液流动	减慢
淋巴液流动	减慢
结缔组织伸展性	减弱
神经传导速度	减慢
体温	下降

（2）冷疗应用禁忌

以下患者不宜应用冷疗：

①血液循环明显不良的患者。

②有慢性炎症或深部化脓病灶的患者。

③冷过敏者。

④有心脏病、体质虚弱者。

以下部位不宜进行冷疗：

① 枕后、耳廓、阴囊处，易引起冻伤。

② 心前区，易引起反射性心率减慢、房颤或室颤、房室传导阻滞等。

③ 腹部，易引起腹痛、腹泻。

④ 足底，可引起反射性的冠状动脉收缩，或引起末梢血管收缩而影响散热。

（3）操作步骤

①了解照护对象用冷疗的目的并与其沟通，取得其合作。协助照护对象取舒适体位。

②准备冰袋。选择适宜的冰袋并确认冰袋完好无破损滴漏（见图7-4-2；7-4-3）。

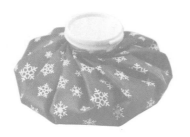
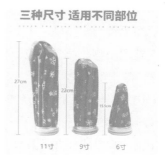

图7-4-2　不同尺寸冰袋

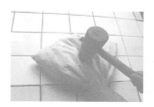

a. 捣碎冰块

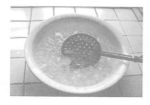

b. 捞取出碎冰块

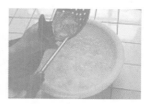

c. 灌装冰至袋1/2～2/3

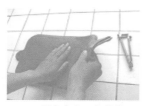

d. 驱出空气，扣紧袋口

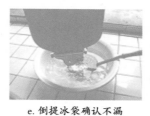

e. 倒提冰袋确认不漏

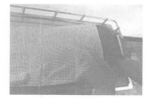

f. 罩袋套系带

图7-4-3　准备冰袋

③放置冰袋（见图7-4-4）。高热降温冰袋可放置在前额、头顶、颈部等大血管部位，外科手术后冰袋放置在手术区局部来减少手术创面出血，如扁桃体摘除术后放置在颈前颌下部位。

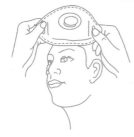

a. 头顶部冰袋

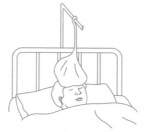

b. 颈肩部冰袋

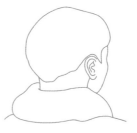

c. 前额部冰袋

图7-4-4　冰袋放置部位

④冷疗时间不超过30分钟并注意观察效果与照护对象反应。如为降温，冷疗后30分钟测量体温，体温降至39℃以下时，可撤去冰袋。

⑤整理用物，冰袋排空后倒挂，沥干后吹气，放于阴凉处备用。袋套清洁洗涤，晾干备用。

⑥记录，包括冷疗部位、时间、效果及照护对象反应等。

（4）注意事项

①随时观察冰袋有无漏水，冰块融化后应及时更换，保持袋套清洁干燥。

②冷疗时间不应超过30分钟，以避免过冷造成冻伤。如需反复用冰袋应间隔1小时后再次使用，以防止产生继发效应而抵消应有的生理效应。

③观察冷疗部位血液循环、局部皮肤颜色，如出现皮肤苍白、青紫，或照护对象主诉麻木等感觉时，应立即停止冷疗，并观察其后续反应状况。

2. 热水袋使用方法

用高于人体温度的物质，作用于肌体的局部或全身，以促进血液循环、消炎、解痉和增加舒适度。

（1）热疗及其生理效应（见表7-4-2）

表7-4-2　热疗及其生理效应

生理效应	热疗后的效应
细胞代谢	增加
需氧量	增加
血管	扩张
毛细血管通透性	增加
血液黏稠度	降低
血液流动	加快
淋巴液流动	加快
结缔组织伸展性	加强
神经传导速度	加快
体温	上升

①温热可促进局部组织血液循环，增强新陈代谢和白细胞的吞噬功能，提高机体抵抗力和修复能力，促使使炎症消散；控制晚期炎症发展。

②温热刺激能降低痛觉神经的兴奋性，改善血液循环，减轻炎性水肿及组织缺氧，加速致痛物质的运动。温热能使肌肉、肌腱和韧带等组织松弛，可减轻或解除因肌肉痉挛、强直而引起的疼痛。

③温热能刺激神经末梢引起反射作用，使局部血管扩张，减轻深部组织充血。

④热能促进血液循环，使身体感到温暖舒适。

（2）热疗应用禁忌

有以下情况的患者不宜应用热疗：

①急腹症未确诊前。

②出血性疾病。

③**面部危险三角区** *感染时。

④软组织损伤48小时内。

⑤细菌性结膜炎。

⑥感觉障碍和意识不清的患者。

> *　面部危险三角区，通常指的是两侧口角至鼻根连线所形成的三角区域（见图7-4-5）。

（3）操作步骤

①了解照护对象用热疗的目的并与其沟通，取得其合作。协助照护对象取舒适体位。

②准备热水袋。确认热水袋无破损滴漏。调节水温至60℃～70℃，特殊情况水温应低于50℃，如尿潴留热敷排尿，皮肤敏感部位等。放平热水袋，提起袋口，边灌边提，灌装温热水至袋1/2～2/3。逐渐放平驱气，拧紧袋口盖塞，擦干水渍。倒提热水袋确认不漏，罩袋套系带（见图7-4-6）。

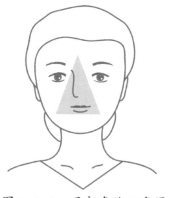

图7-4-5　面部危险三角区

③放置热水袋于所需部位。热疗时间不超过30分钟并注意观察效果与照护对象反应。

④整理用物，热水袋排空后倒挂、沥干后吹气，放于阴凉处备用，袋套清洁洗涤，晾干备用。

⑤记录，包括热疗部位、时间、效果及照护对象反应等。

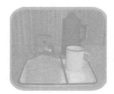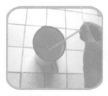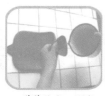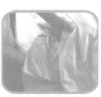

a. 准备热水袋、热水等　　b. 测温60℃~70℃　　c. 灌装热水、驱气　　d. 罩袋套系带

图7-4-6　准备热水袋

（4）注意事项

①对老年体弱、意识不清、感觉迟钝的照护对象，应调节水温至50℃以下，或在热水袋袋套外再包裹一块大毛巾，视情况可选用小尺寸热水袋，以降低热传导和受热面积（见图7-4-7）。

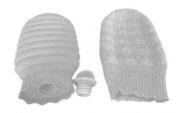

图7-4-7　小尺寸热水袋

②反复用热水袋应间隔1小时后再次使用，以防止产生继发效应而抵消应有的生理效应。

③观察局部皮肤，一旦发现皮肤潮红、疼痛等反应，应立即停止热疗，并在局部涂凡士林以保护皮肤。对热敏感者用热水袋，应在热疗20~30分钟后撤出热水袋。

（5）化学加热袋的使用及注意事项

化学加热袋一般是在密封的塑料袋内盛装两种化学物质，将化学物质充分混合，使其发生反应而产热，最高温度可达76℃，平均温度为56℃，可持续温热达2小时。由于袋内两种化学物质反应初期热温不足，后期则升温过高，故在使用时须注意以下几点。

①需加套布套或包裹后使用，必要时可加双层布料包裹使用，以防烫伤。

②使用时间不得超过30分钟并注意观察效果与照护对象反应。

③老年体弱、昏迷、感觉麻痹的照护对象不宜使用。

第八章

呼吸道感染的预防与照护

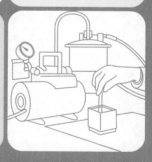

一、呼吸道感染的预防与照护

老年人和长期卧床患者是易感染呼吸道疾病的群体。呼吸道感染分为上呼吸道感染和下呼吸道感染。

上呼吸道包括鼻腔、咽、喉部，上呼吸道感染是上呼吸道急性炎症的总称，是最常见的感染性疾病。喉以下气管、主支气管及其分支为下呼吸道。下呼吸道具有防御和清除异物、调节吸入空气的温度和湿度的作用（见图8-1-1）。最常见的下呼吸道感染性疾病有气管炎、肺炎等，其中坠积性肺炎（吸入性肺炎）多见于长期卧床的老人和病人。

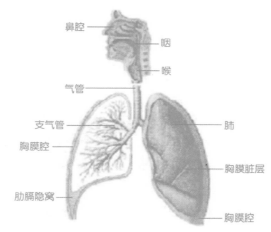

图8-1-1　呼吸道结构

（一）易患呼吸道感染性疾病的原因

1. 肌体衰老，免疫力降低

随着人的衰老，肌体本身的保护功能下降，由于肌体免疫力下降，老年人容易感染呼吸道疾病。部分老年人由于生病需要长期服用糖皮质激素或免疫抑制剂等，这也是导致免疫力低下易感染疾病的原因。

2. 肌体自然通气功能减弱

某些慢性疾病可导致人体自然通气功能减弱，如慢性阻塞性肺病、支气管扩张、哮喘、肺纤维化、尘肺、陈旧性肺结核、吸入性肺炎、肾功能障碍、脑血管病、糖尿病、肝病等。老年人一般都患有一些慢性疾病也都存在不同程度的肺通气功能减弱或功能障碍。

3. 呼吸道免疫防御机制减退

正常呼吸道免疫防御机制有黏液纤毛运载系统，肺泡巨噬细胞使气管隆突以下的呼吸道保持无菌并能排除下呼吸道的微小异物保持呼吸道清洁。老年人呼吸系统解剖结构和功能衰退，中枢性咳嗽反射减弱，呼吸道保护作用和局部免疫防御功能减退，容易误吸、呛咳或将上呼吸道分泌物吸至下呼吸道而不能净化清除。

4. 精神因素

过度疲劳，精神紧张时，会使原存在于呼吸道或外界侵入的病毒或细菌生长繁殖而致呼吸道感染。此外，当呼吸道炎症不能很好控制时，也会在情绪激动、紧张和愤怒等精神状态下突发呼吸道疾病，如哮喘发作，这往往是由气管平滑肌功能障碍和气道炎症而引发气道收缩，呼吸困难。

5. 气候因素

一些气候因素如干燥、寒冷等会引发支气管黏膜的血液循环障碍、平滑肌痉挛、呼吸道分泌物排除困难及肌体抵抗力降低等情况，为病毒或细菌的入侵创造了条件，容易感染呼吸道疾病。

6. 病毒细菌感染

急性上呼吸道感染 70% ~ 90% 由病毒引起，细菌感染只占少数。细菌感染多为继发型，往往由于病毒感染先损害了上呼吸道管壁局部防御机能，致使上呼吸道潜伏细菌乘机侵入。少数细菌感染为原发感染，常见细菌为 β 型 A 族溶血性链球菌、肺炎球菌、葡萄球菌及流感嗜血杆菌等，亦可为病毒与细菌混合感染。

（二）增强肺活量预防呼吸道感染

肺活量是指在最大吸气后尽力呼气的量。它由三部分组成，包括潮气量、补吸气量和补呼气量。潮气量是指一次呼吸周期中肺吸入或呼出的气量，在潮气量之外再吸入的最大气量为补吸气量，在潮气量之外再呼出的最大气量为补呼气量，最大呼气后残留在肺内的气量为余气量。成年男性肺活量为 3500 ~ 4000 毫升，女性为 2500 ~ 3000 毫升。肺活量代表肺一次最大功能活动量，在一定程度上反映了呼吸系统的潜在功能。肺活量与人的呼吸密切相关，且存在较大的个体差异，受年龄、性别、身材、呼吸肌强弱及肺和胸廓弹性等因素的影响。增强肺活量的呼吸（见图 8-1-2）是用鼻吸气口呼气，呼气时缩嘴唇，使气体缓慢地通过狭窄的口形徐徐呼出，呼气长于吸气，如此可使支气管内压增高防止由于呼气阻力减小使呼吸功能减弱，提高肺泡充盈度进行气体交换，通过血液循环给肌体新陈代谢提供所需要的氧，排出二氧化碳及代谢产物。因此，进行增强肺活量的呼吸练习如深呼吸或借助练习器增加肺通气量、呼吸肌力及调节肺功能活动，可有效预防呼吸道感染。

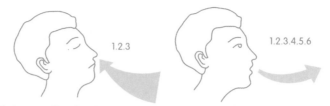

a. 嘴唇紧闭，用鼻快速吸气3秒钟　　　　b. 缩嘴唇，用口缓慢呼气6秒钟

图8-1-2　增强肺活量的呼吸

1. 常见的深呼吸方法

深呼吸的目的是排出肺内残气及其他代谢产物，吸入更多的新鲜空气，以供给各脏器所需的氧分，改善各脏器功能。深呼吸能使人的胸部和腹部得到较大幅度的运动，能较多地吸进氧气，吐出二氧化碳，加强血液循环。深呼吸不仅能促进人体与外界的氧气交换，还能使人心跳减缓，血压降低。深呼吸能转移人在压抑环境中的注意力，并提高自我意识。当人意识到自己能够通过深呼吸来保持镇静时，就能够重新控制情感，缓解焦虑情绪。

深吸气时，先使腹部膨胀，然后使胸部膨胀，达到极限后，屏气几秒钟，渐缓呼出气体。呼气时，先收缩胸部，再收缩腹部，尽量排出肺内气体。常见的深呼吸方法见图8-1-3。

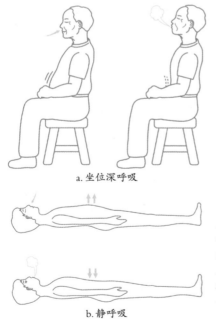

a. 坐位深呼吸

b. 静呼吸

先慢慢用鼻吸气，使肺的下部充满空气。吸气过程中，由于胸廓上抬扩张，横隔膜向下，腹部会慢慢鼓起，继续吸气，使肺的上部充满空气，这时肋骨上抬，胸腔扩大，这个吸气过程一般需要3～5秒。肺部满盈后屏住呼吸3～5秒，再缓慢慢用口呼气，胸腹和肋骨复原，完成一个呼吸周期。停顿1～2秒钟后，再从吸气开始，反复练习5～10分钟。经过一段时间练习，可以将屏气时间逐渐增加到5～10秒，甚至更长。长期持续地练习，能够成为一种自体呼吸常态。

安静卧位或坐位，用手大拇指按住一侧鼻孔，另侧鼻孔慢慢深吸气，抬高胸腹，有意识地想像空气是朝前额部位流动的。当肺部空气充盈时，用手的食指和中指把双侧鼻孔按住，屏气5～10秒后再用口呼气，腹部放松，完成一个呼吸周期。左右鼻孔交替吸气，各练习5次呼吸为一个静呼吸程序。长期持续地练习静呼吸可增加肺活量。

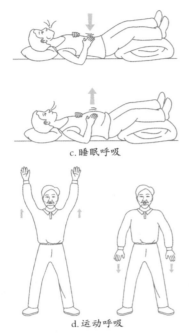

c. 睡眠呼吸

平躺在床上，头部垫枕或可抬高腿脚，伸开手指手掌放于胸腹部位或平放于身体两侧，用鼻吸气。腹部收紧，屏息5～10秒。用口呼气，同时放松腹部。或可伴随吸气缓慢地抬起手臂举过头顶，紧贴两耳，手指触床头，呼气时手臂缓慢还原。这一呼吸过程约15秒钟，反复5～10次为一个睡眠呼吸程序。练习睡眠呼吸不仅可以增加肺活量，还可帮助入睡。

在运动操练如行走或慢跑中可以主动加大呼吸量，慢吸气快呼气。吸气时双臂举过头顶扩展胸部，呼气时放松双臂还原，同时收腹。老年人可根据自身情况来调整运动和呼吸强度，可以先从小步慢走开始练习，然后逐渐加快步伐（小步变大步），或延长运动时间。每次运动时呼吸练习不要少于20次，每天可练习若干次。

d. 运动呼吸

图8-1-3 常见深呼吸法

2. 增加呼吸肌力的练习方法

采取平卧或站立体位进行腹式深呼吸，可增加呼吸肌力。如图8-1-4所示，腹部压棉垫或两手有意识地按住上腹部的深呼吸，用鼻吸气，同时腹部迅速隆起，呼气时缩唇做吹哨式吐气，同时腹部缓慢回复，呼气时间应比吸气时间长1～2倍。呼吸时在上腹部加压可以锻炼胸腹部肌肉，增加呼吸肌力如膈肌上下活动和肺的伸缩性，帮助肺部排空浊气。坚持每日晨起和睡前做按压腹部呼吸，每次练习20～30分钟，有助于预防呼吸道感染性疾病的发生。

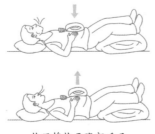

垫压棉垫于腹部呼吸

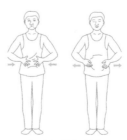

按压上腹部呼吸

图8-1-4 增加呼吸肌力

3.借助练习器增加肺通气量的方法

借助练习器呼吸是老年人预防肺部感染的一种有效提高肺通气量的方法。练习器（肺活量吹气筒）使用方便、简单易学并可随身携带，随时练习。练习器使用方法见图8-1-5，将肺活量吹气筒放在口唇间，紧裹吹气口，用鼻充分吸气后屏气，再经口一次性呼出，完成一次吹气练习。练习器有数标刻度记录用力一次所能呼出的气体量，显示每一次肺肌能活动的状况。反复持续练习吹气可从练习器看到每一次吹气的肺肌能效益。膈肌是用力呼吸的重要肌肉，膈肌上下活动1厘米，可增加250～300毫升的肺通气量，有利于气体交换，提高动脉血氧饱和度。因此，每日晨起和睡前练习吹气有助于增加肺通气量和改善肺机能活动。

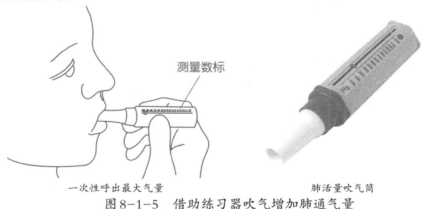

一次性呼出最大气量　　　　　　　　　　　肺活量吹气筒

图8-1-5　借助练习器吹气增加肺通气量

（三）坠积性肺炎的预防与照护

坠积性肺炎常发生于长期卧床，如脑梗塞后遗症、骨科手术后的患者。长时间卧床的病人，胸廓活动度较小，呼吸快而浅，肺功能降低，呼吸道分泌物难于咳出，淤积于中小气管，成为细菌的良好培养基（易使细菌滋生和繁殖），从而引发肺部感染，形成坠积性肺炎。坠积性肺炎是老年患者较常见的临床并发症。由于肌体衰老，防御性呼吸反射如咳嗽、喷嚏反射功能降低，老年人呼吸道感染发病迟缓且往往无明显体征变化。老年人发生呼吸道感染早期可出现呼吸加快、心动过速、轻度发热、食欲不振、厌食等症状，常会感觉乏力，活动能力下降，精神萎靡或仅有咳嗽、咳痰但体温没有变化的情况发生（有时体温不高甚至降低）。

1.坠积性肺炎的发病原因

①年龄因素。患者年龄大，肺纤毛的运动功能减弱，常出现咳痰无力，痰液不易被咳出，或者这些痰液会在重力作用下坠积到肺底部，淤积在肺底从而产生坠积性肺炎。

②长期卧床。患者长期卧床，肌体自主活动差，胸廓的运动幅度小，因此分泌物容易在肺底蓄积。

③呼吸道功能降低。患者年龄大，呼吸道的清除能力受影响，纤毛运动功能降低，痰液排出困难，易坠入到气管。

④血液循环障碍。患者长期卧床，血液循环受损，血流速度减慢，容易在肺部形成微血栓或淤血。

⑤全身性因素。患者长期卧床，一些患者因昏迷等因素易出现咳嗽反射减弱及吞咽障碍，口腔内分泌物容易误吸进入气管，细菌入侵肺部引起坠积性肺炎。此外，脊髓（胸椎）损伤可造成肋间瘫痪、呼吸肌麻痹，影响胸式呼吸，导致患者呼吸困难、肺不张、肺萎缩等情况，这些因素会加重肺底分泌物蓄积。

⑥侵入性操作。某些疾病需气管切开或气管造瘘，破坏了患者呼吸道原有的屏障保护防御功能，生成病毒细菌侵入呼吸道的捷径，进入气管导致下呼吸道感染，甚至发生坠积性肺炎。

2.坠积性肺炎的预防

①鼓励卧床照护对象坐起及下床活动。根据卧床照护对象个体状况帮助其做力所能及的改善呼吸的练习，增加肺活量，促进肺机能活动，预防肺部感染的发生。

②协助不能自主活动卧床照护对象变换体位。通过翻身叩背促使肺内分泌物流动，使肺部支气管（中小气管）内蓄积的分泌物流入气管而排出体外，起到防止分泌物滞留在肺下垂部位和减少分泌物反流坠积的作用。根据卧床照护对象个体状况制订翻身叩背计划，包括时间、间隔、功能体位的调整，以维护其日常生活、肌体功能。叩背的操作手法如下（见图8-1-6）。

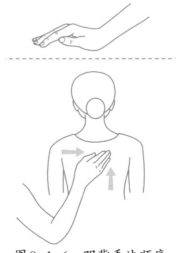

图8-1-6　叩背手法顺序

● 叩击手背隆起、手掌中空、手指弯曲、拇指紧靠食指，手腕微屈呈约150°角。

● 自下而上，由外向内，以手腕力量迅速而有节奏地叩拍照护对象的背部或者胸前壁，力度均匀一致，以照护对象能忍受为准。叩拍的顺序依次为背部、脊柱、侧胸和胸部。

● 叩背每天可进行2~3次，每次3~5分钟，使分泌物从肺的小支气管内移动到大的支气管，促使痰液咳出。若痰液黏稠遵医嘱雾化吸入药物湿化气道稀释痰液后配合叩背促进排痰。或可在照护对象病情允许的情况下，鼓励其多饮水，以达到稀释痰液、促进排痰的目的。

③室内通风。清洁空气可减少呼吸道感染的发生率，尤其是长期卧床且大小便失禁的照护对象，其室内易存留异味和污浊空气或空气污染。每天通风2~3次，每次20~30分钟即可。通风时注意给照护对象保暖，避免受凉。

④注意防范外源性感染的入侵，如患感冒等呼吸道疾病的家庭成员或探视者，暂时不要与卧床照护对象密切接触。

⑤口腔清洁不可忽略。由于口咽部是消化道与呼吸道的共用部位，口咽部的细菌极易移行至呼吸道而导致肺部感染。因此，每日（尤其是进食后）用淡盐水或温开水漱口，对不能漱口的照护对象可以用棉棒剔蹭口腔分泌物，以减少食物残留在口腔，防止细菌滋生繁殖。

⑥防止误吸引发肺部感染。对存在意识障碍的照护对象，需注意避免进食呛咳，使肺炎加重。对鼻饲照护对象应在每次喂食前按喂食操作规范确认导管位置后再灌注饮食，在鼻饲过程中，将照护对象置于半卧位，抬高床头≥30°以防止误吸的发生。

⑦利用口咽或人工气道吸痰帮助照护对象清理呼吸道分泌物。针对咳痰困难或无力咳痰的照护对象，需进行吸痰操作来清理分泌物，使气道畅通，以避免分泌物蓄积于气管坠入肺底引发肺部感染。

（四）手动吸痰器的使用方法

手动吸痰器是常用于口咽部的吸痰器，可以清除引起呼吸道阻塞的分泌物、血液和呕吐物等，使呼吸道畅通。手动吸痰器是利用手动抽拉而产生负荷压力的原理将痰液吸出，具有体积小、重量轻、吸引力易调控、操作简单及便于携带的特点（见图8-1-7）。适用于久病卧床、自主咳痰无力或困难的照护对象。

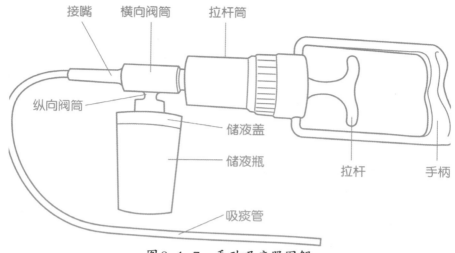

接嘴　横向阀筒　拉杆筒

纵向阀筒

储液盖

储液瓶

拉杆　手柄

吸痰管

图8-1-7　手动吸痰器图解

手动吸痰器的使用方法如下。

①将吸痰管进行消毒处理，用酒精擦拭消毒，待酒精完全挥发后再使用。

②将吸痰管、储液瓶与主体手柄连接好，用清水试验吸痰器的负压吸引力。

③将吸痰管插入被照护者口腔的适当部位，以较快频率握压手柄和拉杆，注意不要用力过猛，以防负压过大损伤照护对象口咽。如因痰液黏稠需要较大吸力时，可先吸入少量清水再吸痰液。

④吸痰时将储液瓶瓶口朝上，瓶中液体（吸出的口腔或呼吸道分泌物）达到储液瓶容积的2/3时，须倾倒并清洁处理后再继续使用。

⑤每次吸痰结束要清洗吸痰器，特别是吸痰管和储液瓶，用酒精擦拭消毒后备用。吸痰器应保证一人一机使用，避免交叉感染。

二、制氧机、氧气瓶/袋的使用方法

氧气治疗法（氧疗）是利用补给氧气改善人体的内环境，提高动脉血氧分压（PaO_2）和动脉血氧饱和度（SaO_2），增加动脉血氧含量（CaO_2），促进组织的新陈代谢，以达到治疗疾病和缓解病症的目的。氧疗适用于患有呼吸系统疾病、心脑血管疾病及高原缺氧症等慢性病的照护对象。随着医疗科技的发展，氧气治疗法已逐步从专业医疗机构走入了普通家庭。制氧机也称氧气机，是产生氧气的机器（见图8-2-1），它可用于家庭环境下的氧疗。各种不同容量氧气瓶、氧气袋盛装天然纯氧，具有安全、小巧、经济、实用、方便等特点，适用于患者旅行携带吸氧、急症吸氧或危重病人的抢救和转运途中的吸氧。

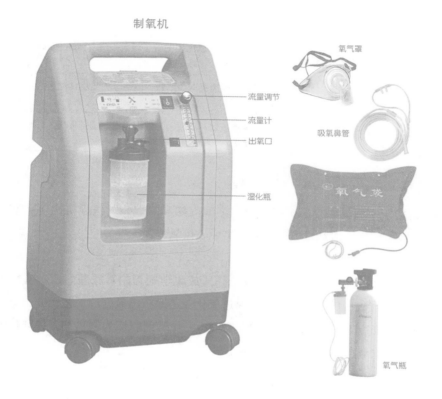

图8-2-1　制氧机氧气瓶/袋及配件

（一）相关知识

氧是人体产生能量的必要物质，对维持新陈代谢、循环、呼吸、消化、吸收与排泄是极为重要的，氧能净化血液，防止细胞废物累积。充足的氧可以使肌体自身修复并维持免疫系统，杀灭有害细菌。缺氧状态是指由于组织得不到足够的氧或不能充分利用氧，肌体组织的代谢、功能甚至形态结构都可能发生异常改变的过程。适时适量地吸氧可纠正各种原因造成的缺氧状态，改善肌体生命活动。缺氧状态及因缺氧引起的常见疾病见表8-2-1。

表8-2-1 缺氧状态及常见疾病

缺氧状态	常见疾病
低张性缺氧	主要特点为动脉氧分压（PaO2）降低，使动脉血氧含量（CaO2）减少，组织供氧不足。由于吸入气体中的氧分压过低，外呼吸功能障碍，静脉血分流入动脉引起。常见于高山病（高原适应不全症）、慢性阻塞性肺部疾病、先天性心脏病等。
血液性缺氧	由于血红蛋白数量减少或性质改变，造成血氧含量降低或血红蛋白结合的氧不易释放所致。常见于贫血、一氧化碳中毒（煤气中毒）、高铁血红蛋白血症等。
循环性缺氧	由于组织血流量减少使组织供氧量减少所致，其原因为全身性循环性缺氧和局部性循环性缺氧。常见于休克、心力衰竭、大动脉栓塞等。
组织性缺氧	由于在组织细胞利用氧异常所致。其原因为组织中毒、细胞损伤、呼吸酶合成障碍。常见于氰化物中毒、大量放射线照射等。

（二）氧疗装置及吸氧方式

适用于家庭的氧疗装置有制氧机、氧气瓶和氧气袋。医疗机构还会使用氧气筒及氧气压力表和管道氧气装置（中心供氧装置）等。

1.氧疗装置

家庭用制氧机主要以电子、分子筛式或化学剂等制氧原理生产氧气。电子制氧是将空气中的氧气在溶液中通过氧化及还原析出氧气的工艺；分子筛式制氧是一种先进的气体分解技术（PSA法）；化学剂制氧为制氧剂A和催化剂B在反应仓中与水产生化学反应制造出氧气。

氧气机和氧气瓶装备有流量计和湿化瓶。流量计是用浮球标示氧流量，需遵医嘱设定氧流量，一般流量计旁或上方有调控旋钮（流量调节阀）调节氧流量水平范围。湿化瓶口连接着流量计，湿化瓶水位是瓶体体积的一半，盛装蒸馏水或凉白开水。家庭用氧气袋一般不配备流量计和湿化瓶，袋的一角有一根输氧管，配有调控开关可调节氧流量，通常用作暂时性应急吸氧。

2.吸氧方式

氧疗的吸氧方式有以下三种（见图8-2-2）。

（1）鼻管吸氧

吸氧鼻管是有一个或两个细小孔口的透明鼻塞管连接着输氧管的装置。吸氧时将鼻塞管插入鼻孔，上下移动鼻管环固定鼻管吸氧。输氧管连接到制氧

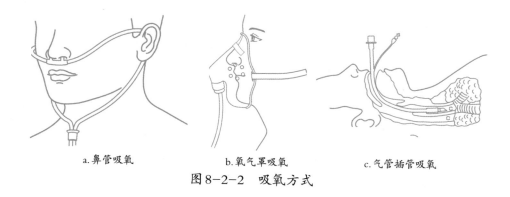

a.鼻管吸氧　　　　　　　　b.氧气罩吸氧　　　　　　　c.气管插管吸氧

图8-2-2　吸氧方式

机湿化瓶出氧口，氧气经输氧管和鼻塞管吸入到人体。此吸氧方式刺激性小，氧疗者较为舒适，单孔口鼻塞管可两侧鼻孔交替使用。吸氧鼻管可在家庭、疗养机构和医院内使用。

（2）氧气罩吸氧

用氧气罩（面罩）吸氧时，将面罩盖住鼻和嘴，用两侧松紧系带套头固定。面罩侧方有多个通气孔，下端管连接制氧机湿化瓶出氧口，氧气经输氧管自下端输入，呼出的气体从面罩两侧孔排出。由于口、鼻部都能吸入氧气，效果较好。吸氧时需要有足够的氧流量（一般高于鼻管吸氧）。此外还有人工气道氧气罩专用于气管切开和带有气管套管的氧疗者吸氧，将氧气罩套罩在气管切开开口或气管套管管口处，用松紧系带套过头固定在颈部吸氧，效果同上。氧气罩可在家庭、疗养机构和医院内使用。

（3）气管插管吸氧

气管插管是将插管经口和口咽部放置在气管内，管口与呼吸机连接，由呼吸机直接供氧。此外还有鼻导管吸氧，是将一根细鼻导管插入一侧鼻孔，经鼻腔到鼻咽部，末端连接氧气装置给氧。这种吸氧方式仅限医疗专业人员及医疗机构使用。

（三）照护要点

1.吸氧体位及吸氧方式

吸氧者的体位可采取坐位或卧位等，以吸氧者自觉舒适为准（医院危重病人特定吸氧体位除外）。选择适宜的吸氧方式，确认吸氧鼻管或氧气罩固定稳妥和置放位置正确。

2.吸氧管道

确认鼻管或氧气罩、输氧管与湿化瓶衔接处无漏气，管道无折堵。一般居家使用的输氧管的长度为5~6米，可随吸氧者往返卧室、餐厅和卫生间等，因此需妥当安置管道，以避免绊倒吸氧者和家庭其他成员。

3.氧流量

遵医嘱调设氧流量水平。每次吸氧时将流量计浮标调至到准确水平，持续吸氧应经常查看流量计浮标水平，确认氧流量在正确范围内。氧吸入过多或过少都会影响氧疗效果。

4.湿化瓶水位

制氧机、氧气瓶的湿化瓶水位应为瓶体体积的一半，每次吸氧前要确认湿化瓶水位准确。吸氧过程中水蒸发水位会下降，应随时添加蒸馏水或凉白开水至准确水位。水位过高或过低都会影响氧疗效果。

5.氧气罩和吸氧鼻管

氧气罩应定期清洗，可使用餐具洗涤液清洗，再用清水冲洗，充分沥干后方可再次使用。吸氧鼻管为一次性用品，如有破损污染等及时更换。

6.噪音分辨

制氧机在正常运转时会发出规律且有节奏的机器声（机械转动生成的声响），这种声响与噪音不同。如听到机器运转发出噪音时，应首先检查制氧机摆放是否平稳。如排除上述原因，制氧机仍发出噪音时，应及时联系厂家进行维修。

7.氧疗装置存放

①制氧机、氧气瓶/袋应放置在远离电源、火源和无日光暴晒的地方。保持制氧机和氧气瓶直立存放。

②挪动制氧机前应先确认电源关闭。

③氧气瓶/袋的出氧口要确保拧紧。

④定期检查氧气瓶/袋的充盈度，如氧充盈不足要及时更换，以确保应急吸氧。

⑤氧气机都有使用寿命和安全检验，根据机型的不同，安检期一般为6~12个月，如接近安检期限应联系厂家安排安检，如超过安检期限应停用氧气机并立即联系厂家处理。

（四）注意事项

由于氧气有助燃的功能，因此使用制氧机或氧气瓶/袋时要注意防火。特别是在家庭环境中，要格外注意用火和用电安全，任何人不要在使用氧疗装置时吸烟，不间断吸氧需维持禁烟居家环境。制氧机、氧气瓶/袋要确保放置在距火源2米以外的位置，不要用易燃液体如汽油、酒精擦拭制氧机。使用氧气设备的家庭和疗养机构等要常备灭火器，并应放在方便取用的位置。此外，还应定期检查室内烟雾/火灾报警器，在电话机旁的墙壁等明显位置张贴火警电话（119）等报警信息，便于应急呼叫。

三、气管套管及造瘘口的照护

气管套管是一根气管与颈前体表皮肤相通的短粗弯曲导管，是经由气管造瘘术开放气道，插放留置在气管的套管。患者经管呼吸，保证肌体与外界环境之间的气体交换，多用于喉癌术后修复或丧失部分呼吸道的患者。临床上根据不同病症及治疗目的可建立暂时或永久性呼吸路径改道。常见永久性呼吸路径改道如全喉切除术，患者不仅呼吸路径发生改变，也完全失去了说话能力并要终生带气管套管。

气管套管及造瘘口的照护是以对带有气管套管（带管）照护对象的心理照护、维护其呼吸气道畅通和预防并发症为重点的特殊照护技术，内容包括清洁造瘘口及周围皮肤和内套管、气管套管（人工气道）吸痰、预防并发症及紧急情况下的应急救助。

（一）相关知识

1. 喉部器官

喉部是上呼吸道和下呼吸道的分界点。喉上方借喉口开口于咽喉部，向下直通气管。喉部既是呼吸道，又是发音器官。成年人喉部上端高度约与第4和第5颈椎体持平，下端高度与第6颈椎体下缘持平。女性喉部位置略高。由于喉部与舌骨和咽部紧密连接，故吞咽时，喉部也可上下移动（见图8-3-1）。

2. 喉的生理功能

（1）呼吸功能

喉是人体呼吸的通道，喉部声门裂*的反射可以调节进入肺内的气体交换量，控制血液与肺泡内二氧化碳浓度。

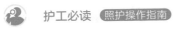

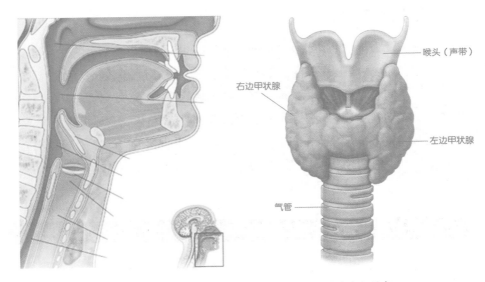

右边甲状腺

喉头（声带）

左边甲状腺

气管

a.喉部侧面解剖图（正中矢状断）　　　　b.喉部组织器官

图8-3-1　喉的解剖位置

（2）发音功能

喉是发音器官，发音时声带向中线移动，声门闭合，肺内呼出的气流冲动声带产生基音，再经咽、口和鼻共鸣，由舌、软腭、齿和唇构语，从而发出各种不同的声音。

（3）保护功能

喉对下呼吸道起保护作用。人在吞咽时喉体上提，会咽向后下倾斜封闭呼吸道，使食物准确进入消化道而不致误入下呼吸道引起窒息。此外，喉部的防御性咳嗽反射还能将误入下呼吸道的异物排出。

（4）屏气功能

屏气时喉部声门紧闭使呼吸暂停，这样做可以增加胸腔和腹腔内压，有助于人体进行排便、分娩等生理活动。

---

* 声门裂是喉腔中部的最狭窄部（一个呈矢状位的裂隙）。声门裂的大小受到喉内肌肉舒缩作用的调节，当异物误入喉内，可刺激声门裂引起反射性痉挛和咳嗽，防止异物落入气管。

（二）心理照护

对带管照护对象实施心理照护，以尊重和理解照护对象为出发点，从生活细节入手帮助其克服郁闷等负面情绪，使其能够重新拾起工作和学习的兴趣，以维持其正常生活秩序。

①对于失语的照护对象，可以选择其他的交流方式，例如书写和图片示意等来消解沟通障碍。

②注意观察照护对象的情绪变化，针对性地给予心理照护，例如听音乐或书写绘画等来引导其转移注意力增加乐趣缓解忧虑情绪。

③鼓励家属参与照护，如指导家属做适合照护对象的餐饮，布置适宜的起居环境等，以避免并发症的发生。多与照护对象及其家属进行交流，帮助他们了解带管生活注意事项等，以促进带管照护对象能够适应身体状况的变化。

④鼓励指导照护对象学习自主清洁气管套管和擦拭造瘘口及周围皮肤的方法，促使其建立自信心。

⑤帮助照护对象练习无喉发声的讲话方式，如使用助讲器辅助讲话，重建发声方式，恢复语言交流（见图8-3-2）。

● 助讲器又称人工喉，是人造的体外发音机械装置，根据发声方式不同有气动式人工喉和电子人工喉。助讲器是传导发声器，这种辅助发声源于食道言语。食道言语的产生是通过将空气吸入食道，然后释放出这些空气而引起食道入口处黏膜振动，由此而产生的声音可被用作说话。

● 如右图所示助讲器，袖珍圆筒棒，筒棒壁上有频率和音量调节等按钮。带管照护对象手持助讲器贴触在颌下（食道入口）皮肤，通过口舌唇齿的活动及气体振动发音。食道言语的练习需依据个体状况寻找适合的发声重建方式方法，反复练习造就语言交流的能力。

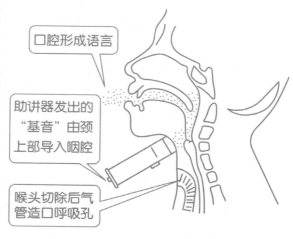

口腔形成语言

助讲器发出的"基音"由颈上部导入咽腔

喉头切除后气管造口呼吸孔

图8-3-2　助讲器（人工喉）

（三）气管套管的照护

1.气管套管简介

气管套管由外套管、内套管和套管芯三部分组成，一般根据外套管内径（毫米）和长度（成人用长度约为8厘米）分为不同型号（型号范围一般为4.5~12号）。整套管壁厚度为3.3毫米左右。临床上目前应用的多为金属、塑料硅胶材质的气管套管（见图8-3-3）。

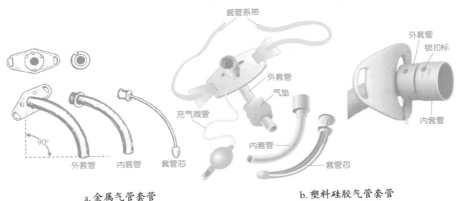

a.金属气管套管   b.塑料硅胶气管套管

图8-3-3　不同材质的气管套管

气管套管是保持气管与体表贯通开放气道的装置。外套管及管口托是留置在气管内不可抽拉取出的外层管，内套管是可以抽拉取出的内层管。套管的下端管口是经颈部气管造瘘口插放入气管的端口；上端管口是暴露在气管造瘘口皮肤表面的端口。通过管口托两侧穿接系带绕颈打结稳固气管套管，外露管口有锁扣装置，卡扣即锁紧内套管解扣可取出内套管。套管芯及其圆型芯头，是最初放置气管套管进入气管时使用，以避免管口创伤气管管壁及黏膜组织。

2.清洁造瘘口及周围皮肤和内套管的方法

造瘘口及周围皮肤和内套管需要每天清洁擦拭和刷洗，以确保照护对象气道通畅并避免下呼吸道感染性疾病的发生。

（1）清洁造瘘口及周围皮肤

清洁造瘘口及周围皮肤的操作步骤如下（见图8-3-4）。

①用肥皂洗手擦干，必要时戴手套、口罩。

②用物：小碗、生理盐水或凉白开水、棉球、纱布、镜子、剪刀等。

③将少许棉球放进小碗，倒入生理盐水或凉白开水浸湿棉球。

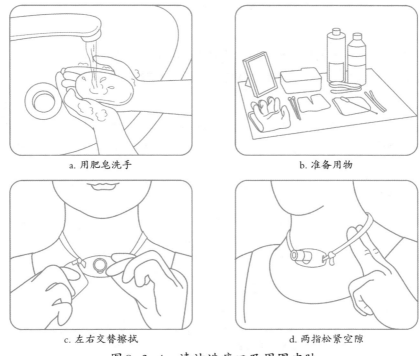

a. 用肥皂洗手　　　　　　　　　　b. 准备用物

c. 左右交替擦拭　　　　　　　　　d. 两指松紧空隙

图8-3-4　清洁造瘘口及周围皮肤

④一手的拇指食指捏住管口托的一侧向外轻拉使其离开皮肤约0.5厘米，另一手指捏持浸湿的棉球自上而下单向擦拭一侧造口及周围皮肤，用干棉球擦干皮肤。同法擦拭另一侧。

⑤造口及周围皮肤清洁后一般不需敷盖敷料，但在某些特殊情况下，如造口及周围皮肤感染有溃疡或伤口创面时需要另行换药和敷盖敷料。敷料制作和更换的方法为：用剪刀将清洁方块纱布从边缘中点剪至中心点；将剪好的断开侧纱布分别由下至上环绕套管合拢垫平（见图8-3-5），必要时用胶布固定。

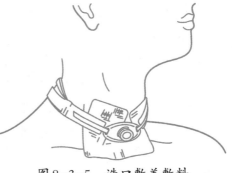

图8-3-5　造口敷盖敷料

⑥重新调整系带打结固定套管，并确认系带结扣牢固。

⑦注意事项。

● 棉球不要过湿，以免液体流入气管引起呛咳。

● 不要使用同一棉球反复擦拭。

● 禁止使用如酒精类有刺激性的溶液擦拭套管、造瘘口及周围皮肤。

● 打结系带固定套管以两指能插入的松紧度为宜。

（2）更换及清洁刷洗内套管

气管套管是依据人体结构形态设计的90°弯曲管，因此在取出和放入内套管时要顺应弧度缓慢操作，不要生拉硬拽。更换及清洁刷洗内套管的操作步骤见图8-3-6。

①操作步骤。

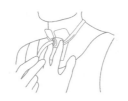 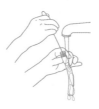 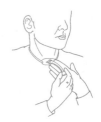

a. 取出内套管，手指按压住管口托，转动管口解扣，轻拉取出　b. 刷洗内套管，用专用管刷清洗内套管　c. 冲洗内套管，用流动水充分冲洗内套管，自然沥干备用　d. 放入内套管，手指按压住管口托，缓慢插放，转动管口卡扣

图8-3-6　更换及清洁刷洗内套管

②注意事项。

● 取出前要确认套管锁扣已完全解扣，内套管松动，再拉取出内套管。插放入内套管后要确认套管锁扣已完全卡扣，内套管紧固。

● 当痰痂粘连内套管不易取出时，应遵医嘱药物雾化吸入稀释痰液软化痰痂后再取出内套管。管壁有痰痂，应先冷水浸泡5～10分钟后再刷洗。

● 不要用热水或开水浸泡内套管。

3. 气管套管（人工气道）吸痰

气管套管吸痰是限定在气管套管深度范围内或套管内局部的吸痰。气管套管吸痰与口咽上呼吸道部位的吸痰不同，它是在下呼吸道气管部位人工气道装置内部的吸痰（见图8-3-7）。由于气管气道的开放口暴露在颈部皮肤表面，因此气管套管吸痰要严格按操作规范要求操作。

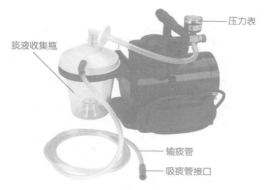

电动吸痰器

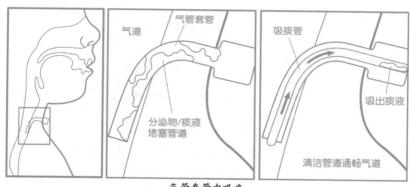

气管套管内吸痰

图8-3-7   气管套管内痰液

（1）操作步骤及注重点（见图8-3-8）

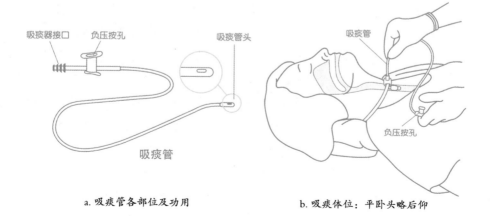

a.吸痰管各部位及功用   b.吸痰体位：平卧头略后仰

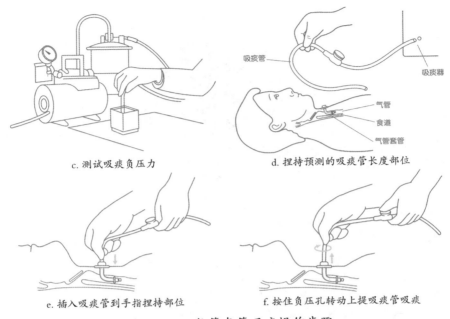

c. 测试吸痰负压力

d. 捏持预测的吸痰管长度部位

e. 插入吸痰管到手指捏持部位

f. 按住负压孔转动上提吸痰管吸痰

图8-3-8　气管套管吸痰操作步骤

①吸痰管的内直径为0.3~0.5厘米，长度约30厘米或稍长，管头有吸孔，远端有负压按孔。吸痰前要先选择适合的吸痰管，一般吸痰管的直径应小于气管内套管直径的1/2，这样在吸痰操作时有利于照护对象呼吸和保护气管，避免发生堵塞气道、窒息和气管损伤。

②协助照护对象取平卧或半卧位，头略后仰，垫软枕于颈下，以稳定颈肩部位利于吸痰操作，增加照护对象的舒适感。

③吸痰管连接吸痰器输痰管，蒸馏水倒入大口杯或小碗用于测试吸痰负压力和冲洗吸痰管。调节吸痰器吸引负压力至300mmHg试吸，可依据照护对象个体吸痰状况调高负压力，但不得高于400mmHg。吸痰操作过程中，要随时冲洗吸痰管，以避免痰液堵塞管道。

④手指捏持吸痰管在预测长度部位，不要触摸管头及管径，因管头及管径是插入气管套管的部位，须保持清洁无菌。插管吸痰前嘱照护对象做有效呼吸*1~2分钟。

⑤插入吸痰管时，不要按负压孔，维持吸痰管的无吸引压力（负压）状态。完全插入到手指捏持部位后，先上提吸痰管约1厘米，再按压住负压孔，即刻生成负压吸引力，与此同时转动上提吸痰管吸出痰液。吸痰时要持续压住

负压孔，转动上提动作要轻柔。如痰液过深不易吸出，可鼓励照护对象有效咳嗽促使痰液上移，待其咳嗽停止后再次吸痰。

> * 有效呼吸是指气道通畅/肺泡能正常地伸缩，保证气体能正常吸入和排出肺部。

（2）注意事项

①调节吸引负压为预定范围，一般以300mmHg起步，依据个体状况逐渐调高不超过400mmHg负压值。一般成人吸引压力范围是300～400mmHg，即40.0～53.3kPa，负压过大会导致气管黏膜损伤、出血、肺不张和低氧血症。需试吸蒸馏水确认负压力后再行吸痰操作。

②选择合适号码的吸痰管，确认吸痰管直径≤1/2内套管直径。预测吸痰管插入的深度，气管套管长度8厘米追加0.5厘米即为吸痰管插入的深度。一般手指捏持在管头上9～10厘米（前1/3吸痰管）部位为宜。

③每次吸痰后更换吸痰管。如需吸口咽、鼻部分泌物时，应在完成气管套管吸痰后再行口咽吸痰。

④不要在气管内反复上下提插吸痰管。每次吸痰连续插管吸痰不超过3次，吸痰管在气管套管内的停留时间不得超过15秒，插管吸痰间隔不应少于15秒。每次吸痰操作总时间不得超过3分钟。应尽量降低吸痰操作时间和减少吸痰操作次数，因吸痰时间过长或过于频繁，会导致呼吸异常，甚至出现窒息和气道损伤。

⑤吸痰操作期间需密切观察照护对象的反应，若心率、血压、呼吸等发生明显异常变化，应立即停止吸痰并给予适当照护。

⑥严禁超越气管套管长度的气管深部位的吸痰操作。气管深部位的吸痰应在具备抢救条件的医院环境下进行。

⑦痰液收集瓶内的液体应及时倾倒，不得超过瓶体容积的2/3。

4. 预防并发症的照护要点

带管照护对象由于其呼吸路径发生改变，失去了鼻、咽和喉部的防护屏障，呼吸空气不再经过鼻、咽和喉的过滤湿润，气道黏液、纤毛运动传递功能减弱，气管易受气温空气杂质的刺激增加细菌侵入的概率，尤其是老年带管照护对象，可能存在不同程度的肺功能障碍，且肌体免疫力下降，极易发生肺部感染等并发症。预防并发症的照护要点如下。

①外出时可套戴套管罩或用洁净干爽的纱布遮盖套管管口（见图8-3-9），以遮挡气管受寒冷空气刺激和避免细菌侵入或引发气管痉挛和肺部感染。

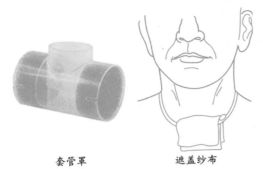

● 套管罩直接套在套管管口上，两侧是滤气层并缓冲气体直流吸入气管。套管罩为无菌单个包装，一次性使用，如受痰或其他黏液污染应及时更换。
● 用洁净干爽的纱布遮盖气管套管口。

套管罩　　　　遮盖纱布

图8-3-9　过滤缓冲空气直流气管和防范细菌侵入

②室内定时通风换气，保持室内空气新鲜湿润、温湿度适宜。

③鼓励照护对象在晨起后做有效呼吸、有效咳嗽和自主排痰活动，以避免分泌物残留淤积在肺内。为卧床照护对象翻身叩背，鼓励其咳嗽咳痰。帮助或督促照护对象遵医嘱生理盐水雾化吸入，稀释黏稠痰液软化痰痂，易于咳出。注意在剧烈咳嗽咳痰时，用手指按住管口托的两侧，稳固套管避免脱出（见图8-3-10）。

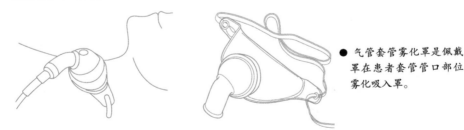

● 气管套管雾化罩是佩戴罩在患者套管管口部位雾化吸入罩。

图8-3-10　气管套管雾化罩

④协助照护对象调整进食体位，找出最利于其吞咽食物的姿势。由于带管照护对象会因喉腔组织缺损及喉括约肌保护作用完全或部分丧失，局部神经离断、切断或损伤而致吞咽动作不协调，易发生误咽、呛咳等。因此食物应为黏稠状易于吞咽，避免误咽和呛咳，减少气管刺激及肺部感染的发生。注意保持口腔清洁，餐后用淡盐水漱口清除口腔内残留的食物碎渣。

⑤保持造瘘口及周围皮肤的清洁干爽。要按操作规范要求擦拭清洁造口及周围皮肤。应鼓励指导照护对象自主清洁擦拭造口及周围皮肤。当发现局部皮肤有红肿、疼痛、溃疡或破裂等情况应及时就诊。如造口有分泌物漏出，且有臭味，照护对象伴有不适感或发烧等感染症状应及时就诊。

⑥保持气管套管的清洁。要按操作规范要求刷洗清洁更换内套管，鼓励指导照护对象自主刷洗清洁更换内套管。

⑦要严格按照套管内吸痰操作规范要求吸痰操作，及时吸痰避免残留。

⑧确保洗澡水位不要过高，淋浴只冲洗下半身。泡澡时胸前和背部最好行擦浴，防止洗澡水溅入气管引起呛咳，误吸引发肺部感染。此外，带管照护对象禁止下水游泳。

5. 紧急情况下的应急救助

（1）痰痂堵塞气管

当发现带管照护对象面色青紫呼吸道不通畅或呼吸困难时，尽可能取出内套管（往往因痰痂粘连难以取出）。立即吸氧，使用人工气道氧气罩吸氧，一般带管照护对象的家中都备有氧气瓶/袋、氧气罩等吸氧装置（见上文），同时拨打120急救电话。照护者需陪伴在照护对象身旁直到医疗专业人员到达，并做好协助工作。

（2）脱管（气管套管脱出气道）

应立即吸氧，同时拨打120急救电话。照护者需陪伴在照护对象身旁直到医疗专业人员到达，并做好协助工作。

（四）痰标本采集方法

痰液是气管、支气管和肺泡所产生的分泌物，正常情况下成人每天痰液分泌量很少，约为25毫升/日或无痰液。用肉眼观察，正常痰液是透明白色，状态稀薄，基本不含杂质。当呼吸道黏膜受到刺激时分泌物会增多，痰量也会增多，但大多为清澈透明、水样的性状。当呼吸道或肺部有炎症，或患有肺肿瘤时，痰量增多且伴有性状改变。

1. 痰标本采集

常用的痰标本检查分为常规痰标本、痰培养标本和24小时痰标本三种。常规痰标本是检查痰液中的细菌、虫卵或癌细跑；痰培养标本是检查痰液中的致病菌，为选择对症的抗生素提供依据；24小时痰标本是检查24小时的痰量，并观察痰液的性质状态，以协助临床医生做出诊断。

2. 操作

（1）操作准备

①了解照护对象的身心状况及自理能力。向照护对象解释痰标本采集的目的、方法、注意事项和配合要点。

②操作者衣着整洁、洗手、戴手套，必要时穿戴口罩、围裙。

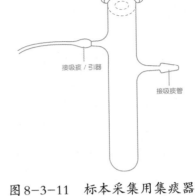

图8-3-11　标本采集用集痰器

③根据化验单注明的检验项目准备普通痰盒、无菌痰盒或大容量痰盒和漱口溶液。无力咳痰或不能配合活动的照护对象，准备集痰器＊、吸痰器和无菌吸痰管等用物（见图8-3-11）。

（2）操作步骤

①嘱照护对象用清水漱口，去除口腔中的杂质。

②帮助照护对象深呼吸数次后用力咳出气管深处的痰液置于痰盒中。若痰液黏稠不易咳出，可遵医嘱生理盐水雾化吸入湿化气道稀释痰液。

③对无力咳痰或不能配合活动的照护对象，用口咽吸痰操作采集标本。协助其变换体位，叩拍胸背部，以振动气道促使痰液上移，易于吸出。帮助照护对象擦净嘴角黏液，协助其于舒适体位。

④整理用物，洗手，记录。

> ＊ 集痰器是一种有过滤功能的收集痰液的容器，它主要是为人工气道（气管切开或带有气管套管）的患者吸痰贮痰使用。集痰器外侧有刻度标识，方便计算痰量。

3. 注意事项

①确认化验单姓名等与痰盒标签记录一致，准确记录采集痰液的日期和时间，并及时送检。

②不可将唾液、漱口水、鼻涕等杂质混入痰液中。

③收集痰液时间宜选择在清晨，因此时痰量较多，痰内细菌也较多，可以提高检查的准确率。

第九章

跌倒的防范措施及照护要点

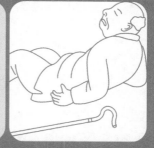

一、跌倒

跌倒是指突发、不自主的、非故意的体位改变，倒在地上或更低的平面上。参照国际疾病分类系统（IDC-10），跌倒分为两类；一是从一个平面至另一个平面的跌落；二是同一平面的跌倒。跌倒位列我国伤害死亡原因的第四位，其中65岁以上的老年人是主要受伤群体。跌倒不仅会造成老年人功能障碍、残疾或死亡，导致长期生活质量下降，同时也增加了家庭和社会的巨大负担。老年人跌倒的发生并不是一种意外，而是存在潜在的危险因素，老年人跌倒是可以预防和控制的。

（一）老年人跌倒的相关危险因素

1.生理因素

老年人随年龄的增长，维持肌肉骨骼运动系统的生理功能均有所减退，造成步态的协调性、稳定性和肌肉力量下降，特别是下肢近端力量的下降对身体影响较大。因为下肢肌肉收缩力下降，会使老年人走路时脚跟着地、踝部跖屈和屈膝等动作缓慢，伸髋不充分，摆动腿抬高的程度降低，行走时拖拉，从而容易跌倒。此外，中枢和周围神经系统控制能力下降、感觉信息传入及反应能力退变也是造成跌倒的原因之一，老年人表现为视力、视觉分辨率、空间/深度感及视敏度下降，糖尿病后期周围神经炎时感觉异常也容易导致跌倒的发生。

2.病理因素

任何患有导致步态不稳、肌肉功能减弱如心脑血管疾病、帕金森病、小脑综合征、神经疾病、骨关节炎等疾病的老年人易发生跌倒。另外，如白内障、青光眼、贫血、脱水、低氧血症都是老年人跌倒的相关因素。老年人患有慢性病的种类越多，跌倒的风险也随之增加。

3.精神、心理及认知因素

谵语、痴呆、兴奋或行为异常、意识恍惚等精神状态不稳的老年人跌倒的危险性增加。潜在的心理状态混乱会分散老年人的注意力，减弱老年人对环境危险因素的感知，使其反应能力下降，如沮丧、抑郁、焦虑或害怕跌倒的心理状态。另外，老年人常有不服老和不愿麻烦别人的心理，尝试自己去做超出力所能及的事情，均可增加跌倒的危险性。

4.药物因素

随年龄增加，老年人肝、肾功能衰退，药物在体内的半衰期延长，不良反应也同时会被放大，其中之一就是可出现跌倒的风险。而且，很多老年人同时患有多种慢性病，常同时使用多种药物，各种药物发生相互作用，使跌倒的危险性增大。

5.行为与生活方式因素

吸烟、饮酒、体育锻炼状况、睡眠质量等都可能影响老年人跌倒的发生率。许多流行病学的研究发现，经常参加体育锻炼的老年人跌倒的发生率较不经常参加体育锻炼的明显降低，体质指数（BMI）正常的老年人跌倒发生率低于消瘦、超重和肥胖的老年人。

6.环境因素

①户外环境：路标是否明显，灯光照明是否充足，路面是否湿滑，门前台阶或滑坡是否陡峭，路道曲折程度及有无扶手等均会影响跌倒的发生率。

②居室环境：装饰是否适合老年人居住，家具摆放位置是否合理，行走通道有无堆放物品，卫生间是否安装扶手及放置防滑垫等会影响跌倒的发生率。

③自身环境：老年人的衣着和鞋子合身合体，使用合适的行走辅助工具会减少跌倒的发生。

7.社会因素

（1）老年人独居、缺乏与社会的交往和联系会增加跌倒的发生率。

（2）个人知识水平或接受教育的程度低下、经济收入微薄，均会造成老年人的困惑从而增加跌倒的发生率。

（3）社区卫生保健水平（主要指医疗和社会基层服务的提供及享有服务的途径、程度）是否满足老年人的需要也会影响跌倒的发生。

（二）常见病症体态与跌倒

1.钙质流失

钙质流失表现为弯腰、驼背或骨折、关节退化、僵硬、疼痛、肌肉萎缩、肌力下降。关节炎、脊椎病可引致剧烈疼痛影响身体活动；驼背走路姿势碍于前瞻；偏瘫、足畸形步态影响身体平衡而导致跌倒。

2.意识、认知、定向障碍

神经传导速度变慢，对外界刺激的反应不灵敏，对疼痛、碰触、震动的感受变差，如阿尔茨海默症患者，机体各种感觉和认知功能减退，沮丧、抑郁和焦虑等情绪会消减对自己、环境和他人的注意力。意识障碍、意识混乱、方向认知感低下而引发步态失调会发生跌倒。平衡感觉变差，走路的步态不稳，重心偏离，如帕金森氏症患者肢体震颤，肌强直导致步幅变小运动迟缓，起步困难，活动缺乏灵活性，由于肌张力增高和不可调节的肌体运动，出现眩晕、走路不稳、身体平衡失控导致跌倒。

3. 视觉、听力改变

老年人由于视觉中枢神经退化而导致无法正确判断物体的间距、大小和运动速度。如老花眼，视物模糊不清（轮廓感），走路时看不清前方物体容易被绊倒。听觉随老化而衰退，对声音接受能力和分辨力减弱而对高频率声音的敏感度降低，对声音失去注意力。如他人的大声疾呼或按喇叭声都难以转移老人的注意力，起到安全提示的目的。所以，老人容易突然受惊或恐慌而造成步态失衡致跌倒。老年人的耳垢较干，堆积太多也会造成暂时性听力差或耳聋。

4. 疾病

老年人一般同时患有多种慢性疾病，如贫血、体位性低血压，有眩晕、心慌气短、呼吸急促、注意力不集中等症状表现，行走活动时容易出现耳鸣，感觉头重脚轻，头昏眼花引致步态不稳而跌倒（见图9-1-1）。前列腺肥大、泌尿系感染都伴有尿急尿频，后者还可出现精神恍惚混乱的症状，需要频繁地去厕所，尤其是在夜间，常因太急或灯光昏暗而不小心摔倒。

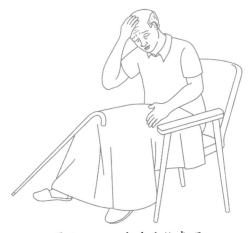

图9-1-1　疾病症状表现

（三）药物作用与跌倒

口服药物往往都会伴有不同程度的副作用。影响中枢系统功能的药物，如镇静催眠类药物、肌松剂、抗精神病类药物、抗抑郁类药物的副作用可影响人体平衡或出现眩晕的情况，尤其是在夜间、晨起和变换体位时症状表现更为明显。长期服用降压药，会造成血管床扩张，回心血量下降，脑部供血供养不足，继而出现头昏跌倒。使用利尿、解热镇痛药后可因肌体短时间内丢失大量体液和电解质而出现嗜睡、乏力、头晕、站立行走不稳导致跌倒。服用药物的种类、数量的多少影响药物副作用的程度，同时服用4种或4种以上（合用多类别）的药物会增强药物副作用及其症状表现，增加跌倒的危险性（见表9-1-1）。因此，要严格遵医嘱服用药物，确保服用的药物种类、剂量和时间准确，不要随意服用处方药以外的药物包括中草药，也要避免同时服用多种药物。很多药物可影响意识、精神、视觉、步态、平衡、血压等，会增加跌倒的概率。

长期服用降血糖药物的照护对象应特别注意血糖监测，避免低血糖所致的眩晕跌倒，并应定期就医或联系医生诊查及调配药物。此外，针对服用多种药物的照护对象，照护人员应提前了解相关药物的副作用及其症状表现，并且密切关注照护对象用药后的反应，以预防跌倒的发生（见表9-1-2）。

表9-1-1　跌倒及关联药物

药物类别	药物	关联度
精神类药物	抗抑郁药、抗焦虑药、催眠药、抗惊厥药、安定药	较高
心血管药物	抗高血压药、利尿剂、血管扩张药	一般
其他药物	降糖药、非甾体类抗炎药（解热镇痛消炎药）、镇静剂、多巴胺类药物（影响心脏和血管的药）、抗帕金森病药	一般
同时服用4种或4种以上的处方药物	抗高血压药、降糖药、抗精神病药、抗帕金森病药、镇静剂、催眠药、阿片（吗啡）类镇痛药、利尿剂、缓泻剂、抗过敏药等	较高

表9-1-2　药物及副作用

药物种类	药物副作用
催眠药	头晕
止痛剂	意识不清
镇静剂	头晕、视力模糊
降压药	疲倦、低血压（药物过量时）
降糖药	低血糖（药物过量或改变剂量时）
抗感冒药	嗜睡
抗过敏药	头晕、嗜睡
利尿剂	水电解质紊乱的各种症状，如眩晕、意识混乱、乏力、痉挛等
缓泻剂	大便次数增多
抗精神病和抗抑郁药	椎体外系症状，如面容呆板、肌肉震颤、动作迟缓和不协调等，体位性低血压

二、老年人跌倒的照护干预

预防跌倒应在不妨碍老年人日常活动和自主能动的条件下进行。通常老年人跌倒是多因素交互作用的结果，预防跌倒应针对老年人个体从整体全方位考虑。

（一）评估

评估是通过观察、调查、询问收集老年人既往跌倒历史和其他相关信息等来评价其健康的状况，从而预估跌倒的风险程度，确定危险因素，制订防范跌倒的措施及照护计划。

了解老年人的活动能力和身心疾病。通过跌倒预测指数等多项危险因素检查，筛选出易跌倒高危人群（见章末附表9-1、9-2）。对存在跌倒危险因素的照护对象，帮助其分析可能的诱发因素及发病的前驱症状，掌握发病规律，提出预防措施并施以针对性照护干预。

（二）照护干预

1.重视老年人自身疾病导致的跌倒

对有贫血、头晕、血压或血糖不稳定，或服用利尿剂、降压药、降糖药、镇静剂和催眠药的照护对象制订防跌倒计划，观察注意照护对象的日常起居活动（见图9-2-1）。

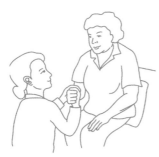 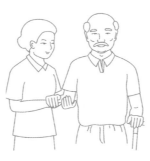 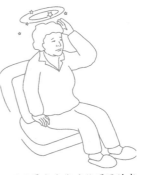

a.晨起不要急，下床前可先让老人稳坐在床边2~3分钟，双脚踩地，缓解因变换体位而导致的头晕和失衡等症状

b.适应2~3分钟后，无头晕感觉再搀扶老人站起来走动，进行洗漱、穿着衣服等活动

c.对头晕或失衡症状明显的老人要随时观察，定时测量血压、血糖等，记录并报告给医生护士，以便及时得到医疗护理及缓解症状

图9-2-1　预防跌倒的照护干预

2.确认老年人的视力和听力

①协助老年人定期进行视力检查并督促其配戴眼镜，鼓励有听力障碍的老人配戴助听器。对患有糖尿病的老年人，更应注意其视力变化，定期进行视力检查。

②应将眼镜、助听器等物品放置在老年人认可、熟悉且伸手可及的地方。

③改善家中的照明，使室内光线充足。夜间卧室内也应保证有足够的能见度，可以在床旁或墙边安装夜灯。

④对于入住养老院的老年人，照护人员要反复帮助其熟悉环境，遵照老人习惯摆放生活用品，出入餐厅或其他场所需专人陪同。

3.适老化家居环境

根据跌倒调查统计数据显示，老年人在家里的跌倒率高于其他场合。因此，设计适老化家居环境十分重要。

①卫生间应设淋浴椅、扶手、防滑垫，加高马桶座，便于老年人起身、

坐下和弯腰。

②室内家具的摆放应实用，空间利用合理，尽量不要打乱老年人家中格局，不要擅自挪动其存放的物品。尊重老年人的意见安装安全设施，如走廊可安装扶手，拆除门槛，台阶改坡道。

②养老院应具备全套适老化安全设施。照护人员应指导入住老年人熟悉和使用急救装置，如应急呼叫器等。

④对居家尤其是独居老年人，应将急救号码粘贴在近电话座机醒目处，便于老年人拨打，也可运用智能通信装置，如佩戴手链按钮呼叫器，老人只需指压按钮传递信息就可在第一时间获得救助。

4. 使用适合的助行器

对步态不稳的老年人应根据其个体状况选择适合的助行器。照护人员应陪同老年人试用助行器，并及时调整适用度。帮助对依靠助行器走路的老年人进行必要的身体锻炼，尽快适应并熟练使用助行器。此外，应注意将拐杖、助行架等放在老年人随手可拿到又不影响他人走路的椅旁、床边便于随时取用。

5. 穿着适当

鼓励老年人尽量穿着合身的衣服、合脚的鞋子。过于肥大的衣裤可能会挂到路边树枝等物体上，过紧的衣裤也会限制行动，这些都可能会影响步态平稳，也会使身体失衡而造成跌倒。此外，不要赤脚、穿拖鞋或高跟鞋走路，要选择大小合适，不磨脚，且鞋底软硬适中的鞋子。

6. 身体锻炼与营养健康

老年人应建立并保持健康的行为与生活方式，适当控制体重并进行身体锻炼可以提高老年人身体平衡感，增加肌肉力量，增强体质，使步履稳健，如太极拳、瑜伽、慢步行走等都是不错的选择（见图9-2-2）。肢体功能障碍的照护对象应在临床康复师的指导下，进行适当的日常生活功能训练，长期卧床的照护对象可由照护人员协助做床上身体功能训练动作。适宜的功能训练有助于改善老人、病人受损的神经系统和运动系统功能，提高他们平衡感和下肢综合运动能力，以减少跌倒的发生。

骨折是跌倒损伤中危害最大的一种，尤其对于骨质疏松的老年人来说，骨折往往是致命伤害。因此，保持骨骼健康是非常重要的，老年人要加强膳食营养，保持饮食均衡，可适当补充维生素D和钙剂，增强骨骼强度，以降低跌倒损伤的严重程度。

老年人防跌倒运动操

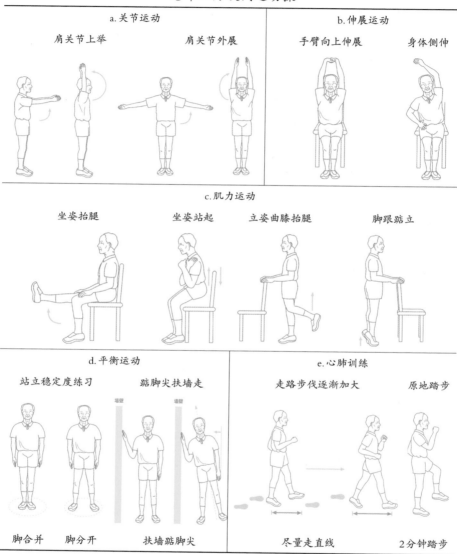

图9-2-2　老年防跌倒运动操

资料来源：中国台湾卫生局老年保健宣传画。

（三）老年人跌倒后的现场应急处置

脑血管疾病是指由于各种脑血管病变所导致脑的结构功能损害的疾病。

急性脑血管疾病以脑卒中居多。脑卒中也称脑中风，通常指包括脑出血、脑梗死、蛛网膜下腔出血等在内的一组疾病。脑出血是急性脑血管疾病中死亡率最高的疾病之一。脑卒中常在活动时、激动时、疲劳时突然发病，出现剧烈头痛、呕吐，或不明原因的头晕，走路不稳或是突然跌倒，出现意识障碍、肢体瘫痪等。应急处置应根据老年人跌倒后的症状表现施以正确的急救，这不但可以挽救生命，还可以减轻损伤，预防后遗症。

1. 常见病症及症状表现

由于老年人跌倒多会发生不同程度的身体损伤，可能会发生表皮破损出血或皮下血肿（快速鼓起血包）等外伤，也可能会发生骨折或脑梗塞、脑出血等危重病症，所以在不清楚原因的情况下不要急于搀扶跌倒在地的老年人，以避免变动体位而加重病情。在发现老年人跌倒后，应先观察其表情、神志[*]，如意识清醒，能够表达，可询问跌倒的原因，给予救助。如老年人意识不清，呼之不应，则应立即拨打120急救电话。

（1）常见症状用词及概念解释（见表9-2-1）

表9-2-1　常见症状用词及概念解释

症状用词	概念解释
昏厥	昏厥也称为晕厥，是一种突发性、短暂性、一过性的意识丧失而昏倒。昏厥通常由于局部脑供血不足所致，例如蹲下一会儿，突然站立时，马上觉得眼前发黑，甚至昏倒。昏厥是老年人跌倒最常见的原因之一。
意识不清	指人体感官反应功能迟缓、混乱、部分消失，如抚摸、触动或呼唤老人，不能得到其感官的反应活动。
意识清醒	指人体感官反应功能正常，如能回答问题，有疼痛感觉。

（2）常见病症提示症状表现及注重点（见表9-2-2）

表9-2-2　常见病症提示症状表现及注重点

病症提示	症状表现	照护要点
外伤出血	体表皮肤创伤出血	止血、包扎。
脑卒中	剧烈头痛、口角歪斜、流口水、言语不利、手脚无力	原地平卧，头偏向一侧，清除口腔污物，不要随便移动或变换体位，以避免加重病情。
骨折	肢体（腿、髋部多见）疼痛、畸形、异常活动、局部肿胀	不要随便搬动跌倒者或挪动其肢体，以避免加重病情。
腰椎损伤	腰、背部疼痛、双腿活动或感觉异常、大小便失禁	原地平卧，不要随便搬动跌倒者或转动其身体，以避免加重病情。

> * 神志指人的精神和感觉。在医学领域，神志表示大脑皮层机能状态，反映疾病对大脑的影响程度，是病情严重与否的表现之一。

2.现场应急处置

（1）意识不清，呼之不应（见图9-2-3）

①立即拨打120急救电话。

②如有外伤出血，立即止血、包扎。

③有呕吐情况时，将头偏向一侧并清理口、鼻腔内呕吐物，保持呼吸通畅。

④有抽搐情况时，应在身体下垫软物，防止碰、擦伤，必要时可将毛巾、被角卷紧放入口腔内上下臼齿（磨牙）之间，防止咬破唇舌。不要硬掰抽搐肢体，防止肌肉或骨骼损伤。

⑤发现呼吸、心跳停止，应立即进行胸外心脏按压和口对口人工呼吸等急救措施，如需搬动，确保平稳。

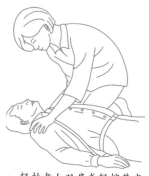 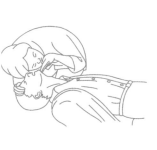 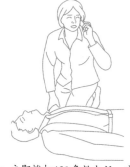

a. 轻拍老人双肩或轻拧其皮肤，大声呼唤老人，观察老人有无眼神口唇反应　b. 老人无反应，贴近老人口鼻部感觉呼吸气流　c. 立即拨打120急救电话。守护在老人身旁，直到医疗专业人员到达

图9-2-3　跌倒老人意识不清的应急处置

（2）意识清醒，能够表达

①询问老人对跌倒过程是否有记忆，如不能记起跌倒过程，可能为晕厥或脑血管病变，应立即护送老人到医院诊治或拨打120急救电话。

②询问和观察老人是否有剧烈头痛或口角歪斜、言语不利、手脚无力等提示脑卒中的情况。如有，应原地放平老人，立即拨打120急救电话。

③发现外伤出血，立即止血、包扎并护送老人到医院做进一步处置。

④查看有无肢体疼痛、畸形、异常活动、局部肿胀等提示骨折的情形。如有，应放老人原地不动，立即拨打120急救电话。

⑤查询有无腰、背部疼痛，双腿活动或感觉异常及大小便失禁等提示腰椎损害的情形。如有，应原地放平老人，立即拨打120急救电话。

（3）对意识清醒试图自行站起老人的救助

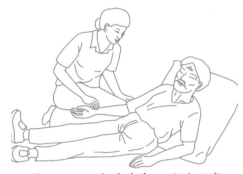

若跌倒老人肢体无创伤出血、疼痛，试图自行站起，可通过询问和观察及恢复肢体骨骼活动后，协助老年人站立、坐、卧休息并跟随观察（见图9-2-4）。如需搬动，确保平稳，尽量让老人平卧休息。一般跟随观察4~8小时，必要时可延长。观察老人身心状况包括生命体征，其目的是确保跌倒后老人无潜在的继发性病变，如是否存在内出血的隐患。询问和观察及指导恢复肢体骨骼活动的步骤如下。

图9-2-4　坐卧休息及跟随观察

①询问老人是否清楚自己在哪儿。

②询问老人是否可以自主叙述跌倒过程或原因。

③询问老人有无感觉身体局部疼痛和皮肤创伤出血。

④询问老人四肢感觉有无异常，能否自主支配动作。

⑤指导老人进行肢体骨骼活动，从四肢远端开始缓慢活动，顺序为手指、脚趾、肘臂、下肢及腰臀部。

（四）老年人跌倒的照护要求

①老年人发生跌倒，均应在第一时间联系医生护士，上报当班主管，通告家属或监护人。

②应在家人及照护人员陪同下到医院诊治。

③应与家人及相关人员共同查找跌倒风险因素，包括现场评估、确定危险因素、制订照护干预措施，以及照护跟随评估及修订服务计划。

④应在实施跌倒现场应急处置后24小时内填写《问题/事故申报表》，完成上报程序。

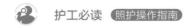

应用表格模板

附表9-1　跌倒风险评估表

姓名：	性别：		出生年月日：	
跌倒风险筛选问题（每项问题回答"是"为1分）			是（1分）	否
1.	在过去的一年里，是否摔/跌倒过？摔/跌倒次数：_____			
2.	每天是否服用4种或4种以上的处方药物？			
3.	是否担心/害怕/恐惧跌倒？			
4.	是否存在或知晓有关自体步态、平衡方面的问题？			
5.	是否患有或存在认知障碍（痴呆症）或意识模糊？			
6.	是否患有长期/终身性疾病，如帕金森病/关节炎/脑卒中？			
社会方面状况：（例如，独居生活涉及或不涉及社会保障范畴，居住在专人管理区域或院所，与家人一起居住）				
疾病史/附加信息内容：				

过去一年里有跌倒史的→转介到社区卫生服务中心跌倒医护组
回答"是"3分以上的→转介到社区卫生服务中心跌倒医护组
没有跌倒史不需要转介→参阅以下相关跌倒的指导事例

风险因素	评估要点	涉及事例	咨询联系
跌倒史	复审案例，识别导致跌倒因素。	讨论认识跌倒的危险性、预防措施，以及所处生活环境现状/跌倒防护建议；潜在跌倒风险，如地面不平、杂乱的过道、昏暗灯光，进出洗手间/洗涤设施等。	跌倒医护组
服用4种或4种以上的处方药物	多种类药物的合并服用增加跌倒的危险因素及跌倒的发生率。审查调整处方和非处方用药。	引起低血压的药物（如降压药）；影响身体平衡和导致眩晕的药物（如镇静剂、安眠药、神经系统用药）；引起肌体脱水的药物（如利尿剂、缓泻剂）；药店购买非处方药，如抗过敏药可导致眩晕、嗜睡等药物副作用。	相应医疗专科、医生、护士，药剂师
身体疾病问题	回顾以往和现病史。是否患有长期/终身性疾病及病症现状态	骨质疏松症，帕金森病，脑卒中，视力、听力、感觉、平衡障碍等，如糖尿病患者的脚部位感觉功能低下（踢碰到物体感觉不敏感）；精神状态，如沮丧、抑郁、焦虑等造成精力分散及注意力不集中。	相应医疗专科、医生、护士

续表

风险因素	评估要点	涉及事例	咨询联系
步态和平衡问题	能否边走路边说话？站立时是否身体颤抖或摇晃不稳？	接受物理疗法、职业健康的评估，进行走路步态和身体平衡、移动身体和变换体位的训练；选用合适助行器，家居环境改造及装置安全防护设施，使安全最大化并促进独立性，并实施防范跌倒风险教育。	相应医疗专科、物理疗法、职业健康
从座椅上站起等自主能动力问题	可自主从坐位/座椅上站立起来，不使用辅助工具或他人帮扶吗？	增强肌力和平衡运动、移动身体和变换体位的练习，家居环境改造及装置安全防护设施。	相应医疗专科、物理疗法、职业健康
评估人：　　　　　签名：　　　　年　　月　　日：　　　　时间：			

表格来源：NHS 2005。

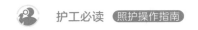

附表9-2　约翰·霍普金斯（John Hopkins）跌倒风险评估依据

患者如有以下任何一种状况，在方格内打"X"确定，并按程序进行跌倒风险评估 高跌倒风险 – 依个体状况实施高风险干预措施 ☐ 入院前6个月内，跌倒1次或多于1次 ☐ 患者在此住院期间有跌倒经历 ☐ 本身疾病具有高跌倒风险因素（意识障碍、癫痫、突发抽搐） 低跌倒风险 – 依个体状况实施低跌倒风险干预措施 ☐ 瘫痪或完全丧失肌体能动力 注意：如果确定了上述任何状况，不需要进行跌倒风险评分计算。	
跌倒风险评分计算 — 在每个类别中选择合适的选项。添加所有积分用来计算跌倒风险评分。（如果某选项没有被选择，该类别分数为0）	分数
年龄（单选项） ☐ 60～69岁（1分） ☐ 70～79岁（2分） ☐ ≥ 80岁（3分）	
跌倒历史（单选项） ☐ 入院前6个月内仅跌倒1次（5分）	
排泄，排尿和排便（单选项） ☐ 尿失禁（2分） ☐ 急促或频繁尿失禁（2分） ☐ 急促/频繁的尿便失禁（4分）	
药物：包括PCA /阿片（吗啡）类镇痛药，抗惊厥药，抗高血压药，利尿剂，缓泻剂，催眠药、镇静剂，神经系统药物（单选项） ☐ 服用一种高跌倒风险药物（3分） ☐ 服用两种以上的高跌倒风险药物（5分） ☐ 在过去24小时内实施过镇静麻醉治疗程序（7分）	
治疗护理措施：患者接受的项目程序（例如IV/静脉输液，胸导管，留置导尿管，SCDs/防静脉血栓血流调控仪等）（单选项） ☐ 一项（1分） ☐ 两项（2分） ☐ 三项以上（3分）	
能动力（多选项；选择以下项目并将分数加起来） ☐ 需要帮扶或监督指导移动、转换位置或行走（2分） ☐ 步态不稳（2分） ☐ 视力或听力功能障碍影响自主能动力（2分）	
认知（多选项；选择以下项目并将分数加起来） ☐ 能够迅速反应出变换体位的意识（1分） ☐ 反应迟缓（2分） ☐ 身体反应能力意识低下或受限（4分）	
跌倒风险总分数（每个类别的所有积分总和）	
评分：总分数6~13，中度跌倒风险；总分数 > 13，高度跌倒风险。	

表格来源：John Hopkins 2007。

第十章

压疮的预防及照护

一、压疮

压疮又称褥疮或压力性溃疡。压疮是由于身体局部组织长时间受压（受自身或外界压力），血液循环发生障碍，持续缺血缺氧造成营养不良，使皮肤失去正常功能而引起的组织破损和坏死。压疮表现为持续性局部皮肤红肿、溃疡发展至组织坏死，并可能由局部损伤发展至多处不同程度的损伤。

压疮是长期卧床特别是年老体弱、昏迷、瘫痪或丧失部分自主功能照护对象的常见并发症。某些案例表明，压疮的发生与照护人员缺乏正确认识，以及不恰当的照护操作有关系。目前普遍认为的预防压疮发生的最有效办法是提高照护人员的照护知识技能。因此，照护人员必须学习掌握这项基本照护技术，能够早期发现压疮的潜在危险因素，准确地识别压疮和正确的照护操作至关重要，不但可以预防压疮和降低压疮的发生率，还可以减少压疮引发的其他危重疾病。

二、相关知识

（一）皮肤组织结构

人体皮肤及皮下组织神经和血管分布极为密集，皮肤组织由上表皮、真皮、皮下脂肪和肌肉层组成，肌层韧带包裹着骨骼，皮肤组织包含丰富的动脉、静脉毛细血管、淋巴毛细管和神经纤维（见图10-2-1）。

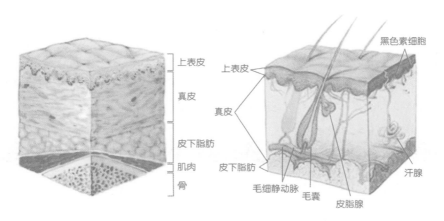

图10-2-1　皮肤组织结构

（二）皮肤功能

皮肤是人体最大的器官，具有保护、分泌、排泄、感觉和调节体温等功能。

1. 保护

皮肤位于人体最外层，对外界物理刺激、化学刺激和微生物刺激有一定的防御作用。

2. 调节体温

皮肤可以通过血液循环（毛细血管微循环）和汗腺蒸发调节体温。

3. 分泌和排泄

皮肤汗腺可分泌汗液，皮脂腺可分泌皮脂。皮肤通过出汗排泄体内代谢产生的废物。

4. 感觉

皮肤可以感受触觉、痛觉、压力觉、热觉和冷觉等。

5. 呼吸

皮肤可以通过汗孔和毛孔进行呼吸，呼吸量约为肺呼吸量的1%。

6. 吸收

皮肤直接从外界吸收营养的途径有以下三种。

①营养物渗透角质层细胞膜，进入角质细胞内。

②某些大分子水溶物质可少量通过毛孔、汗孔而被吸收。

③少量营养物质经过表面细胞间隙渗透进入真皮。

皮肤的吸收功能可受到很多因素影响，吸收能力与角质层的厚薄、完整性及其通透性有关。完整皮肤只能吸收少量水分和微量气体，水溶物质不易被吸收，而脂溶性物质吸收能力较好。皮肤对某些金属元素，如汞、铅、砷、铜等也有一定的吸收能力。

7. 新陈代谢

皮肤细胞可以分裂繁殖，有新陈代谢功能。

三、引发压疮的原因

长期卧床或久坐而不变换体位易引发压疮，尤以支撑重量的骨隆突部位最多见，如坐骨、骶骨、股骨粗隆、足跟、踝和肩胛骨等部位。正常人在卧床时可以灵活变换体位，甚至在熟睡时也会无意识地活动身体，因此不会发生压疮。**压疮高危群体***常伴有感觉障碍，他们变换体位也困难，所以容易发生压疮。若压迫时间过长，皮肤组织缺血缺氧，溃烂坏死可发展到深层组织，会侵害肌肉、筋膜和骨头。坏死组织常发生感染，造成化脓性炎症和严重渗出，会造成低蛋白血症和贫血，使患者整体情况恶化，更严重者可危及生命。

> *　压疮高危群体指昏迷、瘫痪、自主功能障碍、营养不良、尿便失禁和患有心血管循环系统疾病的老年人和患者。

（一）易发因素

压疮易发因素分为外部、内部和诱发三方面。

1.外部因素

是以力学因素如垂直压力、剪切力、摩擦力为主，同时受到理化因素潮湿、温度、微生物和排泄物刺激。

2.内部因素

与身体健康密切相关，例如营养不良、自主能动力弱、服用镇静类药物、老龄、不良精神心理和系统性疾病如心血管疾病、糖尿病、贫血等。

3.诱发因素

多为坐卧姿势不正确、尿便失禁或移动操作技术不规范等。

（二）易发因素分析

压疮往往是在内、外和诱发三方面因素的相互作用下而产生的结果（见图10-3-1）。这里需要指出一种难免性压疮，这种压疮主要是由内在因素所致的，它多发于高龄老人、癌晚期恶病质*和非正常营养摄入等病症的患者。由于老年人营养状态失调，且大多无自主能动力，长期处于受限体位，并患有心、肺功能不全或心脑血管方面的慢性疾病等，通常难以避免发生压疮，并且压疮易恶化，难以治愈。

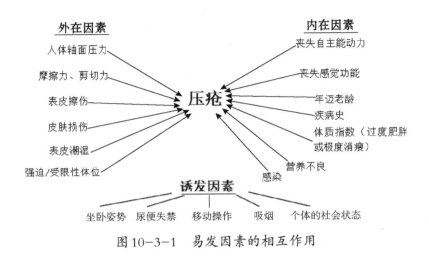

图 10-3-1　易发因素的相互作用

---

* 恶病质（恶液质），医学上指人体极度消瘦，皮包骨头，形如骷髅，贫血、无力，完全卧床，生活不能自理，极度痛苦，全身衰竭等综合征。多由癌症和其他严重慢性疾病引起。

---

1. 压疮的三力作用

压疮的外在力学因素主要有三力，这三力的作用与体位姿势的关系如下（见图10-3-2）。

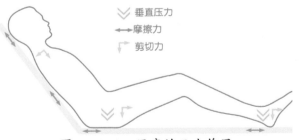

图 10-3-2　压疮的三力作用

①垂直压力，即体重压力，是人体体重形成的人体轴面压力（支持平面对受压部位的力），对局部组织的压力主要由重力引起。正常状态下，人体皮肤层下的血管可承受的压力约为32mmHg，若超过此压力，局部血管便可能发生扭曲、变形而影响血液流动，发生局部组织缺血和细胞

缺氧的现象。压疮形成的关键是压力的强度和持续时间，以及皮肤和支持结构对压力的耐受力。研究显示，低强度长时间的压迫对皮肤组织造成的危害大于高强度短时间的压迫。因此，局部皮肤组织持续遭受垂直压力的压迫，或只要施以足够压力并持续足够长时间，任何部位都可发生溃疡。

②摩擦力是指人体处于不稳定的体位，有持续倾滑的趋势时，其支撑面就受到支持平面对其的摩擦力。摩擦力直接作用于皮肤，易损伤皮肤的角质层，造成表皮起水泡和一些皮肤损伤。因为局部皮肤会受到床单或轮椅垫表面的阻力，摩擦损害皮肤角质层，所以在搬移照护对象时应将其抬起来以减少摩擦产生。皮肤的潮湿程度可改变摩擦力的大小，潮湿皮肤受到的摩擦力大于干爽皮肤，床铺皱褶不平、有渣屑或搬移照护对象时的拖、拉、推其身体均产生较大摩擦力。如果擦伤后的皮肤长时间受潮或被排泄物（汗液、尿液、便液、伤口渗出液等）浸渍，则极易发生压疮。

③剪切力是指不同层次或部位的组织间发生不同方向运动时产生的一种力或者说是一种对骨隆突所产生的平行拉力（一个作用力施于物体上产生另一平行反方向的平面滑动的摩擦力与垂直压力相加而形成的力）。它与体位关系密切，例如，人体在卧床时抬高床头，身体会下滑，皮肤与床铺出现平行的摩擦力和皮肤垂直方向的重力，这会导致剪切力的产生。因为骨骼和深层组织由于重力的作用向下滑行，但皮肤和表层组织由于摩擦力的作用仍停留在原位，这会使两层组织产生相对性移位，导致血管被拉长、扭曲、撕裂或发生深层组织坏死。有实验证明，剪切力只要持续存在超过30分钟，即可造成深层组织不可逆的损害，因此剪切力比垂直压力更具危险性。

2. 压疮易发部位及主要特征

（1）易发部位

压疮多发生于无肌肉包裹或肌肉层较薄，缺乏脂肪组织保护又经常受压的骨隆突处。压疮易发部位与体位有密切关系，例如长期处于仰卧位的人体，骶尾部最容易发生压疮（见图10-3-3）。

（2）主要特征

压疮易发生在骨隆突部位且往往疼痛感不明显。压疮可由任何压力源引发，会在数小时内发生，尤其是伴有机体功能障碍、营养不良及系统性疾病如瘫痪、贫血、糖尿病和心血管疾病的老年人和患者，压疮发生急促且发展迅猛。

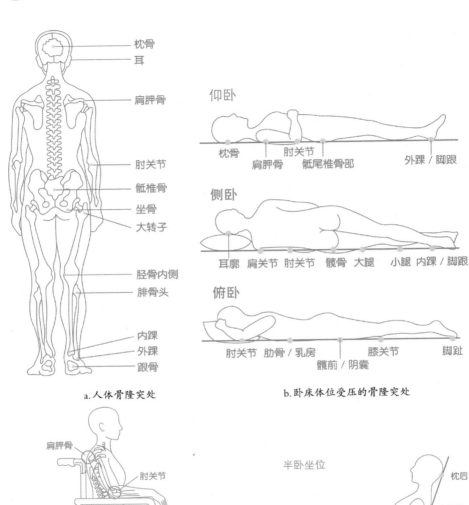

a.人体骨隆突处

b.卧床体位受压的骨隆突处

c.坐轮椅受压的骨隆突处

d.半卧坐位受压的骨隆突处

图 10-3-3　压疮易发部位

（三）组织浸润与压疮分期

根据皮肤组织损伤的面积、深度，以及骨骼和其他器官损伤的程度，压疮可划分为四个分期。除此以外，还有一些可疑的深部组织损伤和无法分期的压疮。

1. 压疮分期与症状表现

①Ⅰ期压疮又称淤血红润期，是表皮损伤。皮肤局部出现红、肿、热、触疼或麻木，去除压力30分钟后皮肤颜色不能恢复正常，骨隆突处皮肤完整，伴有压之不退色的局限性红斑。深色皮肤可能无明显的苍白改变，但其颜色可能与周围组织不同（见图10-3-4）。

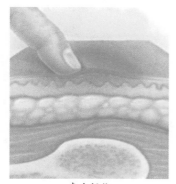
表皮损伤

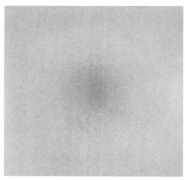
压之不退的红斑

图10-3-4   Ⅰ期压疮

图片来源：Boots WebMD，MedicalNewsToday，Norman and Young 2013。

②Ⅱ期压疮又称炎性浸润期，是皮下损伤。皮肤局部由红变紫，皮下出现硬结、水肿、形成水泡，真皮部分缺失，表现为一个较浅的开放性溃疡，伴有粉红色的伤口创面，无腐肉，也可能表现为一个完整的或破裂的血性水泡。这个时期的压疮静脉淤血，炎性细胞浸润，渗出增加（见图10-3-5）。

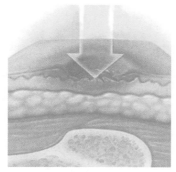
真皮部分缺失，皮下损伤

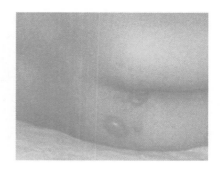
水泡、粉红色的伤口创面

图10-3-5   Ⅱ期压疮

图片来源：Boots WebMD，MedicalNewsToday，Norman and Young 2013。

③Ⅲ期压疮又称浅表溃疡期，是肌肉损伤。皮肤上的水泡扩大，表皮破溃，露出红润创面，溃疡形成。全层皮肤缺失，可见皮下脂肪暴露，但骨头、肌腱、肌肉未外露，有腐肉存在，但组织缺失的深度不明确，可能有潜行或窦道。此时期的压疮创面有黄色渗出液，如创面感染则有脓性分泌物，且有疼痛感（见图10-3-6）。

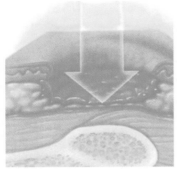 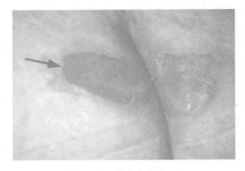

全层皮肤消失皮下脂肪暴露　　　　　　　　红润创面有黄色渗出液

图 10-3-6　Ⅲ期压疮

图片来源：Boots WebMD，MedicalNewsToday，Norman and Young 2013。

④Ⅳ期压疮又称坏死溃疡期，是深至骨骼的损伤。压疮溃疡向深部和周围组织扩展，侵入真皮下层、肌肉层和骨面。皮肤全层组织缺失，伴有骨、肌腱或肌肉外露，伤口创面的某些部位有腐肉或焦痂，常常有潜行或窦道。这个时期的压疮窗口脓性分泌物多，有异味，坏死组织发黑，可伴有全身感染（见图10-3-7）。

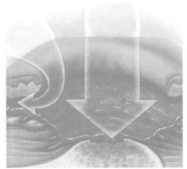 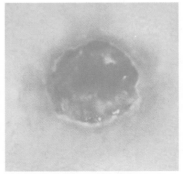

全层组织缺失骨、肌腱或肌肉外露　　　　　伤口创面有腐肉、脓性分泌物、异臭

图 10-3-7　Ⅳ期压疮

图片来源：Boots WebMD，MedicalNewsToday，Norman and Young 2013。

2. 可疑的深部组织损伤和无法分期的压疮

（1）可疑的深部组织损伤

可疑的深部组织损伤是皮下软组织受到损害，虽局部皮肤完整但可出现皮肤颜色改变（如紫色或红褐色），或有充血的水泡。与周围组织比较，这些受损区域的软组织可能有疼痛、硬块、渗出，或有潮湿、发热或冰冷的感觉。可疑的深部组织损伤常发生于足跟部，这种损伤恶化很快，即使给予积极的处理，病变仍会迅速发展，致多层皮下组织溃烂（见图10-3-8）。

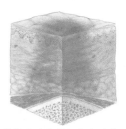 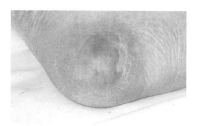

局部皮肤完整但颜色改变　　　　　　皮肤紫色或褐红色，出现充血的水泡

图 10-3-8　可疑的深部组织损伤

图片来源：Boots WebMD，MedicalNewsToday，Norman and Young 2013。

（2）无法分期的压疮

一些压疮创口表现为全层组织缺失，溃疡底部有腐肉覆盖（黄褐色、灰色或绿色组织），或者伤口创面有碳色、褐色或黑色焦痂附着（见图10-3-9）。只有去除压疮创口的腐肉或焦痂，暴露创面的底部，才能准确评估压疮的分期。但在某些状况下，足跟处的焦痂状态比较稳定（干燥、黏附紧密、完整且无红肿/红斑、按压无起伏/波动感），可以作为人体自然的（生物学的）屏障或遮盖物而不用主动去除。

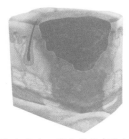 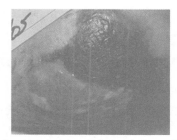

全层组织缺失，溃疡底部有腐肉覆盖　　伤口创面有碳色、褐色或黑色焦痂附着

图 10-3-9　无法分期的压疮

图片来源：Boots WebMD，MedicalNewsToday，Norman and Young 2013。

四、压疮的预防及照护

绝大多数压疮是能够预防的。通过对照护对象自主活动能力、进食和营养摄取情况及身心疾病状况等多方面的综合评估，可预测压疮风险程度和确定压疮危险因素及易发部位。对压疮高危和已发生压疮的照护对象提供相应的照护干预和措施，包括鼓励引导照护对象及其家属了解压疮发生、发展及预防和照护知识，如要经常变换体位、定时翻身、经常自行检查皮肤及保持身体及床褥的清洁卫生等，能够促使他们参与预防压疮的行动中并改变一些不科学或不恰当的家庭照护行为，可有效预防压疮或降低压疮的发生率。

（一）评估

1.压疮风险评估

对压疮高危照护对象进行压疮风险评估，一般可以采用Braden和Waterlow评估量表（见章末附表10-1、10-2），依据评估结果（确认危险因素及易发部位）制订照护计划。

Braden压疮危险因素评估是美国芭芭拉·布雷登（Barbara Braden）博士在1987年研究制定的，由美国卫生保健政策研究所（AHCPR）推荐使用的一种预测压疮风险的工具。它包括皮肤压迫感知能力、皮肤潮湿程度、自主活动能力、改变和控制体位能力、营养、摩擦力和剪切力六个方面危险因素的评估。Waterlow压疮风险指标是英国朱迪·沃特洛（Judy Waterlow）护师在1985年临床带教时为学生所做的教案。她总结的这一套具有深远教学和临床意义的压疮评估工具影响了整个欧洲乃至世界。Waterlow压疮风险指标从整体医学角度出发，在生理、心理和社会的不同层次多方面分析了压疮的危险因素，以及相对应的压疮综合护理干预和措施。

2.压疮的评估

压疮的评估指对压疮伤口的评估，是由临床护士来做的评估。评估的内容主要有压疮伤口部位、大小、深浅、分期，是否有感染迹象，照护对象整体健康状态等，以及制订相应的照护计划及操作要求等系列干预措施。压疮照护计划及操作要求是在临床护士指导下与照护人员一起制订的，虽然促进压疮愈合的整个过程是由医生护士和照护人员相互协作共同完成，但照护人员是计划的主要执行者。一般Ⅱ期及以上压疮伤口是由临床护士来更换敷料，Ⅱ期以下的压疮皮肤的完整性未被破坏，为可逆性改变，则由照护人员施以照护干预，及时排除引发压疮的诱因，阻止压疮的进一步发展。此外，在发生压疮后，照护对象往往会产生紧张和恐惧的心理，照护人员应向照护对象及其家属做好安抚工作，以稳定照护对象情绪，使其能够以最佳的状态配合医疗护理和照护操作。

3. 压疮照护计划及操作要求

压疮照护计划及操作要求每日（24小时）持续观察，需要照护人员在完成每次操作如翻身、更换尿便巾、清洗会阴部或更换敷料时详细记录。

①观察记录肉眼所见压疮的变化，包括压疮创面的变化，即深浅、颜色，渗出液和分泌物性状，压疮边缘形态的变化，及压疮局部皮肤变化的状况。一般情况下，压疮局部皮肤红肿、发热、疼痛加剧，这是压疮伤口感染的症状表现，应及时联系医生护士进一步治疗护理。

②记录执行的照护操作事项，包括监测照护对象日常进食及营养摄取情况，卧床体位、角度及翻身的次数等。

（二）照护干预和措施

1. 避免局部组织长期受压

定时或经常翻身，间歇性解除局部组织承受的压力，使骨隆突部位轮流承受身体的重量。照护人员应鼓励或协助卧床照护对像定时更换体位，督促坐轮椅的照护对象变换坐姿，转移身体重力支撑点，如身体条件允许，可搀扶其站立走动，活动肢体。翻身的间隔应视个体及受压处皮肤状况而定。一般每2~4小时翻身一次，必要时1小时翻身一次。

保护骨隆突处皮肤，应尽量避免受压局部毛细血管压迫力过高，使人体体重分散在尽可能大的体表面积上。90°侧卧位（人体背部与床面的角度）双侧髋关节骨隆突处承受的身体垂直重力压迫大于30°以下或100°以上侧卧位。30°以下或100°以上侧卧位使身体着床面积变大，减少两侧髋关节骨隆突处承受的垂直重力压迫。此外，由于肢体部位垫放软枕支垫等支撑身体，使身体的一部分重力落在垫放的软枕上，另一部分重力落在髋嵴与骶尾间的组织（臀大肌）平面上，可以较好地分散压力。使用减压设施如气床垫，可均匀分散体重使支撑体重的面积加大，降低骨隆突处皮肤所受的压强。需要注意的是，即使采用了各种减压设施，也仍须经常为卧床照护对象变换体位活动肢体。因为即使较小的压力，如果压迫时间过长，也可阻碍局部血液循环，导致组织损伤。

2. 避免摩擦力和剪切力的作用

抬高床头30°或用靠背枕垫高上身，用软枕、支垫和挡角垫等分别垫在卧床照护对象的肘臂、膝下和足底部，屈膝、髋与床面夹角小于30°，以避免身体下滑摩擦，可将剪切力减至最低（见图10-4-1）。小于30°平卧受压部位所承受的压力是该部位体重的1/2（压力＝体重×sin30°），可有效预防压疮。

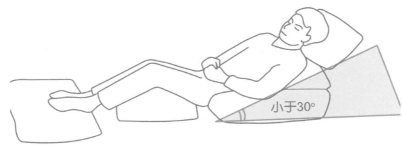

小于30°

图 10-4-1　小于30°平卧位减少剪切力

在协助照护对象翻身、变换体位或搬运照护对象时，应将其身体抬离床或椅面，避免拖、拉、推等动作，以免形成摩擦力而损伤皮肤。尤其是在为照护对象放置床上便器时，应充分抬高臀部切勿硬塞强拉。

3. 保持皮肤清洁干爽

保持照护对象皮肤清洁干爽和床单、椅垫等的清洁干燥是预防压疮的重点之一。若皮肤长时间受到汗、尿便或渗出液的浸渍，处于温暖、不透气的环境，皮肤极易破损发生压疮。对尿便失禁的照护对象应在其排泄后及时清洗会阴部并擦干皮肤皱褶处，待局部干燥后再垫放尿便巾。对频繁腹泻的照护对象应注意随时擦净肛门及周围皮肤，进行间隔（早、中、晚）会阴部冲洗，以避免排泄物长时间刺激局部皮肤。为避免汗液、黏液、呕吐物等长时间浸渍皮肤，应及时更换污脏浸湿衣服、床单等，并应每日用温水洗浴或擦浴身体。清洁洗浴时应避免用碱性过强的肥皂或消毒液擦抹皮肤，以免引起皮肤干燥或残留化学成分刺激皮肤引发不适。洗浴后应充分擦干皮肤，特别是耳廓边缘、乳房下缘、阴囊下缘、枕后等部位。

4. 促进皮肤组织血液循环

促进皮肤组织血液循环，可起到预防压疮的作用，也可减少压疮发生。对长期卧床的老人、病人和残疾者，应鼓励协助他们做适当运动，如活动肢体，做足底、全身按摩等，以维持肢体关节的活动性和肌肉张力，改善肢体或全身血液循环。此外还可以进行温水擦浴、温热水泡脚，这不仅能清洁皮肤，还能刺激皮肤组织血液循环。

5. 改善营养状态

营养不良是导致压疮发生的原因之一，也是直接影响压疮愈合的因素。针对照护对象的具体情况制订合适的食谱，改善其营养不足和营养不平衡状态。对患有糖尿病的照护对象应考虑低糖饮食并注意控制血糖指标，对营养不良引发皮肤水肿的照护对象应考虑高蛋白质低盐饮食。对食欲不振或厌食的照护对象应减轻身体不适促使其进食。

（三）其他干预措施

压疮预防关键在于消除诱发因素和改善诱发环境。电控自主调节功能床（功能床）及自动调节充气减压床垫（气床垫）在消除压疮的诱发因素，改善压疮的三力作用等方面起到了非常积极的作用（见图10-4-2）。功能床可自主掌控变换卧床体位，帮助坐起和下床活动。气床垫的功用在于分散身体重量，降低垂直压力对局部皮肤的压迫，改善血液循环并减少局部皮肤摩擦和潮湿刺激。

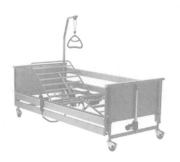 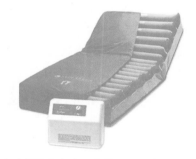

a. 电控自主调节功能床，可变换卧床体 位及调整床上人体功能位

b. 自动调节充气减压床垫，可分散人体体重，减少身体局部承受的重力压尤其是骨隆突处，改善局部血液循环，降低压疮发生的概率

图10-4-2　电控自主调节功能床、自动调节充气减压床垫

功能床及气床垫适用于压疮高危群体，可帮助他们提高生活自理能力，同时可预防压疮，对治愈压疮也有促进作用。此外，功能床和气床垫也可帮助那些长期卧床或活动受限者自主进行床上活动和身体锻炼。功能床和气床垫的

搭配使用能更加有效地预防和治愈压疮，可减轻移动身体产生的疼痛和增加身体舒适感。

（四）压疮照护的误区

常见压疮照护的误区有下面几个（见图10-4-3）。

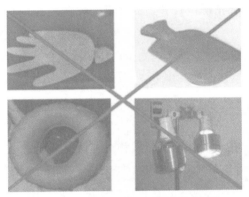

图10-4-3　压疮照护误区图解

1.用气垫圈垫托骨隆突处

使用气垫圈并不能起到预防压疮和促进压疮愈合的作用。用气垫圈垫托骨隆突处会使局部血液循环受阻，造成静脉充血与水肿，同时妨碍汗液蒸发并刺激皮肤，导致压疮恶化，特别是皮肤水肿者和肥胖者的不良反应更为严重。

2.按摩受压部位尤其骨隆突处

有关研究表明，按摩受压部位尤其骨隆突处无助于防范压疮，因软组织受压变红是皮肤正常的保护反应，解除压力后一般30～40分钟后肤色会恢复，不会形成压疮，无须按摩。如皮肤持续发红，则表明该部位软组织已经受损，实施按摩会造成受压部位尤其骨隆突处深部组织的损伤或是加重损伤的程度。有尸检证明，凡经按摩的局部组织常显示浸渍、组织水肿、变形、分离等撕裂现象，而未经按摩的组织却无撕裂现象。因此，应避免以按摩作为各期压疮的处理措施。

3.过于频繁清洁皮肤

过于频繁清洁皮肤不利于压疮愈合。过度使用清洁剂/溶液擦洗皮肤，或使用酒精等消毒剂擦拭皮肤会机械性地损伤皮肤，破坏皮肤表层正常菌群的繁殖生长，降低皮肤韧性和防御作用。

4.烤灯治疗压疮（原称为干性愈合疗法）

烤灯虽然能够促使皮肤干燥，但对压疮的愈合并无益处。烤灯治疗会使溃疡面脱水、结痂，但在痂皮中混有一些表皮细胞，这些细胞被迫移向痂皮基底，延长了压疮的愈合过程。此外，表面组织的温度增加会起到附加的压力作用，使组织细胞代谢需氧量增加，进而造成细胞缺血甚至坏死。

5.使用消毒剂对压疮创面进行消毒

研究发现皮肤消毒剂在24小时内会使纤维母细胞凋亡，这会将伤口创面新生的脆弱肉芽组织杀灭。据报道，即使是低浓度双氧水仍会大范围抑制角质细胞移行或增生。此外，要避免长期或大面积使用碘酒，以防碘大量吸收而出现碘中毒，碘酒也不适用于溃烂的压疮。还要尽量避免使用红药水、紫药水或硼酸水涂抹伤口，这样也会影响伤口愈合。

在湿润的环境下，细胞再生能力及游移速度较快，伤口复原速度比在完全干燥的环境下快一倍以上。湿润的环境下，渗出物不易结痂，坏死组织液化快、生肌快，表面细胞的迁移快，所以，用生理盐水（0.9%氯化钠）清洁压疮伤口是正确的选择。

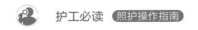

应用表格模板

附表10-1 Braden压疮危险因素评估

Braden压疮危险因素评估			
□ 入户 □ 日托 □ 全托	编号：		注册时间：
姓名：	性别：	年龄：	特殊需要：
一、健康状态：□ 瘫痪 □ 癌晚期 □ 长期卧床 □ 营养不良 □ >65岁 □ 其他			
二、神志：□ 清醒 □ 嗜睡 □ 混乱 □ 木僵 □ 昏迷			
三、评估项目（Braden评分法）			

评估项目	1分	2分	3分	4分
皮肤压迫感知能力	□ 完全受限	□ 大部分受限	□ 轻度受限	□ 无损害
皮肤潮湿程度	□ 持久潮湿	□ 经常潮湿	□ 偶尔潮湿	□ 罕见潮湿
自主活动能力	□ 局限于床	□ 局限于椅	□ 偶尔步行	□ 经常步行
改变和控制体位能力	□ 完全不能	□ 严重受限	□ 轻度受限	□ 不受限
营养（日常进食状况）	□ 非常差	□ 可能不足	□ 充足	□ 丰富
摩擦力和剪切力	□ 存在危险	□ 潜在危险	□ 无明显问题	

评估者：	当班主管：	负责人：

Braden压疮危险因素评估总分值6~23分，分值越低危险性越高，评分≤16分属于高危人群。
高危评估分值告知书

根据老人、病人和残疾者的健康状态，依据压疮危险因素评估分值的评分为_____分，所以在接受照护服务期间难免会有压疮出现，特告知。在此期间我们会尽大最大努力采取一切方法避免这种情况发生，谢谢您的配合！

评估者：　　　　　　负责人：

客户/家属/监护人：　　　　　日期：　　　时间：

医生护士会诊意见：

Braden压疮危险因素评估适用于感觉功能障碍、自主活动能力受限或丧失、长期卧床、身体局部组织长期受压的老人、病人和残疾者，尤其是尿便失禁的照护对象。
根据老人、病人和残疾者的实际身心健康状况情况按每项评估内容在"□"打勾，凡评分≤16分，应采取相应的照护干预和措施，通告客户及其家属或监护人，上报院所办公室。

表格来源：百度文档；微博2018。

附表10-2 Waterlow压疮风险指标

姓名： 出生年月日： 评估人： 日期时间：

A: 体质指数（BMI）	分数	E: 性别/年龄	分数	I: 主要手术或创伤	分数
普标准BMI 18.5~23.9	0	男性	1	骨科/腰椎/脊椎	5
高于标准BMI 24~27.9	1	女性	2	在手术台上>2小时（>6小时）	5（8）
肥胖 BMI ≥ 28	2	14~49	1	J: 药物作用	
低于标准BMI < 18.5	3	50~64	2	细胞毒素类	
B: 排泄活动状况		65~74	3	长期大剂量激素（类固醇）	4（最高分）
长期/尿管导尿	0	75~80	4	抗炎/感染	
尿失禁	1	81 +	5		
便失禁	2	F: 进食状况			
尿便失禁	3	一般	0		
C: 皮肤异常状态		差	1		
健康	0	鼻饲/胃造瘘	2		
纸样（薄/脆）	1				
干燥（片状皮屑）	1	无食欲/厌食	3		
水肿	1	疾病及其他风险因素			
脱水/皱褶样	1	G: 肌体组织营养不良			
变色（红、淤血）	2	临终恶病质/多器官衰竭	8		
溃疡（破损、溃烂）	3	单器官衰竭肾或心脏	5		
D: 能动力		外周血管疾病	5		
自主能动	0	贫血	2		
烦躁/坐立不安	1	吸烟	1		
淡漠/不情愿	2	H: 神经系统功能损伤			
局限性	3	糖尿病、多发性硬化症、脑卒中	4		
局限于床	4	截瘫	6		
局限于椅	5				

续表

日期	A	B	C	D	E	F	G	H	I	J	分数	签名

10+ 有一定风险	15+ 中高风险	20+ 高风险
告知当班主管/负责人 通知医生护士 制订/更新照护计划 每月跟随评估	告知当班主管/负责人 通知医生护士上报院/所 告知客户及家属/监护人 制订/更新照护计划 每半月跟随评估	告知当班主管/负责人 通知医生护士上报院/所 告知客户及家属/监护人 专业学科介入照理计划 每周跟随评估
若确认任何压疮应详细记录（包括压疮分期、大小）并在人体图谱上标明部位，便于监测		

表格来源：NHS 2005。

第十一章

急救与初步处理

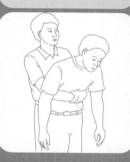

一、紧急救助

紧急救助是指当有意外或急病发生时，**第一目击者**[*]赶在医生或专业急救人员到达之前，利用现场物资为伤病者进行的初步急救，目的是挽救生命、减轻伤残（见图11-1-1）。

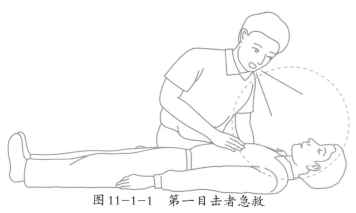

图 11-1-1　第一目击者急救

了解急救的基本知识概念，认识各类常见的意外伤害事故、异物窒息、心肺骤停等紧急情况下伤病者的症状表现和体征，掌握现场急救初步处理的措施和方法是本章的学习重点。

> *　第一目击者是指在现场为突发伤害、危重疾病的伤病者提供紧急救助的人，包括现场伤病者身边的亲属、同事、紧急医疗救援人员、警察、消防员、保安人员、公共场合的服务人员及过路人等。

（一）基本知识概念

现代救护的特点是立足于现场的抢救。在发病或受伤的现场如家中、路边、工作场所及其他医院外的种种环境中，5分钟和10分钟是抢救伤病者最重要的时间节点，医学上分别称为"救命的黄金和白金时刻"。此时间内的抢救及时、正确，就有可能挽救生命，反之病情则加重或生命丧失。现场救护是一个争分夺秒各个环节紧密连接的急救过程。现场及时正确的救护为医院救治创造条件，能最大限度地挽救伤病者的生命并减轻伤残。

1."黄金5分钟"是决定伤病者生死的黄金抢救时间

心脏骤停发生后，全身重要器官将缺血缺氧，特别是脑血流突然中断，使伤病者在10秒钟左右丧失意识，4~6分钟时因缺氧脑组织开始发生损伤。伤病者如果在5分钟内血液循环和呼吸得不到恢复，常引起不可逆的脑损害或脑死亡，伤病者随即进入生物学死亡阶段，生还希望极为渺茫。黄金5分钟是救命时刻（见图11-1-2）。

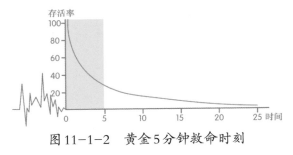

图 11-1-2　黄金5分钟救命时刻

2."白金10分钟"旨在实施早期心肺复苏，这是挽救生命的关键时刻

从心跳骤停到开始有条件实施心肺复苏或心脏除颤要赶在10分钟内，才有可能挽救生命。心肺复苏越早成功率越高，后遗症越少。常见心血管疾病，如急性心肌梗死，伤病者延误1分钟接受心肺复苏其生还几率下降10个百分点，超过10分钟生还几率约为零。心脏骤停超过4~6分钟，脑组织会发生永久性损害，超过10分钟会脑死亡*。救护车如果不能即刻到达，现场第一目击者早期的心肺复苏和心脏除颤就成为挽回伤病者生命的关键（见图11-1-3）。

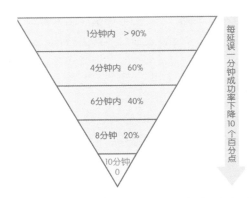

图 11-1-3　心肺复苏开始时间与成功率关系

资料来源：AAOS 2016。

> *　脑死亡即全脑死亡，包括大脑、中脑、小脑和脑干的不可逆死亡。不可逆的死亡是生命活动结束的象征。脑死亡是包括脑干在内的全脑功能不可逆的丧失，即死亡。

（二）现场救护的"生存链"

现场救护的"生存链"是指从第一目击者发现昏倒（倒地）的伤病者开始，对伤病者所实施有效的初步救护（处理）到医疗急救人员到达现场进行抢救，以及生命支持和治疗一系列行为构成的"链"，是六个相互联系的环节序列（见图11-1-4）。如遇有人突然昏倒，面如灰土，意识丧失，心跳呼吸停止或喘息样呼吸，应立刻就地实施心肺复苏，同时（救援者或其他现场人员）拨打120急救电话，这就是生存链的前两个环节（条件允许可操作第三个环节）。除此以外，任何延误时间的非心肺复苏操作都不可能挽救生命。

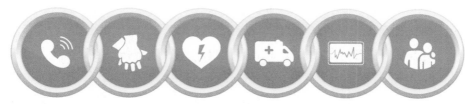

早期识别与呼救　早期心肺复苏　早期心脏电除颤　最初生命支持　心脏骤停后治疗　　康复

图11-1-4　"生存链"

二、突发意外伤害的应急处理

（一）创伤出血，止血的急救处理

血液是维持生命的重要物质。成年人的血液约占体重的8%。创伤是体表或体内组织受损的现象。创伤几乎都会出血。人体的血液一次性失去超过15%会有休克现象*，而若超过30%会有生命危险。因此，止血是救护中极为重要的一项措施，必须迅速、准确、有效地进行止血。

> * 休克现象指由于人体失血过多而致人体有效循环血量减少，影响脑部血供，会导致精神紧张、兴奋或烦躁不安；皮肤黏膜血供减少，出现皮肤黏膜苍白、四肢湿冷；心脏血供减少，导致心率加快、呼吸急促；肾脏血供减少，出现尿量减少。此外，脑部缺血缺氧，还会出现神志淡漠、反应迟钝、意识模糊、昏迷等症状。

1. 急救止血的基本步骤

① 对于看得见的外伤性出血，应立即压迫止血。

● 就便取材用干净的布类衣物直接压住出血点止血。如果出血量较多，压不住时，需换用松紧带或其他替代物（布条、毛巾等）捆扎住出血点上方（近心端）的肢体进行止血。

● 放平伤者抬高伤口部位，置头部低于身躯体位，使血液流向大脑以降低昏晕的风险。同时拨打120急救电话。

● 检查伤口止血情况。若捆扎止血应每40～60分钟松开2～3分钟，放松再系紧，以避免末梢组织血液停顿引起组织坏死。

● 陪伴在伤者身旁直到医疗急救人员到达并配合专业人员工作。

② 若发现伤者内出血（胸部伤口可能有气胸；腹部伤口可能有肝、脾或胃肠损伤；肢体畸形可能有骨折；异物扎入人体可能损伤大血管、神经或重要脏器），应在第一时间拨打120急救电话。注意不要随意搬动伤者，以免加重伤势危及生命。

2. 依血管损伤的种类通常将出血分为三类

① 动脉出血，动脉血管压力较高，血色鲜红色，出血时血液自伤口向外喷射或一股一股地冒出。血流速度快，量多，人在短时间内大量失血，会危及生命。人体部位及动脉位置见表11-2-1。

② 静脉出血，血色暗红色，出血时血液呈涌出状或徐徐外流，血流速度稍缓慢，量中等。

③ 毛细血管出血，微小血管出血，血液像水珠样流出或渗出，血液由鲜红变为暗红色，量少，多能自行凝固止血。

根据动脉分布情况，直接按压或捆扎在出血的动脉上部（近心端），用力将中等或较大的动脉血管压在骨上，以切断血流，达到止血目的。

表11-2-1　人体部位及动脉位置

部位	动脉名称	位置	人体主要动脉分布
头颈	颈动脉	喉结旁侧2~3厘米处	
颜面	颜面动脉	下颌骨转弯凹入处	
颞部	颞动脉	耳孔前2.5厘米处	
肩背上肢	锁骨下动脉	锁骨内端后第一根肋骨上	
手肘前臂	肱动脉	上部内侧中央肱骨杆上	
手腕	桡动脉	手腕拇指侧	
下肢	股动脉	腹股沟中央部位	
膝部	腘动脉	腘窝内侧	
足内踝部	胫骨后动脉	脚踝内侧下缘	
足背	足背动脉	足背部	

3. 止血方法

针对外伤引起的外出血的止血方法主要有指压动脉法、加压包扎止血法、填塞止血法、止血带止血法等，除止血带家中不常具备外，其他方法在居家等环境中都可以实现。

① 指压动脉止血（见图11-2-1）。

● 直接压迫止血，用清洁的敷料盖在出血部位，直接压迫止血。

● 间接压迫止血（是一种辅助止血方法），用手指压迫伤口近心端的动脉，阻断动脉血运，能有效地达到快速止血的目的。

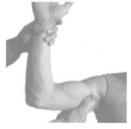 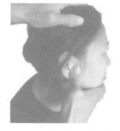 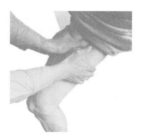

a. 指压肱动脉，将患肢抬高，用拇指压在肘窝肱二头肌内侧的肱动脉末端　　b. 指压颞动脉，对准耳屏上前方1.5厘米处，用拇指迫颞动脉　　c. 指压股动脉，在腹股沟中点稍下方，以双手拇指或手掌向后用力按压股动脉

图11-2-1　压迫动脉止血

② 加压包扎止血。用敷料或其他洁净的毛巾、手绢、三角巾等覆盖伤口，加压包扎达到止血目的。

③ 填塞止血。用消毒纱布、敷料等（如无，可用干净的布料替代）紧紧填塞在伤口内，再用三角巾或绷带进行加压包扎，松紧程度以达到止血目的为宜。此法用于中等动脉和大、中静脉损伤。填塞止血仅能用于肢体部位出血，不能用于躯干部位出血。

④ 止血带止血。如使用其他止血方法不能奏效，方可使用止血带止血。常用止血带有橡皮止血带（橡皮管）、布性止血带（绷带、三角巾和布条等）、表带止血带（特制环扣装置止血带）。捆扎止血带的部位常选用上肢上臂1/3处，或下肢大腿根部。

● 捆扎橡皮止血带方法。掌心向上，止血带一端由虎口拿住，留出5寸，一手拉紧，绕肢全一圈半，中、食两指将止血带末端夹住，顺着肢体用力拉下，压住余头，以免滑脱。

● 捆扎布性止血带方法。紧急情况下，就地取材用手边现成的材料制作止血带。用三角巾、绷带、手绢、布条等，折叠成条带状缠绕在伤口上方（近心端），缠绕部位先用柔软的布垫（敷料、毛巾等）垫好，用力勒紧后打结。在结内或结下穿一短棒（可用笔、筷子），旋转此棒使绑带绞紧，至不流血为止。将短棒固定在结圈里（见图11-2-2）。应每40～60分钟松开2～3分钟。松带时动作缓慢，同时要指压动脉止血以减少出血。

● 捆扎止血带注重点。动作快、抢时间；看准出血点，准确捆扎部位；先衬垫软质布料，再捆扎；捆扎松紧度适宜（脉搏停跳且指/趾甲盖不变色）；加上文字标记（捆扎止血带时间和放松的时间），应每隔40～60分钟放松止血带一次，每次放松2～3分钟，并用指压动脉止血。

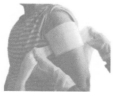

a. 绷紧布带

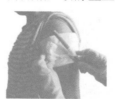

b. 打活结，穿绞棒

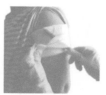

c. 绞紧

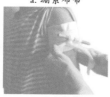

d. 固定绞棒

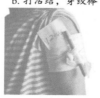

e. 标注时间

图11-2-2　布带止血方法

（二）烧（烫、灼）伤的应急处理

凡是由火焰、热水沸水、蒸汽、热金属及电弧（电火花）等引起的身体组织损伤通称为烧伤。由化学物品如强酸强碱所致的损伤也属于烧伤，但其特性及处理方法有所不同，故不在本节叙述。

烧（烫、灼）伤是日常生活中常见的意外伤害，由热能引起，可能造成局部组织损伤、皮肤功能障碍、液体丢失、细菌感染等，严重者危及生命。若在烧伤后的数秒或几分钟内的处理措施得当，可以显著减轻伤情，甚至可避免后续治疗如手术植皮等恢复过程。发生烧伤后第一时间最佳的处理措施就是创面局部降温，以减轻创面损伤。应急处理操作如下。

1. 脱离热源

① 用冷清水（流动自来水或井水）冲洗或浸泡伤口降温（见图11-2-3），或用冰块冷敷，直到疼痛缓解。用冰块冷敷时不要将冰块直接放在烧伤伤口（开放创面）上，需包裹冰块后冷敷，以免使皮肤组织受伤。

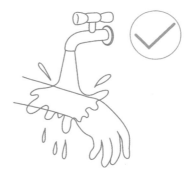

② 若小面积烧伤伤口表面有衣物时，应先用凉水冲洗或浸泡后再小心地将贴在烧伤处的衣服脱下。

图 11-2-3　冷水冲烧烫灼部位

③ 若烧伤局部皮肤肮脏，可用肥皂水冲洗，但不可用力擦洗。

④ 若烧伤局部皮肤有水泡，不要刺破水泡，以避免暴露创面引致感染。

⑤ 若水泡已破且有脏物，可用生理盐水冲洗伤口，保持局部清洁干燥。

⑥ 不要随便涂药，必要时用干纱布沾干局部渗出并敷盖纱布，迅速就医治疗。

2. 严重烧伤包括大面积烧伤处理的重点

① 用冷清水冲洗的时间要长于10分钟。

② 第一时间拨打120急救电话。

③ 置伤者平卧位头偏向一侧，解开伤者衣领、裤带。

④ 密切观察伤者呼吸、脉搏和神志变化情况，做心肺复苏准备，一旦呼吸、心跳停止应立即实施心肺复苏。

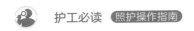

⑤ 面部、口腔及咽喉的烧伤极度危险，它可使呼吸道黏膜迅速肿胀发炎，肿块可阻塞呼吸道而导致呼吸困难，因此需要迅速就医。

（三）电击伤的应急处理

电击伤俗称触电，可分为两类：一类是电弧（电火花）引起的烧伤，处理方法同烧伤；另一类是人体与电流接触引起的损伤，也就是电击伤（触电），其原因是接触家庭或职场用电，或是雷雨天气遭受雷击，这类损伤通常较严重。

1. 现场急救

当发现有人被电击伤，首先应该做的是迅速脱离电源。其次若条件允许立即吸氧。若心跳、呼吸骤停即刻施以心肺复苏，同时呼叫救援。应保护好体表电灼伤创面，对症处理其他问题。急救步骤如下。

① 确认现场安全。第一目击者在确认自身安全，不会被连带电击伤的情况下，方可施以救护。

② 帮助被电击伤者脱离电源（见图11-2-4）。

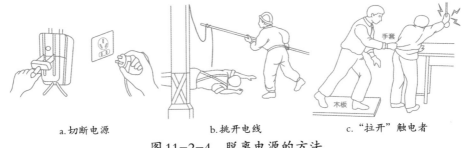

a.切断电源　　　　　b.挑开电线　　　　　c."拉开"触电者

图11-2-4　脱离电源的方法

● 切断电源。关闭电源开关或电闸。

● 挑开电线。用干燥的竹竿、木棒等绝缘物挑开电线。

● "拉开"伤者。站在干燥的厚木板上，戴上胶皮或塑料手套，同时要避开金属物件和伤者裸露的身躯，抓住伤者的衣服将其拉离带电体（电源）。

③ 被电击伤者脱离电源后的处理。

● 立即检查伤者全身情况，特别是呼吸和心跳。若伤者神志清楚，呼吸心跳均存在，协助其就地平卧，暂时不要站立或走动，防止继发休克或心衰，同时要严密观察。

● 若伤者呼吸心跳停止，应立即进行心肺复苏，有条件应尽早实施现场心脏除颤，同时拨打120急救电话。

● 注意伤者有无其他损伤。伤者弹离电源或由高空跌下常并发颅脑外伤、血气胸、内脏破裂、四肢和骨盆骨折等。如有外伤或灼伤要一并处理。

2.注意事项

① 不得用金属物体和潮湿物品作为救助工具。

② 未采取绝缘措施前，不得直接接触伤者的皮肤和潮湿的衣服。

③ 在拉拽伤者脱离电源的过程中，宜用单手操作。

④ 现场急救中，不要随意移动伤者，禁止采用冷水浇淋、猛烈摇晃、大声呼唤等办法刺激伤者。因为人体触电后，心脏会发生颤动，脉搏微弱，所以移动和不当刺激会使伤者心力衰竭死亡。

⑤ 不要轻易放弃急救。伤者呼吸心跳停止后恢复较慢，实施心肺复苏时不要中途停止，要等急救专业人员到达。

（四）一氧化碳中毒的应急处理

一氧化碳（CO）中毒俗称煤气中毒。一氧化碳是无色、无臭、无味、无刺激性的气体，几乎不溶于水。一氧化碳在空气中燃烧时呈蓝色火焰，与空气混合浓度达到12.5%时有爆炸性。

冬季用煤气炉取暖时门窗紧闭，一氧化碳泄漏，空气不流通，容易导致一氧化碳中毒。一氧化碳中毒使人体血液细胞血红蛋白失去携氧能力，造成重要器官与组织缺氧，使神经细胞水肿、变性、坏死。中毒程度与症状表现见表11-2-2。

表11-2-2　中毒程度与症状表现

中毒程度	症状表现
轻度中毒	头疼、头晕、耳鸣、眼花、全身无力、恶心、呕吐、心悸。
中度中毒	加重以上症状表现，出现面色潮红、口唇呈樱桃红色、多汗、躁动不安、呼吸急促、脉搏快等。
重度中毒	可迅速出现昏迷、痉挛、呼吸困难以致呼吸麻痹、大小便失禁、肺水肿、呼吸衰竭。

1. 发现有人一氧化碳中毒时的应急处理方法

① 用湿毛巾捂住口鼻做好自我防护，迅速关闭煤气总闸，立即打开门窗通风。

② 迅速将中毒者移到空气新鲜处，解开领口、裤带，同时拨打120急救电话。

③ 若条件允许可给予中毒者吸氧，以迅速纠正缺氧状态。

④ 保持呼吸道通畅。一般轻度中毒者吸入新鲜空气后就会好转。

⑤ 密切观察中毒者呼吸、脉搏和神志变化情况，若呼吸心跳停止，应立即施以心肺复苏。

2. 注意事项

① 不要在现场打电话、点火或开启照明装置，以防引爆气体。

② 注意保暖，以避免中毒者着凉受寒。

（五）哮喘急性发作的应急处理

1. 哮喘急性发作的症状表现

哮喘急性发作的先兆常因支气管黏膜过敏或气道炎症导致气道黏膜下组织水肿，分泌物增加而引发咳嗽、气喘、胸闷。急性发作时咳嗽往往减轻，转以哮喘为主，出现哮鸣音*并由弱变强。哮喘患者被迫坐立，不能平躺，头向前倾，双肩耸起，两手撑膝，用力喘气。少数患者，尤其是哮喘急性发作较重的年轻人，哮喘发作时可出现呕吐，甚至大小便失禁。严重哮喘持续发作时，可能有头痛、头昏、焦虑、神志模糊、嗜睡、昏迷等神经症状。若合并感染时可有发热。哮喘急性发作与症状表现见表11-2-3。

表11-2-3　哮喘急性发作与症状表现

喘息程度	症状表现
轻度（先兆）	走路会喘，但可以躺下来，可说完整语句。可能出现焦燥不安、呼吸频率稍增加的状况，通常没有三凹征，常在呼气末期出现哮鸣音，脉率通常小于100次/分。
中度	说话会喘，喜欢坐着，可断断续续说话，时有焦躁不安、呼吸频率增加的状况，可出现三凹征，哮鸣音声响，脉率为100~120次/分。
重度	休息时也会喘，只可说单字，通常焦躁不安，呼吸频率常超过30次/分，通常有胸部凹陷，哮鸣音声强，脉率大于120次/分。
呼吸衰竭（紧急）	不能说话，嗜睡或意识不清，吸气时腹部鼓起胸部凹陷，这时反而听不到哮鸣音，脉率变慢。

> *　哮鸣音是气流通过狭窄气道产生的呼吸附加音，其性质多样，包括高调性、带音乐性、碾轧声或成呻吟声。

2. 哮喘急性发作的应急处理

① 协助患者保持坐卧位，缓解呼吸困难，并安抚其情绪。禁止给患者喂水、喂饭，以免阻塞呼吸道，发生窒息。

② 帮助患者含住其随身携带的哮喘喷雾剂的喷口，协助其在深吸气时喷1~2次，一般用药后可以迅速缓解呼吸困难的状态。如用药后仍未缓解症状，应立即拨打120急救电话。

③ 若条件允许，可给予患者吸氧，可用鼻导管或面罩进行充分湿化的氧疗，以每分钟2~4升氧气为宜。

④ 密切观察患者呼吸、脉搏和神志变化情况，若呼吸、心跳停止，应立即施以心肺复苏。

3. 防范措施

① 控制环境促发因素。确定并控制患者接触致敏物和其他非特异性刺激因素。

② 运动和锻炼。可根据患者个体身体状况帮助其进行适当的运动，如晨间大步走、打太极拳和操练等。此外还可鼓励指导患者进行呼吸锻炼，如平卧或站立腹式深呼吸，加强呼气力量，清除肺内残留的废气。

③ 心理调节。根据患者个人兴趣爱好从事各种活动来自我放松。听轻松愉快的音乐会使人心旷神怡，消除紧张情绪忘记烦恼；下棋、打牌、绘画、钓鱼等能转移人在压抑环境中的注意力，并提高自我意识。

④ 戒烟。有害的化学物质及吸烟时喷出的烟雾对哮喘者有直接的影响，因为它会刺激呼吸道，很容易诱发哮喘，因此哮喘患者应戒烟。

⑤ 室内空气。保持室内空气流通，在流感季节尽量避免让患者出入公共场所，及时添减衣物，在寒冷季节戴口罩。

⑥ 充足营养。应少食多餐，食用清淡、营养丰富、易消化的食品，多食新鲜水果蔬菜。

（六）糖尿病昏迷的应急处理

糖尿病昏迷是糖尿病最常见的严重并发症，也是一种多见的糖尿病急症。糖尿病昏迷发生的常见类型有高渗性非酮性糖尿病昏迷和低血糖昏迷。前者主要由于治疗用药不规范、剂量不足，或同时患有其他疾病，或因饮食不当，导致血糖急剧增高而引起昏迷。后者由于过量用降糖药，或因疾病因素影响，或进食不足等导致血糖急剧降低而昏迷。低血糖是由多种复杂的原因所引起的疾病，血糖越低，病情来得越快，损伤越严重。

1. 认识糖尿病昏迷的症状表现

① 高渗性非酮性糖尿病昏迷多见于50岁以上的中老年糖尿病患者，先表现为烦渴多饮、多尿、恶心厌食等，持续数天，而后逐渐出现神经系统症状。

② 低血糖常见的症状表现有饥饿感，心慌、心跳加快，手心、额部出冷汗，双手颤抖、全身无力，视物模糊、眼冒金花，不愿说话或说话含糊不清，严重者出现抽搐、意识丧失和昏迷等。通常低血糖昏迷会突发乏力、出汗、心动过速，进而意识恍惚至昏迷。

2. 糖尿病昏迷及时正确的处理至关重要

当发现照护对象发生糖尿病昏迷时，应急处理操作如下。

① 协助照护对象平卧位。保持气道通畅。

② 立即检测血糖值，确认是高血糖性昏迷还是低血糖性昏迷。如果判断困难，不要贸然采取措施，应立即拨打120急救电话。

③ 若确认低血糖，应立即采取应急处理措施。

3. 低血糖的应急处理措施

由于低血糖会随时间的推移导致不可逆的脑损伤，它会留下神经并发症。急救措施是给患者补充葡萄糖，越快越好。

① 迅速将糖膏*喂给照护对象，或喂其果汁等含糖饮料，然后可喂其少许温开水。

② 10～15分钟后再次检测血糖值。如血糖呈上升趋势（高于之前血糖值，并非达到正常值），停止喂食。

③ 当照护对象低血糖昏迷不能张口或意识不清时，应立即拨打120急救电话。

④ 陪伴在照护对象身旁，直到医疗急救人员到达并配合专业人员工作。

> *　糖膏即一种软管包装的口服葡萄糖糊，入口即化，是快速提升血糖的医用药品。一般糖尿病患者尤其是血糖不稳定又无自理能力的患者，家中都备有糖膏，以便在发生低血糖昏迷时使用。

4.发生低血糖的后续处理

低血糖应急处理后，血糖回归正常范围，症状表现趋于正常的后续处理操作如下。

① 鼓励照护对象多饮水，卧床休息，正常进食和用药。

② 寻找发生低血糖的原因，并联系医生护士进一步诊查治疗。

三、气道异物梗塞的现场急救

气道异物梗塞可发生在任何年龄组，尤以儿童及老年人多见。气道不完全梗塞时患者通常出现剧烈咳嗽、面色青紫、发绀等症状。由于极度不适，伤病者常常以一手呈 V 字状，紧贴于颈前喉部。气道完全梗塞的伤病者面色灰暗、青紫，不能说话，咳嗽，呼吸困难，严重者会窒息。

（一）海姆立克急救法

气道梗塞急救法兴起于20世纪70年代中期，被称为海姆立克急救法，简称海氏急救法，主要适用于气道异物导致呼吸道梗塞引起的呼吸困难及呼吸骤停。

1.海姆立克急救法的操作手法及其原理（见图11-3-1）

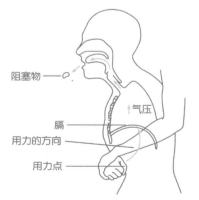

● 海姆立克急救法是美国胸外科医生海姆立克（Henry J.Heimlich）教授于1974年发明的。

● 操作手法及其原理：当异物卡喉气道梗塞，人体窒息时，肺内仍有残留气体，此时快速给膈肌以下的软组织向上的压力，使胸腔压力骤然升高，压迫双肺，驱使肺内残存的气体进入气管，促使梗塞在气管、喉部的食物或其他异物排出。

图11-3-1　海氏急救法的操作手法及其原理

2. 环抱姿势及握拳手法

施救者站在患者身后，手臂环抱伤病者腰部，握紧拳（见图11-3-2）。

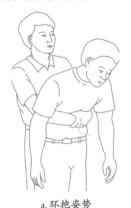

● 施救者一手握拳，拳眼置于患者脐上二横指处，另一手紧握此拳，快速有力、有节奏地向内向上挤压冲击。

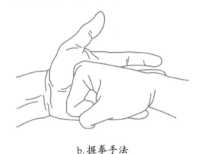

a. 环抱姿势　　　　　　　　　　　b. 握拳手法

图11-3-2　环抱姿势及握拳手法

（二）现场急救

当发现有人发生异物卡喉气道梗塞时，立即停止进食进水活动，吐出或抠出口腔内全部未咽下的食物或痰液，并按以下步骤进行救护。

① 判断情况，观察意识，查看有无特有的V形手势。

② 询问感觉，确定异物，鼓励患者大声咳嗽。

③ 能说话者，继续鼓励咳嗽，咳不出异物时，立即实施海姆立克急救法，直到异物咳出；不能说话者，帮助其实施海姆立克急救法，直到异物咳出。

④ 对意识丧失者，如已发生心跳呼吸停止，则立即实施心肺复苏，同时呼叫救援，拨打120急救电话。

1. 立位腹部冲击法（他救式）

适用于意识清醒、能够站立的患者（见图11-3-3a）。

① 施救者站在患者身后，双臂环抱患者的腰部，使其弯腰前倾。

② 施救者紧握拳手，拇指关节或拳眼顶在患者腹部脐上二横指处，剑突下方。

③ 手臂用力，快速有节奏地连续向内、向上挤压冲击5~6次，持续操作至异物排出。

2. 立位腹部冲击法（自救式）

适用于不完全气道梗塞、意识清醒的患者。要求患者掌握一定的救护知识技能，当无他人在场相助，且不能说话呼救时，所采用的自救方法（见图11-3-3b）。

①上身前倾稍弯腰，下巴抬起，使气管呈直线。

②握紧拳头，拇指关节或拳眼压放在腹部脐上，剑突下。

③手臂合力，快速有节奏地连续向内、向上挤压冲击5~6次，持续挤压至异物排出。或可将自己上腹部位压在椅背、桌边、床栏杆等硬物上，以物体边缘压迫上腹部，快速连续向内、向上压迫冲击5~6次，持续压迫至异物排出。

3.仰卧位腹部冲击法

适用于意识不清、窒息、昏迷倒地或长期卧床的患者（见图11-3-3c）。

①置患者于仰卧位，施救者骑跨在其髋部两侧。

②手掌重叠，掌根压在患者腹部正中线、脐上二横指处，剑突下方。

③手臂合力，配合身体重量，向腹腔内上方快速挤压冲击5~6次，持续操作至异物排出。

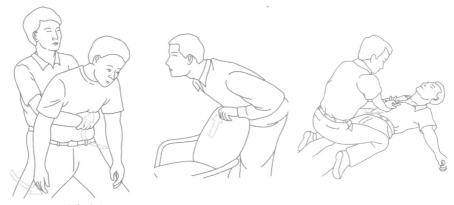

a.立位腹部冲击   b.自救腹部冲击   c.仰卧位腹部冲击

图11-3-3 腹部冲击操作

4.注意事项

①尽早识别气道异物梗塞的症状表现，及时判断采取措施。

②实施腹部冲击时定位要准确，不要压到胸骨剑突及肋缘，以避免压力过大导致骨折。每次挤压冲击动作要到位，以确保冲击力度。

③腹部冲击要注意胃内容物反流导致误吸，应随时查看患者口腔，及时吐出或抠出食物、痰液。

④实施海氏急救法无效时，应立即拨打120急救电话。

四、心跳呼吸骤停的现场急救

心跳呼吸骤停常发生在人体受到疾病加重的威胁、重大意外创伤、药物食物中毒时刻，是危及生命最紧急的表现。若不能及时发现，果断抢救，生命将终止于此。若能及时发现，能在第一时间（4～6分钟内）进行有效的心肺复苏，就有可能挽救生命。心肺复苏是通过胸外心脏按压迫使伤病者心脏泵血，重新建立有氧血液循环，同时利用人工呼吸给伤病者输送氧气，恢复心跳呼吸，避免伤病者人体组织器官缺氧坏死，挽救伤病者的生命。

（一）心跳呼吸骤停的表现

① 突然摔倒，面如死灰，丧失意识，呼之不应。

② 大动脉（颈动脉）搏动消失。

③ 呼吸停止或呈喘息样呼吸（或只有出气无进气）。

④ 瞳孔散大，无对光反射。

⑤ 其他：外伤伤口不出血等。

（二）引发心跳呼吸骤停的主要原因

① 常见心血管病：冠心病、急性心肌梗死、肺源性心脏病、心肌炎等。

② 常见的脑血管病：脑卒中、脑炎、脑外伤等。

③ 其他：意外创伤（如电击伤、大出血）、重度中暑（肌体内环境平衡失调）、药物中毒和过敏（如洋地黄类药物中毒、青霉素过敏等）。

（三）心肺复苏——CPR（Cardio-pulmonary Resuscitation）

徒手心肺复苏是最简单有效，并能在短期内恢复心跳呼吸的方法。心肺复苏程序（CAB）是现场徒手心肺复苏最关键的步骤和环节，成败在此一举。关键的三点即胸部按压〔C（Circulation）〕、通畅气道〔A（Airway）〕、人工呼吸〔B（Breathing）〕。胸外心脏按压使胸腔内压力增加，可以驱使心脏、主动脉及肺动脉的血液流动，使血液不断地流向全身而形成人工循环；口对口人工呼吸是用人工的方法维持通气功能（被动式呼吸），供给氧气和排出二氧化碳。

（四）心肺复苏操作程序

1.评估环境，判断反应和呼吸

① 环顾四周，确认周围环境和自身安全后进行施救。

② 用双手轻拍伤病者双肩，并对其双耳高声呼喊"喂，你怎么了？"；观察伤病者胸部起伏，听呼吸音和感觉呼吸气流5～10秒（可默数1001、1002、1003、1004、1005……以计时），如发现伤病者无反应/意识、无呼吸或仅仅喘息样呼吸，则可尽快实施心肺复苏操作（见图11-4-1）。

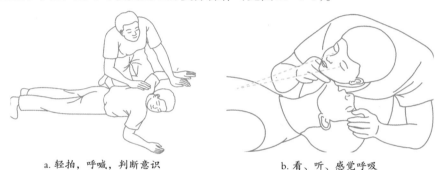

a.轻拍，呼喊，判断意识　　　　b.看、听、感觉呼吸

图11-4-1　判断意识、检查呼吸的方法

2.高声呼救

高声呼救"快来人呀，有人晕倒了"，同时嘱他人（在场的第三人）拨打120急救电话。

3.将伤病者翻转成仰卧姿势，摆放在坚硬的平面上

立即将伤病者翻转成仰卧姿势，摆放在硬质板或地面上。若伤病者躺在软床上可在其身下垫硬木板。翻转操作及摆放体位见图11-4-2。

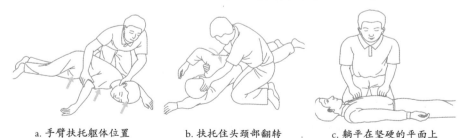

a.手臂扶托躯体位置　　　b.扶托住头颈部翻转　　　c.躺平在坚硬的平面上

图11-4-2　翻转操作及摆放体位

4.触摸颈动脉搏动，判断有无心跳（非专业人士可省略此环节）

判断是否有颈动脉搏动。用手的中指和食指触摸感觉颈动脉搏动不超过5秒钟，若感觉不到伤病者颈动脉搏动，即可判断心跳已停止（见图11-4-3）。

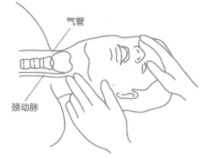

①手食指中指并拢置于伤病者颈部正中（喉结处）。

②手指向下滑行2～3厘米至甲状软骨与胸锁乳突肌之间的凹陷处，或用中指和食指从气管正中环状软骨滑向颈动脉处。

③稍加手指按压力度可触摸到颈动脉搏动。

图 11-4-3 触摸颈动脉搏动

5.胸外心脏按压（C）

① 松解伤病者衣领及裤带。施救者双腿自然分开与肩同宽跪或站在伤病者的旁边紧靠其肩胸处。

② 迅速确定按压部位。用手指沿肋弓向中间滑动至中指触到胸骨剑突，手掌根部贴合在胸骨正中下1/3交接处，或剑突上二横指处，或可在伤病者两乳头之间画一横线，在胸骨正中画一纵线，这两条线交会点就是按压心脏部位（见图11-4-4）。利用乳头定位仅适用于男性和儿童，女性乳头往往差异变化很大，故不适合此定位法。

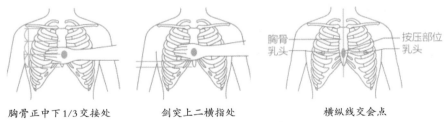

胸骨正中下1/3交接处　　剑突上二横指处　　横纵线交会点

图 11-4-4 心脏按压点

③ 施救者按压的体位、手法及规范操作。以髋关节为支点，上半身为力臂，双肘臂绷直，双肩在伤病者胸骨正面上方。双手重叠手指相扣，指尖翘起，仅以掌根按压胸壁。利用上身体重，垂直向下用力按压。按压一次之后放松，让伤病者胸壁充分还原，如此反复（见图11-4-5）。心脏按压的规范要求如下。

● 按压频率：每分钟至少100次（≥100次/分）。

● 按压幅度：至少5厘米（≥5厘米）。

● 胸廓回弹：确保每次按压胸廓有起伏（回弹）。每次按压后放松，让伤病者胸壁完全恢复到按压前的位置。压下与放松的时间基本相等。

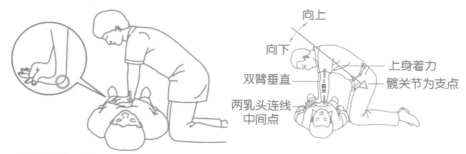

手掌重叠手指相扣，指尖翘起，以掌根按压   按压体位及规范操作

图11-4-5   按压体位、手法及规范操作

④注意事项。

● 持续按压是心肺复苏的关键。一旦停止按压，伤病者将没有血液循环，因此实施心脏按压时应减少中断。

● 为保证每次按压后使胸廓充分回弹，施救者在按压间隙放松时，双手应稍松离开伤病者胸壁，但不要偏离按压点，以保持按压点正确，避免肋骨受伤。

● 对老人和女性进行心脏按压时必须由浅至深，循序渐进地增加按压深度。由于老人和女性的胸壁顺应性差，易造成按压损伤。

● 施救者进行心脏按压2分钟后往往体力已经难以维持高质量按压，如条件允许应换人或轮换操作。

6.打开气道（A）

① 检查口腔有无分泌物、异物或假牙等，如有，需要立即清除。将伤病者头偏向一侧，抠出口、鼻腔内分泌物，取出活动义齿。

② 开放气道的方法（见图11-4-6）。

● 仰头举颏法，用手掌按压伤病者前额使其头部后仰，手食指中指抬起伤病者下颏，使下颌角与耳垂连线垂直于地面（呈90°），此体位可使气管保持畅通。

● 仰头抬颈法，用手掌按压伤病者前额，手托抬伤病者颈部（或垫高伤病者肩颈部，迫使其头部后仰，头部与躯干的交角应小于或等于120°。此法适用于颈部椎体损伤的伤病者。

● 推举下颌法，双手放置伤病者头部两侧，肘部支撑在伤病者仰卧的平面上，握紧下颌角，用力上托下颌，并同时用两拇指将其口唇分开。此法适用于颈部椎体损伤的伤病者。此法操作有一定难度，应尽量采用以上两种方法打开气道。

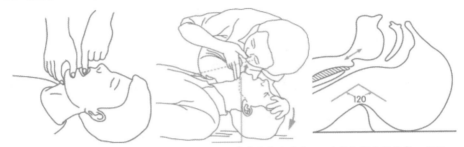

a.清除口鼻内分泌物及异物　b.下颌角与耳垂连线垂直于平面　c.头部与躯干的交角≤120°

图11-4-6　开放气道

7.口对口人工呼吸（B）

用拇指食指捏紧伤病者的鼻翼，深吸一口气，用双唇贴紧并包含伤病者口唇，用力吹气，促使其胸廓隆起。吹气完毕立即离开伤病者口唇，松开鼻翼，视其胸廓复原后，再深吸气、吹气。注意送气不要过快、过多，易引起胃胀气。

① 口对口人工呼吸操作要点如下。

● 双唇包严伤病者口唇，捏紧其鼻翼吹气，防止漏气。

● 连续吹气2口，每次送气1秒，间隔2秒。

● 吹气以胸廓隆起为有效指征。

● 吹气量以正常呼吸为宜（潮气量500~600毫升）。若胸廓未见明显隆起，可视为无效吹气，应重新开放气道，再做一次人工呼吸。

② 胸外心脏按压与口对口吹气的操作比例为30∶2，即每按压30次后进行2次口对口吹气，如此为1个周期，完成5个周期（约2分钟）。

③ 判断复苏是否有效。在完成5个周期后，检查伤病者颈动脉搏动及自主呼吸情况，检查时间不超过5秒钟。

（五）单人或双人心肺复苏操作（见图11-4-7）

1. 单人心肺复苏操作

① 以30∶2的按压与通气比率操作，即按压30次，口对口吹气2次为1个周期，重复操作。

② 心肺复苏开始1分钟或连续操作5个周期后，检查一次呼吸和颈动脉搏动，以后每4~5分钟检查一次，每次检查时间不超过5秒钟。注意心脏按压和口对口吹气应不间断地进行，必须间断时，时间应控制在10秒钟内。

2. 双人心肺复苏操作

① 一人进行胸外心脏按压，一人口对口吹气，以15∶2的按压与通气比率操作。口对口吹气的施救者，负责开放气道，观察呼吸，触摸颈动脉搏动。

② 施救者分别跪或站在伤病者的两侧，便于交替进行口对口吹气和心脏按压。若受到条件的限制，可跪站在同侧。

③ 心肺复苏开始1分钟或连续操作10个周期后，检查一次呼吸和颈动脉搏动，以后每4~5分钟检查一次，每次检查时间不超过5秒钟。注意施救者交换位置，互换操作时，中断时间要控制在10秒钟内。

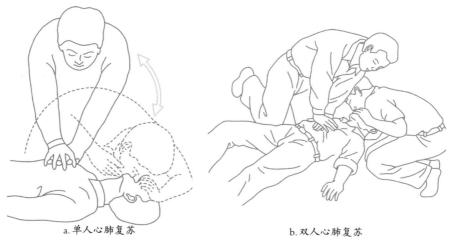

a.单人心肺复苏　　　　　　　　　b.双人心肺复苏

图11-4-7　单人或双人心肺复苏操作

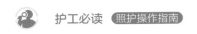
（六）成人心肺复苏程序标准（见表11-4-1）

表11-4-1　成人心肺复苏程序标准

程序内容	体征表现
判断识别	无反应/意识。 没有呼吸或不能正常呼吸（即仅仅是喘息）。 在5秒钟内未扪及颈动脉搏动，即可判断心跳已停止。
心肺复苏程序	CAB 即胸部按压 →打开气道 →人工呼吸。
按压频率	每分钟至少100次（≥100次/分）。
按压幅度	至少5厘米（≥5厘米）。
胸廓回弹	确保胸廓有起伏/回弹。须每次按压后放松，让伤病者胸壁完全恢复到按压前的位置。
按压中断	尽可能减少胸外按压中断，按压中断应控制在10秒钟以内（≤10秒钟）。
开放气道	仰头举颏开放气道。如若怀疑伤病者有颈部椎体损伤时，可行仰头抬颈或推举下颌法开放气道。
按压与通气比率	30:2（1名施救者），15:2（2名施救者）。
心脏除颤	尽快连接并使用自动体外除颤仪（AED）。尽可能缩短电击除颤前后胸外按压中断时间，每次电击后立即从按压开始心肺复苏。

（七）心肺复苏有效指征

① 伤病者面色、口唇由苍白、青紫变红润。

② 恢复自主呼吸、脉搏搏动。

③ 眼球能够活动，手足会抽动，可以呻吟。

④ 注意事项。

● 心肺复苏成功后仍需持续观察伤病者呼吸、脉搏及心跳。

● 对仍无意识但有呼吸及心跳的伤病者，应将其翻转恢复侧卧位。

（八）终止心肺复苏的条件

① 已恢复自主的呼吸和脉搏（心肺复苏成功有效指征）。

② 有医疗急救专业人员到达现场。

③ 心肺复苏持续一小时之后，伤病者瞳孔散大固定，心跳呼吸不恢复，表示脑及心脏死亡。

（九）体外心脏除颤仪（AED）的使用

体外心脏除颤适用于心室纤颤的伤病员（见图11-4-8）。心脏的颤动是较快速度的振动，而不是正常的收缩和舒张，它往往是心脏停跳的前奏，除颤的目的是利用电击让心脏先停止乱跳，再重新开始正常收缩跳动，恢复血液循环。因此，有条件的情况下尽快使用AED进行心脏电击除颤可以提高急救的成功率。

1.开启除颤仪

①确认伤病者身上和周边都没有水渍后，打开除颤仪开关。若有水渍，应先擦除水渍，或将伤病者移至干燥地面，以免发生触电。

②须摘除金属佩饰后贴电极片。若伤病者胸毛浓密，须剃除后贴电极片（一般除颤仪配有剃刀）。

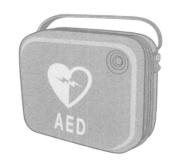

③按照除颤仪语音提示将电极片贴在伤病者裸胸的右锁骨下方和左胸乳头外侧。电极片连接除颤仪。

图11-4-8　体外心脏除颤仪

2.除颤仪开始自动心律分析。

除颤仪自动心律分析后如需要除颤会发出除颤信号。按照除颤仪指示，按除颤放电键，完成一次除颤。

3.电击除颤后立即进行5个周期约2分钟的心脏按压和人工呼吸，然后检查心跳是否恢复。持续操作，直到医疗急救专业人员到达

4.注意事项

①确保电极片与皮肤贴合紧密。

②除颤时施救者及在场人员不得碰触伤病者身体。

③若除颤仪经过心律分析后不建议电击除颤，施救者应持续对伤病者进行心肺复苏，直到医疗急救专业人员到达。

心肺复苏操作期间，若能获取除颤仪应尽早使用。打开除颤仪和贴电极片的过程都不会影响施救者进行胸外心脏按压和口对口人工呼吸，持续操作直到除颤仪提示"不要碰触伤病者"时才可停止离开，以达到缩短按压中断和提早除颤的目的。

第十二章

临终照护要点

一、临终照护

人最宝贵的是生命，出生是生命的第一站，临终则是生命的最后阶段。临终是每个人都要经历的一个状态。临终照护是对濒临死亡老人、病人的一种特殊的照护技术。它与临终关怀（Hospice care）实现提高临终生命质量内容紧密相关。通常照护人员面对的是患有现代医学无法治愈的疾病（如癌症晚期、艾滋病等），且病情不断恶化，预期存活时间为3～6个月的患者，以及高龄且多病、久病者，所以照护人员应具备娴熟的技能尤其是沟通和信息传递的技术，才能融入临终关怀服务团队，配合协助医生、护士及其他人员一起工作，对临终患者的生理、心理及家人实施的一种积极的、整体的关怀和支持（见图12-1-1）。因此，照护人员应注重学习临终照护知识和技能，掌握其要点，切实做好临终照护。

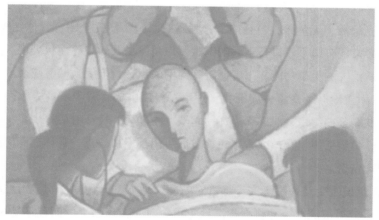

图12-1-1 临终关怀/照顾

（一）濒死及濒死阶段

濒死又称临终，一般指在疾病末期或由意外事故造成人体主要器官的生理功能趋于衰竭，经积极治疗后仍无生存希望，各种迹象显示生命即将终结，死亡不可避免并将要发生的时候。

濒死阶段是生命的最后阶段，可以从6个月到几天、几小时甚至几分钟。濒死阶段又称"在死"或"死程"，原则上属于死亡的一部分，但由于有可逆性，故不属于死亡。

（二）临终表现

临终即将死。当患者走向他生命最后一个阶段时，肌体各系统的功能发生严重障碍，精神、呼吸、循环及代谢等同时出现（也可交替出现）不同症状，身体会有诸多表现。

① 因身体器官功能日渐衰竭，此时患者会有吞咽功能减退或拒食等现象，造成食量少、无食欲、吃不下或不想吃等。此时患者可能并不会感到饥饿，也可能无法消化及代谢食物。

② 濒死喉声，亦称临终吼鸣。由于人体机能衰竭，患者无力将集聚喉头部的口腔分泌物吞下或排出，或肺部的分泌物增加，吐气时发出痰音般的嘎嘎声。痰音在吸气、吐气时都会发生，嘎嘎声只有在吐气时才有，而且声音较明显。

③ 神经系统机能衰退，出现视觉、听觉、味觉的改变，患者视力逐渐模糊，目光呆滞，无焦距，目视前方，睡眠时眼睛不能完全闭合，球结膜水肿。多数患者常伴有口干、口苦、吞咽困难、口角发炎及唇裂等症状表现。听觉是患者最后消失的生理功能，患者能听到周围的声音，但无力回答或表示。

④ 因血液循环变慢、周围血管痉挛、极度虚弱、营养不良等原因，患者全身皮肤会苍白湿冷，肌肉无光泽，暗淡，松软无弹性或有盗汗现象，四肢末梢冰冷，口唇指甲呈灰白或青紫色，皮肤可出现淤血斑点，身体靠床侧肤色渐深或出现紫斑。

⑤ 意识改变及烦躁不安。患者对时间、地点、人物的辨别能力减弱，回答的话语变得很简单。并将会逐渐地花更多时间在睡眠上，而且不易被叫醒。这是身体代谢改变的结果。

⑥ 患者由于血液循环变慢导致肾功能衰竭，表现为尿少而颜色深，甚至尿失禁或尿潴留。胃肠蠕动减弱，气体积聚于肠胃，患者常感到腹胀恶心。肛门及膀胱括约肌松弛，患者常出现大小便失禁的现象。

⑦ 出现幻觉。由于血液循环减慢，造成脑部缺氧，患者可能会看见一些不存在的人或事物，如已经去世的亲人，或出现其他幻觉。

⑧ 患者可能会有临终脱水现象，主要是患者不能再进食及喝水，这通常是一种自然过程。

⑨ 呼吸变化。患者会出现不规律的呼吸状态，张口费力地呼吸，呼吸变

浅而且速度加快，或出现10~30秒呼吸暂停的现象，这是临终患者"呼吸停止"前的一个重要征兆。

⑩ 当死亡临近时，患者疼痛和不舒服的感觉通常会减弱。

二、临终关怀

临终关怀并非一种治愈性疗法，而是一种专注于在患者将要离世前几星期甚至几个月时间内，减轻其疾病的症状、延缓疾病发展的医疗护理。临终关怀不同于安乐死，它既不促进也不延迟临终患者死亡。它使人们正视临终、直面死亡，而不是一味地消极回避或自欺欺人。

（一）临终关怀的兴起与发展

临终关怀一词始于中世纪，原意为西欧修道院的传教士、修女为朝圣者或旅行者提供中途休息和补充体力的驿站。1600年，法国传教士文生·德·保禄（Vincent de Paul）在巴黎成立"慈善修女会"（见图12-2-1），专门收容孤老贫病和濒死无助的人，给予他们生活照料及心灵呵护。临终关怀传承至今意义已得到了引申，用来指一整套系统化的医疗卫生保健方案，以帮助那些在人生路途最后一站的人。

现代临终关怀创始于20世纪60年代，创始人是英国人D.C.桑德斯（D.C.Saunders），她曾经从事过护士和社工的职业，后来成了医生。1967年，在伦敦南郊，她创办了世界第一所临终关怀机构——圣克里斯多弗临终关怀院（St. Christopher Hospice），提倡临终全方位照顾的整体服务模式，满足临终患者及其家属在生理、心理、社会及心灵上的需要（见图12-2-2）。自此，临终关怀运动在西方国家兴起，临终关怀要求护理工作者必须力所能及地减轻临终病人的心理负担，延缓死亡

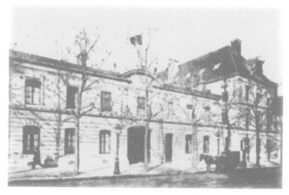

图 12-2-1 巴黎慈善修女会

和减轻死亡时的痛苦，临终关怀机构也为患者及其家属提供了一个共度有限时光的安静环境。

我国临终关怀事业始于20世纪80年代。1988年7月15日，美籍华人黄天中博士与天津医学院院长吴咸中教授及崔以泰副院长合作，共同创建了中国第一个临终关怀研究机构——天

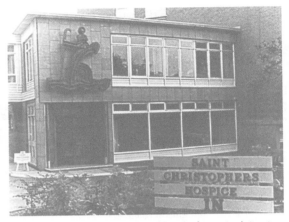

图12-2-2　伦敦圣克里斯多弗临终关怀院

津医学院临终关怀研究中心。同时期，北京成立了松堂医院，上海成立了南汇护理院，从事临终关怀服务。1993年"中国心理卫生协会临终关怀专业委员会"成立，经多年筹备，1996年创刊《临终关怀杂志》，进一步推进了临终关怀事业的发展。至今我国已有上百家临终关怀服务机构，此外，还有护理院、养老院、家庭病床、居家住宅等场所或机构也提供临终关怀服务。人们对临终关怀的认知度和接受能力在不断提高，医科院校的临床医学专业包括全科医学、公共卫生、护理专业以及护工职业培训教育系列中都开设了临终关怀课程。

（二）临终关怀的理念

临终关怀的理念主要体现在以下几方面。

① 对症为主的照顾，它是从最初的以治愈为主的治疗转变而来的。

② 提高生命质量，是以初始延长患者的生存时间转变为提高患者的生命质量为主的照顾。

③ 尊重临终患者的尊严和权利。

④ 注重临终患者家属的心理支持。

总之，是将濒临死亡的患者看作有身体、心理、社会等各方面需求的整体，除了照顾患者以外，还要考虑到家属可能发生的种种问题，为家属提供咨询、照顾、协助。关怀的方式是从患者接受临终关怀到死后的延续性照顾。

（三）姑息照护与临终关怀

姑息照护（Palliative care）是伴随着姑息治疗这一新的临床学科理念兴起的，我国在20世纪80年代末开始了姑息照护的实践。姑息治疗也称缓和治疗，是对患有不可治愈性疾病（如癌症）的一种支持治疗或舒缓治疗，以达到缓解疼痛和其他严重疾病症状的目的，提高生活质量。它的基本观念是承认生命是一个过程，死亡是生命的终点；主张既不加速死亡，也不延缓死亡；反对放弃治疗，反对过度治疗，反对安乐死，反对任何不尊重生命的做法。

姑息照护与临终关怀有所不同，前者是为了更好地活着，后者则是为了更有尊严地死去。临终关怀在濒死阶段或生命末端才会进行，此时已经终止了对疾病或者以延长生命为目的的治疗（见图12-2-3）。通常临终关怀是由姑息照护过渡而来，患者在接受姑息治疗时期不是濒死状态，虽然患有不治之症，但通过姑息治疗仍可延续生存时间，维持正常生活。姑息治疗的很多方面也可以与抗癌治疗一起应用于疾病过程的早期（WHO

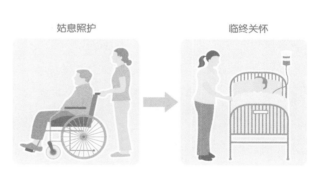

图12-2-3　姑息照护与临终关怀

2002）。如肿瘤的姑息治疗手段的实施，减少或防止各种晚期并发症的姑息手术、放疗，减轻疼痛，各种介入性姑息措施的实施，心理和非癌性躯体疾病的预防和治疗（见图12-2-4）。

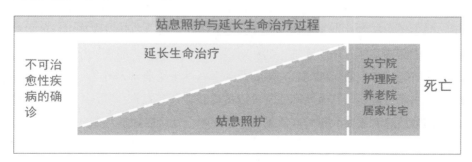

图12-2-4　姑息照护与延长生命治疗过程（来源：Rome et al 2011）

（四）临终关怀服务团队

临终关怀服务是由一个团队为临终患者及家属提供服务，其中包括医生、护士、营养师、心理咨询师、宗教人员等（见图12-2-5）。这种关怀形式，单靠医生、护士和精神呵护者是不能全面完成的，还需要有精细的生活照料，以及临终患者的家人、亲朋好友的配合等才能实现，唯有调动各类有关人员才能从各个角度、各个方面给临终患者以全面的照顾，从而让患者舒适安宁地度过人生旅途最后一程，在充满人间温情、人类的尊严、生命的价值的温馨气氛中，回归到大自然的怀抱。

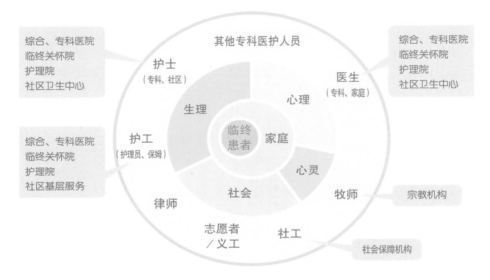

图 12-2-5   临终关怀服务团队

发达国家临终关怀服务团队一般是由护士（包括专科和社区护士）、护工、医生（包括专科和家庭医生）、社会工作者、牧师和其他成员组成的。有时还可能需要其他方面的人员，如药剂师、理疗康复师、语言治疗师和培训过的志愿者等。在生命末期的临终患者及其家属可接受全天24小时、一周7天的服务。患者去世后，其亲属和朋友可以接受心理咨询服务。实践中，处于生命末端的临终患者需要大量的高质量的生活照料，这个阶段提供服务的护工占服务团队人员的最多数。

（五）实施照护的场所和机构

一般患者在接受治疗性或姑息性治疗后，虽然意识清醒，但病情加速恶化。各种迹象显示生命即将终结时，患者在死亡前 3～6 个月接受临终关怀；少部分患者是从医院临床直接过渡而来接受生命末端的照顾（往往是 2～3 周或几天时间），此阶段患者往往已经接受了死亡这一事实。实施临终照护的场所和机构有很多且差别很大，这要求照护人员能够适应不同的工作环境。一般情况下，临终患者依照自身意愿选择接受临终关怀或离世的地点，如在家庭环境下照护临终患者，这往往需要照护人员具备独立工作和应对事态变化的能力（见图 12-2-6）。

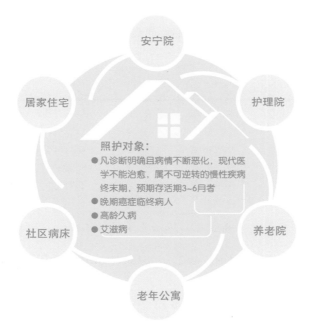

图 12-2-6　实施照护的场所和机构

三、临终照护要点和技能

临终照护是涉及多方面学科专业、以提供生活照料为主的服务。临终患者的痛感来自生理（躯体）、心理、社会和精神心灵多方面，这需要控制和缓解临终患者的痛感及关联症状，并对心理、社会和精神问题予以重视。临终照护主要是配合医生护士对临终患者的生理和心理两方面的照护。

（一）生理照护

临终患者往往身体器官衰竭，各系统功能相继退化，他们多数已丧失自理能力。对临终患者的生理照护主要为对症姑息治疗，缓解身体疼痛感，控制疾病症状，以使其生理上（躯体）舒适为主要目的。

1.了解认识疼痛

疼痛是一种主观感受，是影响患者生活质量的重要因素之一。缓解身体疼痛是临终关怀最关注的问题，同样也是能否做好临终照护、促进患者身体舒适的关键。几种疼痛量化评估方法如下。

① 疼痛数字分级法（见图12-3-1），用0～10这11个等级反映疼痛的强度，数字越大疼痛程度越高，数字越小疼痛程度越低。

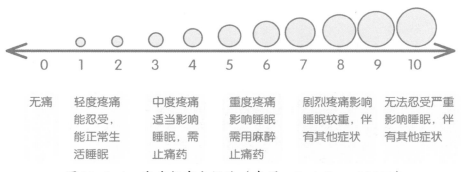

图12-3-1　疼痛数字分级法（来源：Breivik et al 2008）

② 面部表情量表法（见图12-3-2），是从患者的6种面部表情判断疼痛的程度。

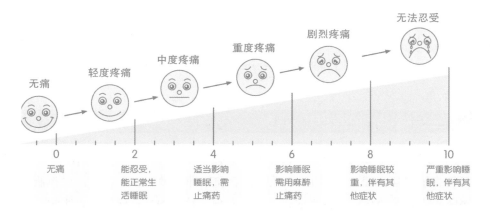

图12-3-2　面部表情量表法（来源：Breivik et al 2008）

③ 主诉疼痛程度分级法（见表12-3-1），是患者根据疼痛对生活质量的影响程度而对疼痛的程度做出的具体分级。每个分级都有对疼痛的描述，客观反映了患者疼痛的程度。

表12-3-1　主诉疼痛程度分级法（Verbal Rating Scale）

疼痛分级	疼痛程度表现
轻度疼痛	有疼痛但可忍受，生活正常，睡眠无干扰。
中度疼痛	疼痛明显，不能忍受，要求服用镇痛药物，睡眠受干扰。
重度疼痛	疼痛剧烈，不能忍受，需用镇痛药物，睡眠受严重干扰，可伴自主神经紊乱或被动体位。

2. 药物止痛与照护措施

世界卫生组织于1986年提出的三阶梯止痛法是目前最被大众认可和广泛使用的镇痛治疗策略。表12-3-2可帮助照护人员了解临终患者服用的止痛药物类别和适应症状，以及药物的副作用，便于提供相应的照护措施。

表12-3-2　三阶梯止痛法及用药

疼痛阶梯	药物（口服为主途径）	适应症状
第一阶梯：轻度疼痛	阿斯匹林、消炎痛、扑热息痛	有疼痛但可忍受，生活正常，睡眠无干扰。
第二阶梯：中度疼痛	弱阿片类、可待因、强痛定、曲马多	疼痛明显，不能忍受，要求服用镇痛药物，睡眠受干扰。
第三阶梯：重度疼痛	强阿片类、吗啡或吗啡控稀片	疼痛剧烈，不能忍受，需用镇痛药物，睡眠受严重干扰，可伴自主神经紊乱或被动体位。

阿片（鸦片）类药物是常见的临终患者用镇痛药物。便秘是阿片类药物最常见的副作用之一。其他少见的副作用包括尿潴留、膀胱痉挛、呼吸抑制、瘙痒、直立性低血压和口干等。

临终患者一般采用口服或注射此类镇痛药物，以达到减少疼痛或无疼痛目的。由于临终患者自主活动能力的局限性而导致肠蠕动缓慢，服用阿片类止痛药易出现便秘状况。便秘可继发排便困难，从而出现食欲下降或无食欲，会出现恶心、呕吐等现象。如果不能及时解决便秘和食欲下降两个问题，会导致患者出现意识改变和烦躁不安等状况。所以针对服用阿片类药物止痛的临终患者应制订详细的照护计划。

① 做好大便记录。了解患者排便状况，发现便秘问题应立即告知护士或

医生，寻求解决办法改善便秘。

②应鼓励患者多饮水，多食入蔬菜水果，做力所能及的身体活动。

③督促协助患者遵医嘱服用缓泻剂（果导片、番泻叶等）；及使用甘油栓、开塞露等，或协助患者接受灌肠通便护理操作等。

3.非药物止痛疗法

非药物止痛疗法（一般联合镇痛药一起）可以达到缓解疼痛或维持镇痛功能、恢复对抗疼痛及不良处境心理的目的（见图12-3-3）。

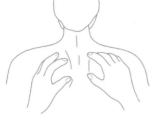

a.松弛方法

通过调整体位或按摩使肌体充分松弛，有助于睡眠和使镇痛药更好地发挥作用。如SPA是由水疗、按摩、香熏、音乐等多个元素组合而成的舒缓减压方式，可以起到放松身体、心灵，缓和紧张及消除疼痛的作用。

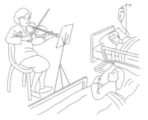

b.音乐疗法

通过音乐的频率、节奏和有规律的声波振动（一种物理能量，适度的物理能量会引起人体组织细胞发生和谐共振现象，能使颅腔、胸腔或某一个组织产生共振，这样人体就能达到舒缓的效果），可起到镇痛、减轻孤独感、使人愉悦和增强信心的作用。

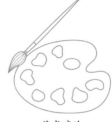

c.艺术疗法

利用非语言工具，例如绘画等，将潜意识内压抑的感情与冲突呈现出来，并且在过程中获得纾解与满足，从而达到缓解疼痛，消除内心压力和悲伤情感的目的。

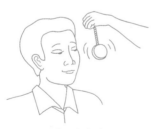

d.催眠意象疗法

催眠、意象对话等是一种心理治疗方法。催眠可起到肌体松弛的效果，减轻药物副作用；意象对话以意象为媒介通过运用意象的象征意义与患者在潜意识层面进行沟通，以达到化解消极情绪或借此减轻疼痛的目的。

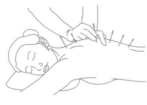

e.针刺疗法

针刺疗法可以刺激体内的啡肽与吗啡受体结合，产生中枢性镇痛作用。

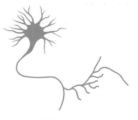

f.神经阻滞疗法

神经阻滞疗法是用药物或其他物理手段暂时或长期阻断神经系统传递作用，限制疼痛范围并延缓疼痛发作时间。

图12-3-3 非药物止痛疗法

4. 保持身体舒适的照护

面对全身营养差、极度消瘦，特别是伴有尿便失禁、进食困难及身体瘫痪的临终患者，保持其身体舒适是临终照护的重要部分，应重视临终患者呼吸道、饮食、排泄等问题，维护患者的自尊，使其舒适地度过生命最后阶段。

（1）维护呼吸道通畅

①避免痰液过于黏稠或形成痰痂影响呼吸道通畅。遵医嘱雾化吸入，如有痰液堵塞时，应及时吸出痰液和口腔分泌物。

②抬高床头置患者卧位或半卧位，定时翻身扣背，协助患者做力所能及的活动如坐起、屈膝、伸臂等，以改善呼吸，预防肺炎及其他并发症的发生。

③当患者发生呼吸表浅、急促、困难时或有潮式呼吸时，可以吸氧或可在病症允许情况下适当抬高头、肩部并持续吸氧。

（2）适宜饮食的摄入

①为患者准备容易消化，适合患者口味且营养丰富的食物。

②尊重患者的民族习惯，提供符合季节风俗的餐饮。

③少食多餐，让患者选择喜爱的食品，遵其意愿和习惯进食。

④对进食困难的患者，喂食喂水，必要时鼻饲流食，以确保营养供给。

（3）维护口腔清洁

①早晚协助患者刷牙漱口清洁口腔，浸泡清洗义齿。选择软毛牙刷刷牙，以避免口腔黏膜损伤。经常用淡盐水或漱口液漱口，保持口腔清洁。

②对不能经口进食饮水的患者，口腔清洁尤为重要。由于不能经口进食使口腔内分泌液减少，液体黏稠干燥而与舌苔一起形成厚痂粘附在舌体上，祛除困难，严重时影响呼吸的畅通。因此，常规口腔清洁外，还应随时清除口腔内分泌物，维护口腔清洁湿润。

③对昏迷状态的患者，随时清除口腔内分泌物、擦洗清洁口腔。

④对口唇干燥裂口的患者，应在每次口腔清洁后涂抹润滑剂。

（4）维护正常排泄活动

①对尿便失禁患者，选用适合的尿便垫巾；尿潴留患者应配合护士给予定时或留置导尿。

②对腹胀、便秘患者，可给予热敷或饮用蜂蜜水，遵医嘱口服缓泻剂或外用肛门栓剂，或配合护士定时使用小量不保留灌肠等方法帮助其排便，或使用油类保留灌肠，或人工取便，将嵌塞的粪便抠出，以解除患者痛苦。

（5）维护皮肤清洁完整

①预防继发压疮。由于临终患者长期卧床、自主能动力低下或身体带有多个管道限制活动、尿便失禁、全身营养状况低下，继发压疮的发生率较高。因此照护应建立预防压疮的外部辅助环境，如使用充气床垫、滑动助力单和功能床等减压设施。制订翻身、卧位和皮肤观察照护计划，定时翻身更换卧位，注意骨隆突部位及全身皮肤变化状况，保持床铺清洁平整干燥，发现问题及时评估并增加相应照护措施。

②疼痛感往往是多数临终患者不愿或不能活动的原因。照护人员应正确理解临终患者的疼痛感并与其沟通获得配合。如可在患者服用止痛药后进行照护操作，以减轻因移动而致的疼痛。或分散患者精力，间断分散移动操作给予患者必要的间歇时间。

③尿便失禁者，要注意会阴部、肛门周围皮肤的清洁干燥，每次便后需轻柔擦拭，及时更换尿便巾和被分泌物、呕吐和尿便浸湿污染的衣裤和被服。必要时配合护士给予留置导尿，但要获取患者同意和配合。

④对晚期恶病质患者不可避免的压疮（一般为多部位压疮），按照压疮照护计划尽可能做到交替更换卧位，以减轻身体局部或某一处压疮部位的压力。根据需要及时清洁伤口和更换敷料，以祛除伤口恶臭。必要时使用空气清新剂，维护身体清爽和环境舒适。

（二）心理照护

心理照护要求照护人员注重自身的素质修养，要因人而异地通过疏通、劝导、解释、安慰、暗示、保证、沉默等方法，使临终患者在生命的最后时刻仍可以感受到温暖。照护人员应注意自身的体态、手势或者声音，这样不仅可以避免一些不必要的误解，还可以增加亲切感。不同的姿势意味着主导或顺从的态度，如站立姿势，与患者及家属交谈时，宜将头微微低下，身体略前倾，两臂靠拢躯干，两脚合并不要过于叉开，这样可以给人一种容易接近的感觉，从而减少患者防卫意识。

临终患者接近死亡时会产生十分复杂的心理和行为反应。美国心理学家E.K.罗斯（E.K.Ross）通过多年实践研究在1969年提出了临终患者阶段性心理反应变化规律并认为临终时的心理反应是因人而异的，其各反应阶段持续时间有长短之分，也会有阶段提前、推后和重叠。临终患者的心理变化状态通常要经过五个阶段，即否认期、愤怒期、妥协期、抑郁期和接受期。照护人员要注意评估临终患者的心理状态，针对性地做好各个阶段的心理照护（见表12-3-3）。此外，照护人员要尊重临终患者的个人宗教信仰，还要维护其宗教信仰活动，不要打扰或制止临终患者的宗教行为，如念佛、祷告、跪拜等。

表12-3-3　临终患者心理变化过程与照护要点

分期	表现	照护要点
否认期	患者当得知自己病重，即将面临死亡，其心理反应可能首先是否认。患者可能会采取复查、转诊、转院等方式试图证实诊断是错误的。会将自己关在家里，不见任何人，独自面对。这些反应是一种心理防御机制，否认是为了暂时逃避现实的压力。	① 尊重患者的心理反应，不要碰触其心理弱点和敏感话题，应与其沟通，既不要急于揭穿其防御心理，也不要欺骗患者。② 采取理解、同情的态度，认真倾听患者诉说，并且坦诚温和地回答患者的询问。③ 启蒙生命历程相关知识，循循善诱使其逐步面对现实。
愤怒期	在被证实诊断无误后，患者情感上难以接受现实，痛苦、怨恨、无助等心理交织在一起，患者往往迁怒于家属及医务人员或抱怨不公平，常常怨天尤人，经常无缘无故摔打东西甚至无端地责怪或辱骂别人，以发泄内心的苦闷与无奈或是弥补内心的不平。	① 要理解患者发怒是源于害怕和无助，而不是针对某人某事。对患者的一些失控行为给予同情和理解。② 给予患者关爱、宽容，为患者提供宣泄情感、发泄内心愤怒的机会。耐心倾听患者心声，不要随便打断患者说话。③ 言语要谨慎，态度要真诚，尽量满足患者的合理需要。④ 防范意外，由于病痛折磨、经济困难、家庭负担、社会反面舆论或超现实想象等因素影响，患者会增加心理负担，易选择轻生解脱。
妥协期	患者承认已存在的事实，但祈求奇迹发生。为了延长生命，有些患者许愿或做善事，希望能扭转死亡命运。患者对自己的病情抱有希望，能够配合治疗护理。愤怒心情逐渐消失，开始接受现实。	① 在生活上给予关心，饮食上给予指导。② 鼓励患者说出内心感受，积极引导，减轻压力。③ 主动关心患者，尽量满足患者的需要，使患者更好地配合治疗护理，以减轻痛苦。④ 认真做好患者的生活照料，使患者处于最佳的生理和心理状态。
抑郁期	当患者发现身体状况日益恶化，妥协也无法阻止死亡来临时，会产生强烈的失落感。可能会出现悲伤、退缩、沉默、哭泣甚至自杀等反应。	① 多与患者沟通，给患者表达自己情感和顾虑的机会。允许患者忧伤，用哭泣来宣泄情感。② 给予患者精神支持，尽量满足患者合理要求，允许并鼓励家属陪伴。③ 注意不要谈论病故和死亡这类敏感话题。④ 注意安全防护，预防患者自杀及意外事故发生。

续表

分期	表现	照护要点
接受期	在临终心理变化的最后阶段，患者认为自己已经竭尽全力，完成了人生路程，表现得平静、坦然、安详，对周围事物丧失兴趣，有些患者进入嗜睡状态。	① 尊重患者及家属意愿，提供一个安静、整洁和舒适的环境，不过多地打扰患者及家人，并减少外界干扰。 ② 保持对患者的关心、支持，加强生活照料，使其安详、平静地离开人间。 ③ 安慰家属，配合家属做好各种善后事宜。

四、对临终患者家属的照顾

在临终关怀中，对临终患者家属的照顾以心理支持为主。临终患者家属一般都很难接受亲人濒临死亡的事实。家属从患者生病到濒死阶段直至死亡，也有着非常复杂的心理反应，他们与患者一样会经历否认、愤怒、忧郁等心理变化阶段。临终患者常给家属带来生理、心理和社会方面的压力。

（一）影响家属心理变化的因素

1.个人需求的推迟或放弃

家庭经济条件改变，平静生活失衡，精神支柱倒塌。家庭成员在考虑整个家庭的状况后，会对自我角色的扮演、职责，以及个人需求进行调整。

2.家庭中角色与职务的调整与再适应

家庭重新调整有关成员的角色，如慈母兼严父、长姐如母、长兄如父，以保持家庭的稳定。

3.压力增加，社会性互动减少

照顾临终患者期间，家属因精神的哀伤，体力、财力的消耗，感到心力交瘁。长期照顾患者减少了与亲友、同事间的社会互动。

由于传统文化的影响，大多数人倾向于对患者隐瞒病情，避免其知晓后产生不良后果而加速其病情的发展，因此既要压抑自我的哀伤，又要不断地隐瞒病情，更加重了家属的身心压力。

（二）照顾的需求与措施

1.满足家属照顾患者的需要

1986年美国护理学教授费尔斯特和霍克（Ferszt & Houck）提出临终患者家属的七项需求：

① 了解临终患者病情/照顾等相关问题的发展；

② 了解临终关怀小组中，哪些人员适合照顾患者；

③ 参与患者的日常照顾；

④ 知晓患者受到临终关怀小组适宜的照顾；

⑤ 被关怀与支持；

⑥ 了解患者死亡后相关事宜（后事的处理等）；

⑦ 了解有关资源：经济补助、社会资源、义工团体等。

2.鼓励家属表达感情

配合医生护士工作，注意与家属沟通，耐心倾听，鼓励家属说出内心的感受及遇到的困难，寻求解决困难的办法。

3.指导家属对患者的生活照料

鼓励家属参与患者的照护活动，协助和指导家属做好为患者清洁洗浴等生活照护，使家属在照料亲人的过程中获得心理慰藉，同时也减轻患者的孤独情绪。

4.协助维持家庭的完整性

提供独处的时间、空间，鼓励家属陪伴患者一起进行日常家庭活动。

5.满足家属本身生理、心理和社会方面的需求

配合医生护士工作，对家属要多关心体贴，帮助安排处理陪伴期间的生活等事宜，寻求解决困难的办法。

第十三章

尸体料理

一、尸体料理

死亡后的尸体需要进行一系列的处理，这个过程称为尸体料理。尸体料理不仅要满足死者及家属的要求，还涉及心理学、社会学、宗教学、民俗学等多方面的因素，做好尸体料理既是对死者的尊重，也是对生者的支持和安慰（见图13-1-1）。

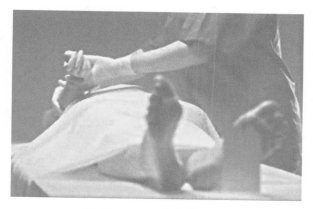

图 13-1-1 尸体料理

照护人员在不同的工作环境下如医院、疗养机构、居家住宅，往往要面对老人、病人死亡的现实，通常需要配合医生护士对死者尸体进行处理和协助家属做好善后事宜（包括居室住宅的终末消毒和遗物清点与交接）。因此，学习掌握尸体料理的知识和技能是非常必要的。

二、尸体料理的目的

①使尸体清洁，维护尸体良好外观，易于辨认。
②尊重死者，安慰家属，减少哀痛。

三、尸体料理的操作流程

（一）操作准备

1. 核对

①与护士一起核对死亡诊断证明，确认死亡时间（居家环境则往往与医生或相关专业人员一起进行核对）。

②与护士一起核对尸体识别卡（3张）。一般在医疗和疗养机构，尸体识别卡由护士填写（见表13-3-1）。

表13-3-1 尸体识别卡

尸体识别卡

姓名：_____ 住院号：_____ 年龄：_____ 性别：_____

病室：_____ 床号：_____ 籍贯：_____ 诊断：_____

住址：_____

死亡时间：_____年_____月_____日_____时_____分

护士签名：_____

_____医院

2.评估

① 死者有无手腕带（住院病人必备的个人资料信息）。

② 有无传染病（传染病死者应按规定要求进行尸体消毒处理）。

③ 有无伤口及引流管。

④ 有无特殊宗教信仰或民族习惯。

⑤ 家属是否有特殊要求。

3.操作者准备

操作者衣装整洁，洗手，戴手套、口罩，必要时穿戴防护衣帽。

4.用物

① 毛巾、水盆、尸单（大单）、棉球、止血钳、剪刀、绷带、垃圾袋等，必要时备酒精或松节油。

② 如死者有伤口则按需备清洁敷料及医疗废物垃圾袋。

③ 传染病死者按需备500毫克/升的含氯消毒液（擦洗尸体用）；消毒液浸泡的棉球（填塞尸体各孔道用）；不透水尸袋（装包裹好的尸体）；传染标卡片（须作出传染标识）；医疗废物垃圾袋等。

5.环境

① 环境要整洁、安静、肃穆，或可用围帘、屏风遮挡，提供私隐空间。

② 与家属沟通，劝其离开死者房间，或安排家属在他处等候，劝慰死者家属不要在病房或居室楼道中大声哭泣，暂时抑制心中的哀痛，以免影响其他

人（病人、疗养人员）的情绪。若在居家环境中，也要注意尽量减少对邻居的影响。

（二）操作步骤

1. 清洁尸体

（1）摆放尸体

①撤除各种治疗或护理用物，如输液管、胃管、导尿管及各种引流管等，并防止体液外流。拔出导管前应抽尽管内容物，拔出导管后若伤口创面过大应告知医生缝合伤口，或用蝶形胶布封闭包扎，伤口需用清洁敷料敷盖包扎。

②将尸体平放呈仰卧位，让死者双手臂紧贴身体两侧。给死者头下垫一软枕，防止头、面部充血及胃容物外流，留一层大单遮盖尸体。

③有义齿者为其戴好，以避免面部变形，维持死者面部容貌。

④闭合死者双眼及口唇。对不闭目者，可轻轻提起眼睑，将浸湿的棉球置于眼穹隆部使其下垂闭合；对口唇不闭者，可在颌下放一软垫或折叠毛巾托住下颌使其闭合。

（2）擦洗尸体

①用清水毛巾依次擦洗脸、上肢、胸腹、肩背、臀及下肢，使皮肤洁净、无污渍，用酒精或松节油擦净胶布痕迹。

②用梳子顺着死者头发的纹理自然梳理，长发可梳理后扎成辫子，使头发整齐无打结。

③用止血钳夹棉球填塞口腔、鼻孔、耳孔、阴道及肛门等孔道，防止体液外溢。注意不要使填塞物外露，以维护良好的尸体外观。如仍流血或仍有液体渗出，可用加厚纱布等堵塞，但应防止堵塞物过多而引起容貌改变。

2. 包裹尸体（见图13-3-1）

① 为死者穿好衣物后，用尸单包裹尸体。应按个体意愿穿着衣物。

② 铺展开尸单，摆放尸体于尸单的中部。核对系绕在死者右手腕或脚踝部位的尸体识别卡。

③ 先用尸单上下两边包盖住死者头颈和脚踝，再用尸单左右两边包盖住死者的身体，然后裹住束紧。

④ 用绷带（或胶条）束紧胸、腰、踝/小腿部位。将一张尸体识别卡系在踝/小腿部束尸绷带或胶条上，将另一张尸体识别卡置放在胸前或腰前的束尸

绷带或胶条上，此尸体识别卡是为太平间停尸屉或殡仪馆尸箱外标识准备的。

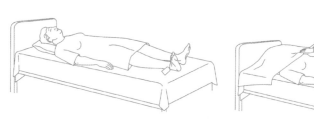

a.铺展开尸单，尸体居中，核对尸体识别卡

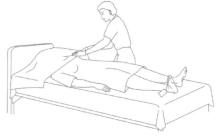

b.上折尸单上端边包盖住死者的头颈部

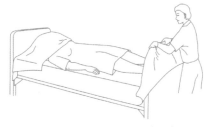

c.上折尸单下端边包盖住死者的脚踝部

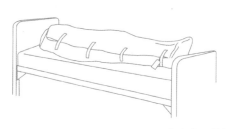

d.上折尸单左右侧端边包裹住死者身体，裹住束紧，系上尸体识别卡

图 13-3-1　包裹尸体

⑤ 用平车将尸体送至太平间或殡仪馆保存（或交给太平间或殡仪馆工作人员处理）。此外，还有为死者穿上寿衣后再送往太平间或殡仪馆的习俗，不进行包裹尸体程序。在为死者穿好衣物后，将棉被或被单覆盖在尸体上，露出头部，请家属向遗体告别。

⑥ 整理用物和记录。撤出所有照护文件，清点遗物，记录包括死者死亡时间等详细信息。

3.处理床单位或居室住宅，终末消毒

非传染病死者按普通终末消毒处理，传染病死者按传染病终末消毒处理，严重传染病死者应及时报告属地疾病预防控制中心，需在其专业人员指导下进行居室或住地终末消毒（详细内容参阅本书第一章）。

4.注意事项

① 尸体料理必须在医生开具死亡证明，并得到家属允许后方可进行。应尊重死者及家属的要求、宗教信仰和民族习惯。

②老人、病人死亡后应及时进行尸体料理，以防尸体僵硬。不要为死者刮剃胡须，以避免引致面部淤血，破坏死者容貌。

③传染病死者的尸体应用消毒液擦洗，并用消毒液浸泡的棉球填塞孔道。尸体用尸单包裹装入不透水的袋中，并作出传染标识。

（三）遗物清点与交接

1.原则

①遗物清点一般需要2人进行。

②填写遗物清单（有存根页）登记遗物（见章尾表13-1）。

③遗物清点完成后由2人与家属进行交接。贵重物品由家属直接保管（操作者、家属在清单上签全名后递交物品）。

④若死者为传染病患者，应将物品单独放置，按规定销毁或作消毒处理。

2.要求

①遗物清点要认真，易损物品轻拿轻放。

②登记要准确、全面，清点记录并签名。

③遗物清点人员要衣装整洁，洗手，戴手套、口罩。

④最好在家属在场的情况下进行遗物清点，这样可直接进行遗物交接，减少遗物转接程序。

⑤遗物交接后，家属在遗物清单上签名确认，遗物清单保存一年。

3.清点操作、保管与交接

①先将遗物整理归类，分类放置，再清点登记。

②衣物类：清洁衣物叠放整齐，污染衣物打包。

③书籍类：书籍码放整齐，放入纸箱。

④日常用品类：清洗干净，码放整齐。

⑤贵重物品类：如若家属在场则应直接交给家属整理并作记录，若家属不在场，则由2人共同清点后登记，暂交当班主管或负责人保管。

⑥交与家属时，核对无误，家属签名后领取遗物。

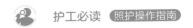

应用表格模板

附表13-1 遗物清单

入户□	日托□		全托□		编号：
死者姓名：		性别：		年龄：	
死亡时间： 月 日 时 分					
遗物整理时间： 月 日 时 分					
物品类别	物品名称	数量	保管遗物（√）	交接遗物（√）	备注
操作者1姓名：		签名：		日期时间：	
操作者2姓名：		签名：		日期时间：	
保管人姓名：		签名：		日期时间：	
领取人姓名：		签名：		日期时间：	

参考文献

北京市老龄协会、北京市老龄产业协会组织编写，2015，《居家养老护理实用图册》，北京：北京出版社。

北京市社会福利行业协会、北京市养老服务职业技能培训学校，2014，《老年人照护技术手册》，北京：中华医学电子音像出版社。

郭勇、张光武，2017，《漫画骨质疏松症防治》，北京：金盾出版社。

胡必洁、郭燕红、刘荣辉，2009，《中国医院感染规范化管理：SIFIC 常见问题释疑》，上海：上海科学技术出版社。

李小寒等主编，2006，《基础护理学》，北京：人民出版社。

吴瑾如、蒋国琦；1992，《护士必读》，北京：科学普及出版社。

张昊，2016，《居家养老之护理照顾》，北京：科学技术出版社。

中国红十字会总会，2010，《家庭救护保健必备》，北京：社会科学文献出版社。

AAOS .2016. *First Aid, CPR and AED Standard (7th Edition)*. Burlington Massachusetts: Jones and Bartlett Publishers Inc.

Bond.J. and Bond.S.1994. *Sociology and Health Care, An Introduction for Nurses and Other Health Care Professionals*. London: Churchill Livingstone.

Boots WebMD.(no date) "Skin Problems & Treatments Guide." www.webmd. boots.com/skin-problems-and-treatment/guide/picture-of-the-skin.

Breivik,H. et al .2008. " Assessment of Pain." *British Journal of Anaesthesia(BJA)*, Vol:101.1.17-24.

Caris-Verhallen.W.M.C.M. and Kerkstra.A. and Bensing.J.M. 1997. "The Role of Communication in Nursing Care for Elderly People: A Review of The Literature," *Journal of Advanced Nursing* 25, 915-933, Blackwell.

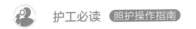

Carline,C.L .2010. *Cardiovascular Care Made Incredibly Easy!* London: Lippincott Williams & Wilkins.

Curtis,V. and Cairncross,S.2003. "Effect of washing hands with soap on diarrhoea risk in the community: a systematic review." *The Lancet,* Vol: 3(5), 275–281.

Dougherty,L. Lister,S. and West–Oram,A.2015. *The Royal Marsden Manual of Clinical Nursing Procedures (9th Edition).* UK: The Royal Marsden NHS Foundation Trust, Wiley Blackwell.

Dossey,B.M.1999. *Florence Nightingale Mystic, Visionary, Healer.*US: Springhouse.

Dracopoulou.S. 1998. *Ethics and Values in Health Care Management.* New York: Routledge.

Fellows,S.2009. *Level 2 Food Safety Made Easy: An Easy to Understand Guide for Food Handlers Covering Important Food Safety Principles.* First on Scene Training, England: Bradford.

Harris.J. and Nimmo.S. 2013. *Placement Learning in Community Nursing, A Guide for Students in Practice.* Edinburgh: Elsevier.

Harris,N.(no date) " Urine Incontinence: An Overview!" PDF File www.baun. co.uk/conference/pdfs/Thursday/Harris.pdf.

Howard.P. and Chady.B. 2012. *Placement Learning in Cancer & Palliative Care Nursing, A Guide for Students in Practice.* Edinburgh: Elsevier.

Invacare Ltd. 2008. *Preventing Pressure Ulcers – A Clinical Guide.* UK: Bridgend.

Kazer.M.W. and Neal–Boylan.L. 2012. *Case Studies in Gerontological Nursing for the Advanced Practice Nurse.* UK: Wiley–Blackwell.

Loudon,I. 2013. " Ignaz Phillp Semmelweis' Studies of Death in Childbirth," *Journal of the Royal Society of Medicine (JRSM)*, Nov,106(11): 461–463.

Mathur,P.2011. " Hand Hygiene: Back to the Basics of Infection Control," *Indian Journal of Medical Research (IJMR),* Nov, 134(5): 611–620.

Medical News Today.(no date) Bed sores or pressure sores: "What you need to know." www.medicalnewstoday.com/articles/173972.php.

Milsom,I. et al. 2001. " How widespread are the symptom of an overactive bladder and how are they managed? A population – based prevalence study," *BJU International* 87:760–766.

Norman,R.A. and Young,E.A. 2013. *Atlas of Geriatric Dermatology.* London, UK: Springer London Ltd.

Peate,I. and Wild,K. 2014. *Nursing Practice: Knowledge and Care.* UK: Wiley Blackwell.

Pitt,D. and Aubin,J. 2012. "Joseph Lister: father of modern surgery," *Can J Surg,* Oct, 55(5):E8–E9.

Pittet,D. 2005. "Clean hands reduce the burden of disease," *The Lancet,* Vol: 366(9481), 185–187.

PubMed Health. 2016. "How dose the blood circulatory system work?" www.ncbi. nlm.nlh.gov/pubmedhealth/PMH0072434/

SecuriCare. 2008. *Stoma Care for Health Care Assistants.* Bucks, UK : SecuriCare(medical) Ltd.

Sparks.L. and Villagran.M. 2010. *Patient and Provider Interaction, A Global Health Communication Perspective.* Cambridge: Polity Press.

Sprenger,R.A. 2013. *The Food Safety Handbook: Level 2.* England : Highfield. co.uk Ltd.

Trohler,U. 2014. " Statistics and the British controversy about the effects of Joseph Lister' s system of antisepsis for surgery, 1867 – 1890. " The James Lind Library, www.jameslindlibrary.org/articles/statistics–and–the–british–controversy– about–the–effects–of–joseph–listers–system–of–antisepsis–for–surgery–1867–1890/

Rhee, V. 2008. " Maternal and Birth Attendant Hand Washing and Neonatal Mortality in Southern Nepal," *Arch Pediatr Adolesc Med,*Vol:162(7),603–608.

Rome,R.B. et al. 2011. " The Role of Palliative Care at the End of Life," *Ochsner Journal* 11:348–352.

Ross.E.K. 1970. *On Death and Dying.* London: Tavistock/ Routledge.

WHO. 2006. "Definition of Palliative Care for Adult. " www.who int/cancer/ palliative/definition/

Wingerd,B. 2014. *The Human Body: Concepts of Anatomy and Physiology (3rd Edition).* London:Lippincott Williams & Wilkins.

图书在版编目（CIP）数据

护工必读：照护操作指南 / 王真主编；白金生，陈雪菲，翟君兰副主编 . — 北京：社会科学文献出版社，2024.1

ISBN 978-7-5228-2240-2

Ⅰ . ①护⋯ Ⅱ . ①王⋯ ②白⋯ ③陈⋯ ④翟⋯ Ⅲ . ①护理—指南 Ⅳ . ①R47-62

中国国家版本馆CIP数据核字(2023)第144717号

护工必读：照护操作指南

主　　编 / 王　真
副 主 编 / 白金生　陈雪菲　翟君兰

出 版 人 / 冀祥德
组稿编辑 / 许春山
责任编辑 / 刘　荣　孙　競
责任印制 / 王京美

出　　版 / 社会科学文献出版社（010）59367011
　　　　　地址：北京市北三环中路甲29号院华龙大厦　邮编：100029
　　　　　网址：www.ssap.com.cn
发　　行 / 社会科学文献出版社（010）59367028
印　　装 / 三河市东方印刷有限公司

规　　格 / 开　本：787mm×1092mm　1/16
　　　　　印　张：27.75　字　数：463千字
版　　次 / 2024年1月第1版　2024年1月第1次印刷
书　　号 / ISBN 978-7-5228-2240-2
定　　价 / 58.00元

读者服务电话：4008918866